U0266868

数智创新与管理系列丛书

数智慢病管理：模型与方法

华中生　张　政　游雨暄　肖　典　著

科学出版社

北　京

内 容 简 介

数智化慢病管理是由数智技术驱动的慢性病管理，并实现对患者健康状态动态监测、个性化筛查和精准防治服务的新模式。本书以前列腺癌、肝细胞癌和糖尿病等慢性病为研究对象，采用大数据、人工智能等跨学科方法，系统地探讨了数智技术在慢病管理中的应用。主要内容包括慢病数据融合与动态采集、个性化筛查策略、疾病分期诊断、并发症预测与干预等。

本书适合管理科学、工业工程、服务科学、临床医学和公共卫生等专业的研究生，以及医院医生和管理者、医疗健康服务企业和大健康产业从业人员阅读与参考。

图书在版编目(CIP)数据

数智慢病管理：模型与方法 / 华中生等著. -- 北京：科学出版社，2024. 12. -- (数智创新与管理系列丛书). -- ISBN 978-7-03-079774-2

Ⅰ. R4-39

中国国家版本馆CIP数据核字第2024BG2242号

责任编辑：郝　悦 / 责任校对：姜丽策
责任印制：张　伟 / 封面设计：有道设计

科 学 出 版 社 出版
北京东黄城根北街 16 号
邮政编码：100717
http://www.sciencep.com
北京中科印刷有限公司印刷
科学出版社发行　各地新华书店经销
*
2024 年 12 月第 一 版　开本：720 × 1000　1/16
2024 年 12 月第一次印刷　印张：17 1/4
字数：350 000
定价：208.00 元
(如有印装质量问题，我社负责调换)

前　言

当前，随着人口老龄化不断加剧，慢性病的防治已经成为我国以及全球健康和医疗服务体系发展过程中的重大挑战。数智化慢病管理是数智技术驱动的慢性病及其医疗卫生服务状态的动态监测、个性化筛查和精准防治服务的新模式。本书旨在为构建数智化创新背景下慢病个性化精准管理的新服务模式提供定量、动态和创新的管理科学理论，进而为有效降低慢性病及其共病给医疗卫生体系带来的沉重服务供给负担与经济负担提供科学理论与先进管理方法的支持。

本书共 11 章，分别介绍了慢病管理的意义和当前研究概述(第 1 章)，慢病数据的双渠道融合与动态采集(第 2 章)，区分和不区分患者类别的早期癌症监护策略优化(第 3～4 章)，慢病患者疾病分期个性化准确诊断方法(第 5 章)，慢性病并发症的个性化预测(第 6 章)，发病风险复杂的慢性病个性化筛查策略设计(第 7～8 章)，慢性病并发症动态干预决策(第 9 章)，慢性病共病的动态监测与共管共治等管理问题(第 10 章)。

第 1 章属于导论性质，其目的在于介绍慢病管理的意义与研究概述，然后分别阐述了数智化管理方法在早期癌症筛查、慢病监测管理和慢病共病管理等问题中的研究现状和所面临的挑战。第 2 章介绍融合在线数据与离线数据的慢性病患者健康状态数据动态采集方法；该方法建立了一个动态决策过程模型，模型根据在线数据的状态特征决定当前是否应该进行离线数据采集，以实现考虑数据可靠性改善与所付出成本的期望综合回报的最大化。第 3 章以前列腺癌的主动监护为背景，通过构建患者风险个性化的部分可观测马尔可夫决策过程模型，提出了不区分患者类别的慢性病主动检测监护的动态策略优化方法。第 4 章仍然以前列腺癌的主动监护为背景，考虑了区分患者类别的静态慢病管理策略优化问题。通过构建随机整数规划模型预先确定病人的诊断性检查时间表，考虑了模型中可能存在多个患者类型之间的协调决策效应，提出了患者多分类的癌症主动监护静态策略优化方法。第 5 章将慢性病筛查中的检查指标划分为整体特征和局部特征，并提出了一种基于整体和子空间的 softmax 回归(population and subspace based softmax regression，PSBSR)模型，并以肝纤维化的分期诊断为背景，对所提出方法进行了实验和验证。第 6 章以预测慢性病并发症为目标，提出了一种广义混合预测链(generalized mixed prediction chain，GMPC)模型。该模型从慢性病患者群体数据与个体纵向监测数据中分别提取并发症发展规律的共性特征与个性化特征，通过结合共性特征与个性化特征来预测并发症。在糖尿病肾病上的数值实验证明了该方法的有效性。以肝纤维化与肝细胞癌作为慢性病与并发症的典型案例。第 7 章构建了一个考虑到多种慢性病之间的相关性关系的个性化并发症筛查（personalized complication screening decision，PCSD）模型，以平衡患者的并发症风险与医疗支出。第 8 章仍然以肝纤维化和肝细胞癌的综合性管理为背景，在医生根据医学指南提供标准化的慢性病干预方案的前提下，构建了一个包含两种疾病筛查决策的异步筛查决策（asynchronous screening decision，ASD）模型，通过先进行慢性病筛查决策之后再进行并发症决策这一异步结构提升了对慢性病患者的健康管理效果。第 9 章提出了一种数据驱动的慢性病并发症个性化预防性干预模型（personalized preventive intervention model，PPIM）。PPIM 建立了患者慢性病并发症分期之间的状态转移模型，再利用患者的临床指标、年龄、病程等个性化特征计算某一用药决策后患者可能转移到的各并发症分期，来得出患者各疗程的最佳用药方案。第 10 章分析总结我国慢性病共病的数智管理问题，即通过分析数智化创新背景下建立多病共管共治的系统服务模式需要解决的关键问题，以探讨实现数字技术支持下慢性病共病医疗卫生服务的动态监测、卫生服务模式的设计优化以及有限医疗资源的最大化利用研究的问题、思路和研究方法。第 11 章总结本书的工作结果，并展望未来数智化慢病管理进一步的研究方向。

　　本书的内容主要来自作者在数智慢病管理方面的长期研究。部分内容是作者对研究过程中所涉及文献内容的综述和归纳。浙江大学管理学院"百人计划"研究员鲍丽娜和张伟、博士生张荣芊和董康佳等参与了本书第 10 章内容的初稿编写。本书涉及的有关研究工作，得到了国家自然科学基金（71821002，72001187，72271215）、浙江大学重大交叉项目"人工智能医疗健康管理"、浙江省杰出青年科学基金（LR23G010001）和浙江大学管理学院战略型学科团队"数字化医疗健康管理"等项目的支持与资助，在此一并表示衷心感谢。

　　由于数智慢病管理是处在迅速发展中的交叉学科，写作本书是一项新的尝试。因此，书中不足之处在所难免，敬请读者批评指正。

作　者
2024 年 6 月

目　录

1 引　言

1.1　慢性病概论

慢性病是全球最为广泛的公共卫生问题之一。根据美国疾病控制与预防中心（Centers for Disease Control and Prevention，CDC）对慢性病的定义，病程一年及以上且需要持续治疗的疾病统称为慢性病。代表性的慢性病有糖尿病、心脑血管疾病（高脂血症、高血压、心脏病等）、慢性呼吸系统疾病（慢阻肺、哮喘等）以及癌症等。与急性传染性疾病不同，慢性病的致病因素复杂且难以根治，只能通过持续地用药或其他方式来控制病情的发展，造成了较大的医疗费用支出。并且，在慢性病对患者身体的长期影响下，患者的一种或多种器官可能发生慢性受损，引发眼部、肾脏、下肢等部位的并发症，如糖尿病患者并发视网膜病变、肾病等，不仅会给患者带来致残风险，也会极大地影响患者的生活质量。

随着人口老龄化进程的加快以及生活质量提高后居民饮食结构的变化，我国慢性病患者人数正在持续增长。2020 年，国家卫生健康委员会发布的《中国居民营养与慢性病状况报告（2020 年）》显示，我国 18 岁以上人群中高血压患病率达 27.5%，糖尿病患病率达 11.2%。同时，因慢性病死亡的人数也在持续增加。《中国居民营养与慢性病状况报告（2020 年）》数据显示，我国由糖尿病、心脑血管疾病、慢性呼吸系统疾病、癌症这四类慢性病导致的死亡人数占总死亡人数的 88.5%。慢性病也成了人类健康的头号杀手，据世界卫生组织官网上的最新数据，慢性病死亡人数占全球总死亡人数的 74%，成为人类健康与生命的主要威胁。

1.2　慢性病的管理

由于慢性病的高治疗费用、高致残率，以及在人群中的高发病率、高死亡率等危害，慢性病的控制与预防工作面临巨大挑战。针对慢性病开展有效的行动已被列入联合国《2030 年可持续发展议程》以及我国《"健康中国 2030" 规划纲要》中。与慢性病相关的控制与预防工作统称为慢性病管理，或简称为慢病管理。虽然各类慢性病的特点不尽相同，但对各类慢性病的慢病管理工作的基本原则和重点环节一致，即早发现与早干预，具体内容包括：对重点人群进行慢性病筛查，对慢性病患者进行健康监测，预警可能发生的慢性病或慢性病并发症，并对慢性病及其并发症的危险因素进行干预，以降低慢性病患者的伤残率与死亡率。

1.3　数智慢病管理研究概述

1.3.1　早期癌症筛查

早期癌症筛查是典型的慢性病管理问题。2019 年政府工作报告指出，我国要"实施癌症防治行动，推进预防筛查"（李克强，2019）。国务院发展研究中心报告指出，2017 年癌症已经成为我国人口的主要死因之一，死亡占比达到 22.4%，位居各种疾病死因之首（王伟进和张晓路，2019）；同时，我国恶性肿瘤（癌症）出现比例高，因延误治疗而导致的寿命损失是全球平均水平的近两倍（王伟进和张晓路，2019）。

癌症筛查是系统性的医疗管理难题。癌症早期阶段的可治疗方案多、疗效好；但是病人通常在癌症早期（潜伏期）临床症状少，难以察觉，从而错过最佳治疗时机，因此需要及时、有效的癌症筛查（陆建邦和孙喜斌，2004）。筛查是指利用肿瘤标记物、影像学等筛查手段提前发现癌症并治疗（唐碧玮等，2018）。如何发现有用的筛查手段是医学问题，但如何用好这些筛查手段是管理学问题。有效的筛查决策需要基于病人的个性化特征，并从公共医疗政策、成本–效益经济学、伦理学等多个角度进行综合考虑（陆建邦和孙喜斌，2004）。利用患者自身信息以优化癌症的筛查机制，进而形成优化的筛查策略，不仅可以提高癌症患者的存活率，还可以降低其治疗成本，缓解医疗资源的压力。

我国需要制定更加符合国情的癌症筛查方案。首先，我国现阶段实施的癌症筛查方案存在假阳性率高、过度诊断和治疗、经济费用高等问题（张卉和张树才，2016），并且忽视了病人的个体化差异（刘亚洲等，2018）。其次，我国的各类癌症发病率与国外不尽相同（国家癌症中心，2019），使得我国不能简单照搬国外的癌症筛查方案。最后，我国已经迈入大数据医疗时代，拥有强大的患者数据资源（如病历信息、医学影像等）和数据处理能力（姜文华和王菁蕊，2018），使得更加针对个体且更精准的癌症筛查成为可能。

美国密歇根大学布莱恩·丹顿（Brian Denton）教授 2018 年在期刊 *INFORMS TutORials in Operations Research* 发表文章 "Optimization of sequential decision making for chronic diseases: from data to decisions"，综合介绍了不同的建模优化方法，用来解决慢性疾病(癌症也属于慢性病)的诊断、筛查与控制等问题。文章指出可以使用马尔可夫决策过程(Markov decision process, MDP)或者部分可见马尔可夫决策过程(partially observable Markov decision process, POMDP)模型等建模优化方法来提高癌症筛查效率。MDP 或者 POMDP 模型已经被成功应用于乳腺癌、心血管疾病等重大慢性疾病的筛查方案优化。它们的共同点表现在：①疾病的潜伏期和演化过程都比较漫长，需要顺序或者多阶段的决策；②疾病不容易被发现，即使使用医学检测手段也可能出现误差。同时，MDP 和 POMDP 也可以参与到疾病其他阶段的管理，包括诊断、预防、治疗和康复等过程。丹顿教授的这篇教程文章总结了不同阶段下医疗决策优化的相关文献，以及 MDP、POMDP 求解这几类问题的常规建模和求解方法。

目前，在全球范围内，美国等发达国家已建立起全民癌症筛查机制，居民的癌症筛查费用都在国家医疗保险报销范围内，使得许多癌症病人能被早发现、早治疗。这也是这些国家的癌症病人五年生存率较高的原因。由于全民筛查会带来较大的财政负担，我国目前还没有实施全民筛查机制。但相信在不久的将来，我国会逐步推行癌症筛查，让更多的病人会被早发现、早治疗，从而提高我国癌症病人的生存率。

1.3.2　慢病监测管理

慢病监测是指对慢性病患者的健康状态进行跟踪管理，监测慢性病患者的病情变化，对慢性病患者的病情风险进行评估，并对可能发生的风险采取干预防治措施。在传统型慢病监测中，需要医护人员定期通知慢性病患者到医院进行门诊随访，由医生进行面诊并进行专业的检查检验，或者由医护人员通过入户随访、电话随访等收集慢性病患者的健康状态数据。由于慢性病患者数量庞大而医护资源有限，传统的慢病监测方式难以满足庞大患者群体的长期监测需求。

近年来，随着 5G 与物联网技术的高速发展，智能手表、手环、便携血压计、血糖监测仪等可以实时监测人体的生理状态和病理变化的远程监测设备已进入医疗市场。在这些远程监测设备与新媒体沟通平台的支持下，出现了一种新的慢病监测方式——数字化慢病监测。数字化慢病监测是指通过远程健康监测设备、云平台来实现对慢性病患者的远程监测、并发症等疾病风险的预警与干预等。相比传统型慢病监测，数字化慢病监测的主要不同点体现在基本流程、系统构成以及适用对象三个方面，如表 1-1 所示。

表 1-1　慢病监测的方法对比

慢病监测方法	传统型慢病监测	数字化慢病监测
基本流程	1. 入院检查 2. 医生诊治 3. 医护随访	1. 监测数据采集 2. 分析与预测 3. 制定干预策略
系统构成	医护人员是主要执行者，各级医院为主要依托地点 ·检查间隔周期长 ·医护资源有限，难以满足日益增长的患者监测需求	主要由远程健康监测设备、云平台、数据分析与智能决策系统提供支持 ·实时监测慢性病患者身体状态 ·降低患者入院频率与医疗机构接诊压力
适用对象	对各种慢性病普遍适用	应用范围有限制要求：存在某一个或多个临床指标，可以对该病的病情发展状态进行长期监测；已开发了基于物联网的监测设备，可获取该指标的连续远程监测数据

　　首先，在基本流程方面，数字化慢病监测以"监测数据采集、分析与预测、制定干预策略"为主要环节。具体步骤包括：①通过可穿戴设备、家庭医疗设备以及电子医疗记录等多渠道收集患者的身体数据；②通过数据分析预测患者的疾病风险与进展；③根据患者的实时状态为患者智能推荐干预方案。以智慧糖尿病管理应用工具"糖护士"app 为例，其核心功能包括血糖监测、数据分析、智能决策三个部分，即先通过血糖监测仪采集糖尿病患者数据，而后上传到云平台进行分析，然后再为糖尿病患者生成智能化的诊疗方案。

　　其次，在系统构成上，数字化慢病监测主要由远程健康监测设备、云平台、数据分析与智能决策系统构成，是一个由多渠道的实时数据支持的智能系统。通过该系统，可以实现对慢性病患者身体状态的实时监测与疾病预警，降低慢性病患者的入院检查频率和诊疗成本，同时帮助减轻现有医疗机构的接诊压力。

　　最后，在适用对象方面，目前出现的慢病管理远程监测工具或在线管理平台所适用的慢性病局限于糖尿病、高血压等，暂未覆盖到所有类型的慢性病。其主要原因在于数字化慢病监测对于可适用的疾病类型有限制要求，具体包括两个方面：其一，在该疾病的发展过程中，存在某一个或多个临床指标可以对该疾病的病情发展状态进行长期监控。例如，糖尿病患者通过监测血糖指标、高血压患者通过监测血压指标、心血管病患者通过监测心率等指标。其二，对该疾病主要监控的临床指标已开发了基于物联网的医疗器械终端或其他家庭监测设备等工具，可以获取该临床指标的连续远程监测数据。例如，通过家庭血糖监测仪、血压计与智能手环可以分别实现对血糖、血压与心率指标的远程监测。这两个要求也是慢病管理实现数字化的首要前提。

　　数字化慢病监测是一个新兴课题。近年来，随着数字化慢病监测方法在公共卫生领域的实践与逐步推广，也出现了一些待解决的重点、难点问题，具体包括以下三个方面。

首先，在慢性病数据采集过程中，需要解决家庭医疗监测设备数据的不可靠问题。可穿戴设备、家庭医疗设备等内置传感器系统，可以在每分钟内生成大量的健康监测数据。本书将这一类来自在线监测设备的数据简称为在线数据，在线数据具有连续性、低成本的优势，但局限性在于在线数据的精确度不如专业医疗仪器的数据可靠，因为监测设备内置的传感器可能会受到外部极端环境或内部缺陷的影响而失灵。与之对比，本书将由专业医疗仪器或人员检测、周期性收集的数据称为离线数据，离线数据虽然具有高精确度的优势，但其是间隔收集的离散型数据，并且需要患者周期性入院检查，会造成较高的数据采集成本。因此，在线数据与离线数据在数据精度、数据连续性、数据采集成本上具有互补性。在慢性病数据采集过程中，只有将这两种数据结合起来，才能实现高精度、低成本的慢性病患者状态连续监测。

其次，在慢性病预测过程中，需要解决疾病发展过程的共性规律与个性化特征并存的问题。慢性病患者的并发症致病机制多样，可能由多种代谢紊乱或各种遗传因素导致。同一疾病下的患者并发症的发生规律与发展结果具有群体相似性，但同时在发展阶段、发展快慢上也会具有个体差异性。以糖尿病患者并发肾病(简称糖尿病肾病)为例，糖尿病肾病发展过程中患者的肾小球滤过率指标在总体上每年呈下降趋势，但该指标的下降速度则因人而异。基于大样本试验得到的群体统计规律建立的疾病预测模型仅能够描述病情发展结果的群体相似性，无法描述病情产生与发展过程的个体差异性；相反，基于某一患者的纵向监测数据建立的预测模型虽然能识别出该患者的个体化病情发展特征，但没有有效结合患者群体病情发展结果的共性规律，也会影响对患者未来病情发展趋势判断的准确性。因此，需要一套兼顾共性规律与个性化特征的预测方法，才能准确地预测各慢性病患者患上并发症的风险以及并发症未来发展状态。

最后，在慢性病干预过程中，需要应对慢性病干预过程中患者并发症状态的动态变化。高血压、糖尿病等慢性病引发的视网膜病变、肾病变等慢性病并发症是一个长期退化的过程，呈现出由轻到重分期发展的特点。在对慢性病患者的干预治疗过程中，患者的并发症状态会在各分期之间动态转移，如从未患糖尿病肾病的状态转移到糖尿病肾病 1 期，或者从糖尿病肾病 1 期转移到糖尿病肾病 2 期。同时，患者的其他身体健康指标也是动态变化的。因此，需要制定数据驱动的慢性病并发症动态干预策略，即在每个疗程开始前根据慢性病患者当前的身体健康指标数据、所处的并发症分期状态同时考虑到未来可能转移到的并发症分期，来做出当前疗程的最佳干预决策，再根据慢性病患者这一疗程的用药反馈做出下一疗程的新决策。

受上述难题的影响，数字化慢病监测的发展与推广仍存在许多阻碍。因此，需要针对这些重难点问题进行深入研究并探索综合性解决方案，以进一步拓展科学的慢病管理理论与现实应用。

1.3.3　慢病共病管理

为了对慢性病的流行性和致死率进行有效控制，2015 年联合国发布的《2030年可持续发展议程》直接将 2030 年全球由慢性病导致的过早（70 岁之前）死亡率较 2015 年降低三分之一列为目标，世界各国也对此做出了积极回应。2023 年国家卫生健康委员会发布的《2022 年我国卫生健康事业发展统计公报》显示，2022年我国卫生总费用为 84 846.7 亿元，占国内生产总值的 7.0%，该比值较 2021 年上升了 0.5 个百分点。据估计，2019～2028 年美国的国家卫生支出年均增长率为5.4%，到 2028 年卫生支出将占其国内生产总值的 19.7%（Keehan et al.，2020）。尽管卫生保健费用逐年上升，慢性病控制的效果却并不理想。自 2015 年进入可持续发展目标时代以来，慢性病导致的过早死亡率的年下降率显著放缓，如果该年下降率持续下去，世界卫生组织（World Health Organization，WHO）统计范围内的任何一个地区均无法在 2030 年实现该目标，且即使延缓到 2048 年仍然有一半的地区无法完成该目标（WHO，2023）。

慢性病共病可能是导致慢性病难以控制的主要原因之一。2008 年 WHO 将共存于同一患者体内的两种或两种以上的慢性非传染性疾病定义为慢性病共病。在慢性病共病中，由慢性病的恶化引发的疾病或症状被称为慢性病并发症（简称并发症）。随着老龄化进程加快，慢性病共病患者在慢性病患者群体中占据主要地位。《健康中国行动（2019—2030 年）》指出，近 1.8 亿老年人患有慢性病，患有一种及以上慢性病的比例高达 75%。同时，由于多种疾病的叠加，慢性病共病患者所需要的卫生保健资源也大大增加。在美国，患有五种及以上慢性病的患者占人口的 12%，但是他们的卫生保健支出占总支出的 41%，人均健康服务支出则是健康人群的 15 倍之多（Buttorff et al.，2017）。

尽管慢性病共病群体基数庞大且医疗支出高昂，但是目前全球范围内的慢性病共病管理依然处于初级的探索阶段。部分国家尝试对慢性病共病管理制定统一的指南以供临床实践者参考。英国国家健康与护理卓越研究所（Kernick et al.，2017）、美国老年医学会（Boyd et al.，2019）以及意大利高等卫生研究院（Onder et al.，2022）先后发布了包含临床评估、多重用药等内容的共病管理指南。目前，这些指南达成了以下几点共识：①慢性病与并发症之间的发展并非相互独立的，慢性病的病情越严重，并发症的发病风险越高，并发症发展也越快。因此，慢性病共病管理需要同时考虑慢性病与并发症的风险；②慢性病共病管理的目标应当从疾病转移至患者个体，从以单种疾病为中心转向以患者健康为中心；③针对患者个体的慢性病共病管理应当充分考虑患者个体的疾病风险；④为了解个体的疾病风险，慢性病共病管理需要长期监测与随访以获取充分的历史(纵向)数据。总结起来，慢性病共病管理是一个以患者个体健康为目标，基于纵向数据获取个体的疾病风险状态，并根据个体的疾病风险状态做出管理决策的长期过程。这些指南为此后的慢性病共病管理提供了正确的研究方向。

慢性病管理主要分为预防、筛查和干预等三个环节。考虑单种疾病的慢性病管理的目标人群，通常被划分为慢性病风险人群(简称风险群体)和慢性病患者两类。慢性病预防主要通过改善膳食结构、加强体育锻炼、接种疫苗等预防措施以降低健康人群的发病风险；筛查主要为了尽早发现慢性病风险人群中的慢性病患者；干预则主要针对慢性病患者进行长期的治疗以延长患者的预期寿命，提高患者生活质量。由此可见，在传统的慢性病管理中，预防和筛查针对具有慢性病风险的风险群体，而干预则针对慢性病患者。慢性病共病管理同样包含以上三个环节，但是考虑到多种疾病的发病情况，慢性病共病管理的目标人群发生了变化。根据慢性病及其并发症的发病情况，慢性病共病管理的目标人群可分为：具有慢性病风险的风险群体、具有并发症风险的慢性病患者以及同时患有慢性病及其并发症的慢性病共病患者(简称共病患者)三类。

针对根据多种疾病发病情况划分的目标人群，表 1-2 分析对比了传统慢性病管理下与慢性病共病管理下的管理措施，两者的主要区别在于对慢性病患者的管理。慢性病共病管理认为慢性病患者同样是并发症风险人群，同时并发症风险与慢性病病情有关。基于疾病风险，慢性病患者的管理应该是一个慢性病监测、慢性病干预与并发症筛查序贯进行的过程。而在传统慢性病管理中，慢性病管理与并发症管理被分割为相互独立的两个过程，在考虑并发症筛查时没有考虑慢性病对并发症风险的影响，而是变成了简单的一刀切。

表 1-2　传统慢性病管理与慢性病共病管理的措施对比

目标群体分类	慢性病＋并发症管理	慢性病共病管理
慢性病风险人群	慢性病预防 慢性病筛查	慢性病预防 慢性病筛查
慢性病患者 (并发症风险人群)	慢性病干预* 并发症筛查	1. 慢性病筛查(监测) 2. 基于 1 的慢性病干预*(并发症预防) 3. 基于 1 和 2 的并发症筛查
共病患者	慢性病干预 并发症干预	慢性病＋并发症综合干预

*表示当有有效治疗方案时，考虑对慢性病患者进行慢性病干预

　　基于数据的慢性病共病管理是一个新兴研究领域。一方面，慢性病与并发症之间的相关性关系复杂，传统的单病种慢性病管理无法将多种疾病之间的管理决策结合起来实现对个体健康目标的优化。另一方面，高昂的医疗支出与逐渐放缓的慢性病致死率下降趋势使得探寻慢性病共病管理优化途径迫在眉睫。随着电子病历管理体系逐步完善，个体的纵向历史数据唾手可得，这也为慢性病共病管理提供了现实基础。

　　在慢性病共病管理这个新兴的研究领域中，针对慢性病患者的管理较传统慢性病管理差异最为明显。当前针对慢性病患者的慢性病共病管理主要解决以下三个方面的问题。

　　首先，在慢性病长期监测方面，需要解决无创性检查指标的不可靠性问题。慢性病的病情通常被划分为不同的严重程度，又被称为慢性病分期。慢性病监测是指实时通过医学检查对患者的分期进行诊断，以了解患者病情变化。当前的慢性病检查主要分为两类：有创性检查和无创性检查。有创性检查主要是指组织学检查，组织学检查需要通过手术获取人体组织并在显微镜下直接观测相应组织是否发生病理学病变而对慢性病状态进行诊断，它是目前准确诊断慢性病状态的唯一途径。有创性检查虽然准确，但是并不适用于长期的慢性病状态监测。无创性检查主要包括血清学检查和影像学检查等无需手术操作的检查，这些检查适用于长期监测，但是检查指标仅反映由病理学病变导致的症状，其他疾病也可能导致相应症状，不具有排他性，因此依靠单一无创性检查进行诊断时可能准确率不高。例如，利用超声成像技术检查肝硬化时，身体质量指数对成像的影响较大。因此，需要对众多无创性检查指标进行合理的筛选与组合，以提高无创性慢性病诊断的准确率，实现长期慢性病状态监测过程中以无创性检查取代有创性检查。

　　其次，在并发症风险控制方面，需要解决并发症风险受慢性病病情和并发症共性发展规律影响的问题。一方面，并发症发病风险受慢性病病情影响，慢性病病情越严重，并发症发病风险越高。受遗传因素、生活习惯、工作环境等因素的影响，慢性病病情发展存在个体性差异。慢性病发展轨迹不同，并发症累积风险也存在差异。当用于慢性病状态监测的分期诊断方法不准确时，患者的慢性病病情是不完全信息，这种信息不完全会进一步加剧并发症风险的个性化差异。例如，两位同样患肝硬化的患者 1 和 2，患者 1 被漏诊为非肝硬化，那么医生会认为患者 2 患肝癌的风险比患者 1 高。另一方面，在各个慢性病状态下，并发症发展又呈现共性规律。因此，需要制定基于不准确慢性病监测数据的个性化并发症筛查策略，即综合考虑不准确的慢性病监测信息和慢性病共性发展规律对患者的个性化慢性病发展轨迹进行准确评估，并基于个性化慢性病病情下的并发症共性发展规律准确评估并发症风险进行个性化预测，并适时地进行并发症筛查以尽早发现慢性病患者中的共病患者。

最后，在针对慢性病患者的慢性病及并发症综合管理方面，需要解决多种管理决策序贯进行的问题。慢性病共病管理模式通过联合慢性病状态监测、慢性病干预以及并发症筛查三个环节，实现对慢性病患者的慢性病及并发症风险的联合控制。但是，这三个管理环节的逻辑关系决定了这三个环节应该是序贯进行的。作为了解慢性病病情的唯一途径，慢性病筛查结果既是对应的慢性病干预方案的前提，也对并发症风险产生影响。同时，并发症风险受慢性病状态影响，慢性病干预方案通过干预慢性病恶化进而间接影响并发症风险。因此，在对慢性病患者的共病管理中，慢性病筛查应该先于并发症筛查，慢性病干预方案由慢性病诊断结果决定。基于以上逻辑关系，需要制定基于共病历史数据的慢性病和并发症异步筛查策略，即每次决策过程中，首先根据慢性病患者的共病历史数据对当前患者的健康状况和慢性病干预的需求进行评估，做出当前最优的慢性病筛查决策，在获取慢性病诊断结果后，依照当前的慢性病诊断结果一边提供对应的固定慢性病干预方案，一边调整并发症风险并做出最佳的并发症筛查决策。

上述难题严重阻碍了基于数据的慢性病患者共病管理的发展。因此，需深入研究并探讨针对这些难题的综合性解决方案，为将来的慢性病共病管理研究奠定基础，也为临床实践中的慢性病共病管理提供理论指导。

1.4　本书章节结构

本书的章节结构如图 1-1 所示。本书的主体内容将分四个模块以系统性介绍数智慢病管理的相关研究工作。模块一(第 2 章)将介绍数据采集与融合的模型与方法，重点针对多渠道监测数据的采集与多模态数据的融合。模块二(第 3～5 章)将介绍监护与诊断决策的模型与方法，并重点介绍它们在癌症监护筛查的策略优化和无创检查的静态诊断决策中的应用。模块三(第 6～9 章)将介绍考虑并发症的慢性病预测与决策模型和方法，重点介绍基于纵向数据的并发症个性化预测模型与方法，考虑多种慢病相关性的并发症筛查决策模型与方法，以及慢病并发症的动态干预决策模型与方法。模块四(第 10 章)将介绍一般慢性病共病(区别于模块三的慢病及其并发症形成的特定共病)的管理问题，重点介绍慢性病共病医疗卫生服务的动态监测、卫生服务模式的设计优化以及有限医疗资源的最大化利用研究的思路、方法和努力方向。

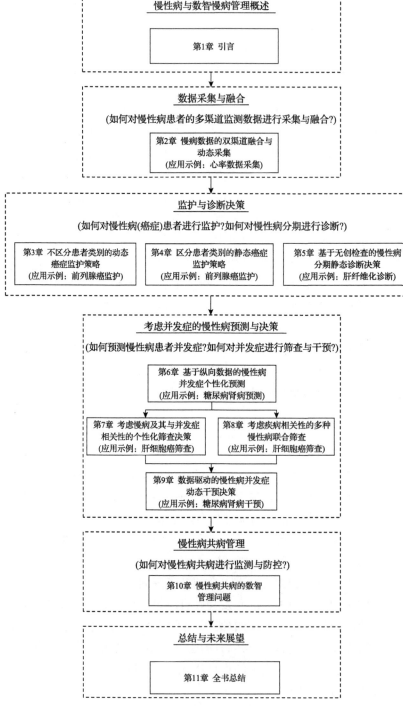

图 1-1　章节结构图

参 考 文 献

国家癌症中心. 2019-05-05. 2019 年全国最新癌症报告. https://www.sohu.com/a/311934301_120060064.

国家卫生健康委. 2023-10-12. 2022 年我国卫生健康事业发展统计公报. https://www.gov.cn/lianbo/bumen/202310/content_6908685.htm.

姜文华, 王菁蕊. 2018. 医疗大数据在肿瘤早期筛查标志物中的研究现状和前景. 生物医学工程与临床, 22 (1): 116-121.

李克强. 2019-03-06. 李克强作的政府工作报告 (摘登). 人民日报, (2).

刘亚洲, 孔蕴馨, 罗小虎, 等. 2018. 2014—2016 年徐州市城市癌症早诊早治筛查分析. 江苏预防医学, 29 (4): 382-385, 388.

陆建邦, 孙喜斌. 2004. 癌症筛查中的一些基本问题. 中国肿瘤, 13 (6): 347-350.

唐碧玮, 王学梅, 吴静. 2018. 癌症筛查的现状及进展. 中国公共卫生管理, 34 (6): 746-750.

王伟进, 张晓路. 2019. 中国癌症的现状与疾病负担. 中国经济报告, (4): 63-73.

张卉, 张树才. 2016. 肺癌筛查方法现状. 中国肺癌杂志, 19 (10): 715-720.

Boyd C, Smith C D, Masoudi F A, et al. 2019. Decision making for older adults with multiple chronic conditions: executive summary for the American Geriatrics Society guiding principles on the care of older adults with multimorbidity. Journal of the American Geriatrics Society, 67 (4): 665-673.

Buttorff C, Ruder T, Bauman M. 2017-05-26. Multiple chronic conditions in the United States. https:// www.rand.org/pubs/tools/TL221.html.

Keehan S P, Cuckler G A, Poisal J A, et al. 2020. National health expenditure projections, 2019-28: expected rebound in prices drives rising spending growth. Health Affairs, 39 (4): 704-714.

Kernick D, Chew-Graham C A, O'Flynn N. 2017. Clinical assessment and management of multimorbidity: NICE guideline. British Journal of General Practice, 67 (658): 235-236.

Onder G, Vetrano D L, Palmer K, et al. 2022. Italian guidelines on management of persons with multimorbidity and polypharmacy. Aging Clinical Experimental Research, 34 (5): 989-996.

WHO. 2023-05-19. World health statistics 2023: monitoring health for the SDGs, sustainable development goals. https://www.who.int/publications/i/item/9789240074323.

2 慢病数据的双渠道融合与动态采集

在慢性病患者的长期监测与治疗过程中,医护人员需要对患者的生理指标、生活方式等数据进行动态采集,以了解患者的健康状态与状态变化情况。慢性病患者的数据采集渠道包括入院检查(由医护人员与专业设备采集数据)、居家监测(由家庭监测仪器、可穿戴设备等工具采集数据)等多种方式。根据采集渠道的不同,本章将慢性病患者定期或不定期由医疗人员和专业设备测量的健康数据称为离线数据,将来自家庭医疗监测设备、可穿戴设备等的健康跟踪数据称为在线数据。

本章探索如何在特定时刻采集离线数据,并将离线数据与在线数据进行融合以形成高准确度、低成本的融合数据,提出了一种在线数据与离线数据的动态融合(dynamically fusing online data with offline data,DFO^2)模型(Hua and You,2024)。DFO^{2}模型根据目前在线数据的状态特征来决定当前是否进行离线数据的采集,并定义了一个回报方程以评估当前离线数据采集决策对于目前数据可靠性的提高程度以及所付出的成本,即成本效益,再通过最大化期望回报值得到 DFO^{2}模型下的离线数据采集决策。在实验部分,本章以心血管慢病管理中的心率监测为具体案例进行了模拟实验,实验结果显示基于 DFO^2 的数据采集方法能够根据在线数据的误差是否稳定来自适应调整离线数据采集频率,相比于现有的数据采集方法具有更高的成本效益,取得了降低离线数据采集成本与提高融合数据准确度的效果。

本章结构如下:2.1 节介绍了慢性病患者的多类型数据,并分析了慢性病患者在线数据与离线数据的不同点;2.2 节介绍了相关的数据融合方法、数据采集方法以及基于多源数据融合的数据采集方法;2.3 节建立了融合在线数据与离线数据的慢性病患者数据动态采集模型 DFO^2;2.4 节在心率数据集上进行了模拟实验,验证了所提出的数据采集方法的有效性和对比现有方法的优越性。

2.1 问题背景

在慢性病患者的诊断、治疗与长期随访过程中,需要通过询问、医学检验或仪器检查等方式,来对慢性病患者身体状况数据进行记录。根据记录数据呈现的数据形态的不同,可以划分为以下几种数据类型:①指标数据。指标数据是指通过医学检验得到的患者血糖、血压、血脂、尿酸等多个与疾病相关的医学指标的数值。指标数据是临床医生做出病情诊断以及用药决策的重要依据。②影像数据。影像数据是指超声、CT、电子内窥镜等医学影像设备提供的患者某一特定部位的直观图像信息。通过影像数据辅助诊断使得临床诊断结果更加可靠。③文本数据。患者的入院记录、出院记录等电子病历中包含了疾病诊断、症状、检查结果及治疗过程等丰富的文本数据。文本数据是一种非结构化数据，通过自然语言处理技术可以对文本数据进行处理与分析，挖掘重要的医疗信息。

对慢性病患者而言，血糖、血压等与慢性病病情相关的指标数据是在慢性病的长期追踪随访过程中最重要的数据类型。

在线数据和离线数据之间有三个主要区别。首先，在线数据是连续生成的，而离线数据是每隔一段时间收集的离散数据。其次，离线数据的每次采集成本高于在线数据，因为离线数据是由专业人员或仪器获取的。最后，在线数据的准确性低于离线数据，因为传感器的可靠性可能受到外部环境或内部缺陷的影响。综上，低成本、低精度的连续型在线数据与高成本、高精度的离散型离线数据之间存在互补性，这种互补性为融合这两种数据以实现低成本、高精度的慢性病患者健康状态连续监测提供了机遇。

2.2　数据融合与数据采集方法研究

数据融合与数据采集方法研究主要关注如何利用多源数据来降低数据采集成本，同时提高数据的准确度。相关研究包含三个分支：数据融合方法、数据采集方法以及基于多源数据融合的数据采集方法。

2.2.1　数据融合方法

单一来源的数据难以保证较高的数据精确度，数据融合是指按照一定准则综合分析、处理来自多渠道的多类型数据，从而获得对监测目标的一致性解释与描述，在获取全面信息的基础上进行相应决策与估计，进而得到更为精准的结论，从而降低预测或决策中的不确定性(于晓青等，2017)。

医疗领域的数据融合主要以患者的多类型数据(指标数据、影像数据、文本数据)为基础，相关研究可以分为以下几类：①多种指标数据的融合。一种疾病的病情变化将会影响到患者的多种指标发生改变，通过融合多种指标数据进行分析，可以对患者做出更准确的病情预判。例如：Islam Ayon 和 Islam (2019) 使用深度神经网络对糖尿病患者的多种类型的指标特征进行学习，建立了糖尿病预测模型；Ravizza 等 (2019) 从 IBM Explorys 数据库约 41.8 万名糖尿病患者的电子病历中筛选出 6 个与糖尿病并发肾病患者相关的指标，将这些不同类型的指标数据共同输入到逻辑回归风险预测模型中，来预测糖尿病患者并发肾病的概率。②多种影像数据的融合。单一影像在光谱、分辨率等方面存在差异，影像融合技术通过在不同影像中找到位置相互对应的点，将各影像的重要特征信息予以保留，再进行信息的融合与显示输出。目前，影像融合技术研究主要包括通过三维重建显示技术构建人体仿真模型(孟庆明，2015)、通过深度学习进行图像分割与融合处理(Liu et al.，2017)等。③指标数据、影像数据、文本数据的多模态数据融合。随着医疗大数据的发展，多平台的数值、影像与文本数据的集成促进了多模态数据融合方法在医学中的研究与应用。例如，郑毅等(2019)提出了一种基于多任务支持向量机(support vector machine，SVM)的健康数据融合方法，并将该方法应用到了影像数据与检验指标数据的融合中，通过数值实验证明了该方法的有效性；周新科和邬艳艳(2017)提出了一种融合文本与影像的医疗案例检索方法，实验证明通过数据融合可以有效提升医疗数据检索的精确度。

以上数据融合方法主要关注多个不同指标数据的融合利用。与之不同，一些学者提出了同一种指标的不同来源的数据之间的融合，如从在线监测渠道获取的某个指标的在线数据(低精度、连续型数据)与从人工检测获取的该指标的离线数据(高精度、离散型数据)的融合。在线数据与离线数据融合的主要思路是利用稀疏的离线数据估计出数据的整体趋势，以修正在线数据的误差，再利用修正后的在线数据填补缺失的离线数据，从而获得高精度的连续的融合数据。主要有插值误差法(Lin and Wang，2011)、加权误差法(Xie and Xiong，2011)、分层贝叶斯模型等代表性方法。这些在线数据与离线数据的融合方法已在气象监测(Lin and Wang，2011；Xie and Xiong，2011；Jin et al.，2014)、土壤退化监测(Tits et al.，2013)、人口迁徙监测(Hillen et al.，2014)等领域中得到应用和推广。

2.2.2　数据采集方法

数据采集也可以称为数据收集。一个具有成本效益的数据采集方法有助于准确了解监测目标的健康状态，并降低数据采集成本。

以慢性病患者的健康监测为例，目前主要有两种方式采集慢性病患者的离线数据，一种是通过患者定期到医院或药店等医疗相关单位由专业人员进行医学检查获得，另一种是通过医护人员对患者定期进行门诊随访、通信联系、家庭随访来收集患者的健康状况信息。近年来，许多学者开展了对慢性病患者数据采集频率的研究(李志芳等，2019；陈艳等，2020；胡锦锦等，2020)，主要采用了时间间隔固定的数据采集方法。在该方法中，若每次采集时间的间隔设置过大，会导致慢性病患者的健康状况变化难以掌握；若每次采集时间的间隔设置过小，则会导致较高的数据采集成本。因此，确定一个合理的数据采集间隔至关重要。

在数据采集方法中，均匀抽样(数据采集间隔固定)、随机抽样(数据采集间隔随机)方法是两种常用的方法。然而，这些方法采用预设的规则来确定数据采集间隔，当监控对象的状态发生突变时，不能灵活地改变数据采集间隔。为了提高数据采集间隔的灵活性，学者们提出了以下两类方法。

(1) 简单反应法。Carbone(2004)提出了一种简单反应法，该方法根据计量仪器的数据误差来调整数据的采集间隔。当数据误差在设定阈值内时，延长数据的采集间隔；当数据误差在设定阈值外时，缩短数据的采集间隔。Nunzi 等(2005)通过数值模拟的方式进一步证明了简单反应法的优势，并调整了该方法中数据采集间隔的调整机制，以提升该方法的自适应性。

(2) 控制图。控制图是生产管理中判断某一监控过程是否在受控状态的方法，常用的控制图有均值控制图、方差控制图等。通过控制图的方法，可以根据监控过程的受控状态来调整数据采集间隔。为了提高控制图方法的自适应性，学者们在一般控制图的基础上还提出了一类新的动态控制图法(Jardim et al., 2019；薛丽和何桢，2020；王海宇，2021；Kampitsis and Panagiotidou，2022)。例如，薛丽(2020)提出了一类采集间隔可变的控制图方法，该方法的基本思路是运用上一次采集得到的实时样本信息来对均值、方差等控制阈值进行柔性设置，从而提升数据采集间隔的灵活可变性。

相比于一般的固定间隔的数据采集方法，简单反应法与控制图法根据监测对象的状态变化来动态调整数据采集间隔，可以有效地节省采集成本。然而，这类方法只能应用于单渠道(单一来源的)数据的动态采集，没有考虑到在多源数据融合的背景下该如何进行数据的动态采集。

2.2.3　基于多源数据融合的数据采集方法

基于多源数据融合的数据采集方法可简称为融合采集方法，是指利用可用的低成本、低精度数据提供的信息来指导高成本、高精度数据的采集。基于多源数据融合的数据采集问题是当前数据融合大趋势下一个较新的领域，在该领域的研究中需要解决多源数据的异构性问题、数据采集与数据融合的双阶段整合问题等难点问题，因此目前在该领域的相关研究成果较少，主要有以下两篇。

Gahrooei 等(2019)首先提出了一种基于高精度数据与低精度数据融合的数据采集方法。该策略采用高斯过程拟合低精度数据序列，再以低精度数据为基础指导高精度数据的采集，并将采集到的高精度数据与低精度数据合并得到融合数据。Yu 和 Hua(2022)提出了一种基于设备的远程监测数据与人工检测数据融合的数据采集方法。该策略利用神经网络模型来估计设备远程监测数据的误差等因素对人工检测数据采集决策的影响。神经网络模型是一种模仿生物神经元结构的数学模型，由各节点与连接线构造的输入层、中间层与输出层组成。该策略训练的神经网络模型可根据输入的远程监测数据的误差状态来智能地生成人工检测数据的采集方案。

以上研究将数据融合与数据采集同时考虑并有效结合，可以在降低数据采集成本的同时提升数据的可靠性，是对现有数据采集方法研究的重要突破。然而，Gahrooei 等（2019）提出的融合采集方法是一种半动态方法，其中，虽然高精度数据是通过动态采集得到的，但低精度数据是完全可见的静态数据。当低精度数据是像家庭医疗监测设备产生的在线数据一样实时生成时，该半动态的融合采集方法无法应用。另外，Yu 和 Hua（2022）提出的融合采集方法在应用之前需要大量的历史数据来训练神经网络，当历史数据不足时，神经网络模型会存在欠拟合问题而无法做出有效的数据采集决策。

2.3　融合在线数据与离线数据的慢性病患者数据动态采集模型

2.3.1　基本思路

在慢性病患者的长期监测与治疗过程中，何时应进行一次入院检查以采集离线数据是一个动态决策过程。对此，本章提出了一种融合在线数据与离线数据的慢性病患者数据动态采集模型 DFO^2。在 DFO^2 模型中，本章假设存在两种渠道可以对慢性病患者某一重要的追踪指标 m 进行数据监测：一种渠道是通过可穿戴设备或家庭医疗监测设备获取的低成本、低精度、连续的在线数据；另一种渠道是通过专业医疗设备或专业医护人员采集的高成本、高精度、离散的离线数据。采集得到的离线数据可以与在线数据合并，得到连续的高精度融合数据。本章考虑在实时监测系统中做出动态决策，即一旦生成在线数据，即需要决定此时是否去采集离线数据。

某一次离线数据的采集结果是否具有高价值，取决于该时刻在线数据的误差是否稳定。当在线数据的误差稳定时，经常进行离线数据的采集会造成资源浪费。例如，如果经过几次专业设备或人员检测的数据对比后，发现某一可穿戴设备测量的心率误差保持在 2 左右，则使用该设备的用户以后每次将该设备的测量结果增加 2，就可得到准确的融合数据。在线数据的误差是否是稳定状态可以通过历史数据中在线数据的状态特征与该时刻的离线数据之间的对应关系估计得到。

为了保证进行离线数据的采集有助于生成高精度的融合结果，本章在慢性病患者数据采集问题中还设定了以下两个基本假设：①离线数据是监测系统中的可靠数据，它的准确度不低于同一时刻的在线数据。因此，在本章模型中，离线数据被用于比较和计算在线数据的误差。②进行离线数据采集这一动作不会影响慢性病患者的健康状况。这一假设在血糖检测、血压检测、心率检测等常见情况下成立，因为这些检查对于患者几乎没有损伤，但对于一些特殊的可能对身体造成损伤的有创性检查（器官穿刺等），该假设可能不适用。此外，本章假设在线数据与离线数据是同一种类型的数值型数据，因为本章的数据采集模型面向的是数值型数据的采集，未考虑图像等其他类型的数据。为了避免建模的复杂性，对于不符合以上假设的特殊情况不纳入本章的适用范围。

根据以上问题特点，本章基于 Multi-arm bandit（多臂老虎机）模型框架（Sutton and Barto，1998）构建了 DFO^2 的系统模型。在 Multi-arm bandit 模型框架中，假设各个臂的回报值（Reward）未知但服从某一固定分布，决策者需要每次选择一个臂进行拉动（Action），以逐渐找到回报值最高的臂。Multi-arm bandit 模型及其衍生的 Contextual bandit 模型已被广泛应用于各类医疗运营管理问题中（Negoescu et al.，2018；Li et al.，2020；Bastani and Bayati，2020）。

Contextual bandit 模型（Li et al.，2010）是在 Multi-arm bandit 模型基础上，进一步假设每个臂的回报值未知但与环境状态（State）相关，通过拉动各个臂逐渐找到每个环境状态下回报值最高的臂，使得总回报值最大。具体地，Contextual bandit 模型是一个动态决策过程，在每一个决策时间点 $t=1,2,\cdots,T$，决策者根据目前的环境状态 x_t，从可选的臂的集合 A 中选择其中一个臂 $a\in A$ 执行，决策者将获得所选臂 a 在当前状态 x_t 下的回报值 u_t。下一轮决策时，对应的环境状态 x_t 可能会发生自主改变，但环境状态的改变与做出的决策无关。决策者的目标是每轮都选择能带来最高回报的臂，然而决策者在做出决策之前并不知道每个臂的确切回报。在某一环境状态下，每个臂的回报 u_t 可以根据历史决策中获得的真实回报值进行估算。决策者的任务是估计每个臂在当前状态下的回报值，并在每次决策中选择估计回报值最大的臂。

本章根据在线数据状态做出离线数据采集决策的过程与 Contextual bandit 模型的基本框架相同，且本章假设进行离线数据采集的操作不会影响在线数据状态，这一假设也与 Contextual bandit 模型的基本假设一致，因此适合采用 Contextual bandit 框架来建立 DFO^2 的系统模型。

DFO^2 的系统模型如图 2-1 所示，主要包括两个阶段：第一阶段为离线数据采集过程，通过估计当前在线数据状态下进行离线数据的回报值决定当前是否进行离线数据采集；第二阶段为数据融合过程，即所有离线数据采集结束后，利用采集得到的离线数据序列与在线数据进行合并，形成融合数据，评估融合数据的准确性以及所付出的数据采集成本。DFO^2 的核心是第一阶段数据采集方法，即通过较小采集成本得到较高准确率的融合数据。第二阶段数据融合方法在 DFO^2 中的作用仅是评价数据采集方法的效益高低，效益是指由该数据采集方法获得的离线数据与在线数据合并得到的融合数据的准确性。因此，第二阶段数据融合方法属于对模型结果的评估方法，在"对比方法与评价指标"一节(2.4.2 节)中进行了描述。

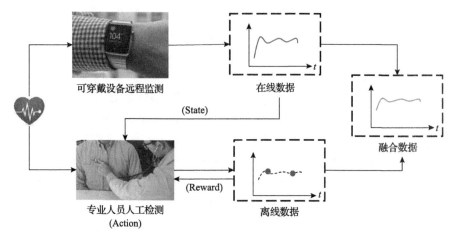

图 2-1　DFO² 模型的基本思路

图 2-1 描述的 DFO² 的基本框架中，Action(决策变量)是指当前慢性病患者当前是否需要入院进行一次专业医疗设备或人员检测以采集离线数据，State(状态变量)是指远程监测设备产生的在线数据的状态，Reward(回报值)是指采集离线数据获得的效益及付出的成本。2.3.2 节至 2.3.4 节将具体描述以上变量的数学建模过程。

2.3.2　决策变量

在每个时刻，决定慢性病患者是否该通过入院检查的方式采集离线数据的过程是一个动态决策过程($t=1,2,\cdots,n$)。t 的单位为两次入院检查之间的最短时间间隔。例如，入院检查的时间间隔最短为一日，则需每日决定一次是否进行入院检查以采集数据。在这种情况下，t 单位为天。a_t 定义为决策者在 t 时刻做出的决策，即此时是否进行入院检查采集离线数据。当 $a_t=1$ 时，决策者选择 t 时进行入院检查采集离线数据；当 $a_t=0$ 时，决策者选择 t 时不进行离线数据采集，如下所示：

$$a_t = \begin{cases} 1 \ (t \text{ 时刻采集离线数据}) \\ 0 \ (t \text{ 时刻不采集离线数据}) \end{cases} \tag{2-1}$$

2.3.3　状态变量

在双源数据融合的背景下，是否进行离线数据采集取决于当前观测的在线数据的状态, 即在线数据从最近一次离线数据采集后到当前决策时间点的状态, 表示为状态变量 x_t。在线数据的序列值不能直接作为状态变量。因为从最近一次离线数据采集时间到当前时间的时间跨度可能不同, 直接将在线数据序列作为状态变量将导致维数不一致。

与在线序列的序列值相比, 在线数据的统计特征能够更全面反映在线数据的潜在变化。时间序列统计特征有两种: 反映时间序列随时间变化的时域特征, 以及反映时间序列在不同频率下分布的频域特征。为了全面记录在线数据的状态变化, 本章在 DFO^2 模型中采用了时域和频域特征相结合的方法, 采用了均值 (MV)、标准差 (SD)、小波分解系数 (WDC) 和分解后各层小波分解系数之间的差值 (WDCDIF) 这四个特征来构造状态特征向量 x_t, 如下所示:

$$x_t = [\mathrm{MV}_t, \mathrm{SD}_t, \mathrm{WDC}_t, \mathrm{WDCDIF}_t] \qquad (2\text{-}2)$$

本章选用以上四个特征有以下几方面的原因: ①MV 和 SD 是组成 x_t 的时域特征, 也是信号监测、数据采集方法 (如控制图) 中最常用的两个特征。当在线监测数据偏离其实际值时, 其在线数据的 MV 或 SD 也可能相应改变, 因此 MV 和 SD 能够直接反映出在线数据的状态变化。②WDC 和 WDCDIF 是组成 x_t 的频域特征。选择这两个频率特征有两方面的原因: 一方面, 对于一些难以用时域特征解释的复杂在线数据, 小波分析可以帮助过滤信号噪声, 并从频域特征的角度解释在线数据的状态变化。另一方面, 在频域特征中, 现有研究 (如 Tsai et al., 2015) 采用了信号的 WDC 和 WDCDIF 特征来诊断设备是否发生故障, 而在线数据的偏差产生的大部分原因就在于传感器设备故障, 因此 WDC 和 WDCDIF 能够通过识别设备故障来反映在线数据是否可能发生了偏差。WDC 和 WDCDIF 的具体计算过程如下: 利用小波分解将在线数据序列分解为若干层并提取各层的小波系数, 各层小波系数的平方和的加总为 WDC, 各层 WDC 的差值为 WDCDIF。③本章只采用了以上四个能体现在线数据状态变化的特征, 而没有用更多的特征, 主要原因在于特征数量过多会影响到模型的性能。

2.3.4 回报值

本章的直接目的并非异常检测, 而是通过离线数据采集获得低成本、高质量的融合数据。一种经济、高效的离线数据采集方法不仅可以采集高价值的离线数据, 而且不会产生较多数据采集成本。因此, 在 DFO^2 模型中, 回报值定义为扣除离线采集成本后离线数据采集决策带来的收益。

在线数据和离线数据之间的误差调整幅度可以用来评估离线采集带来的收益。当前采集的离线数据对在线数据的误差调整幅度越大, 当前离线数据采集的收益越高。为简洁起见, 将离线数据采集决策在调整在线数据误差方面的收益用

benefit_A$_t$ 表示。

除了在线数据误差的调整幅度以外，另一个可用于评估当前离线数据采集是否必要的依据是在该离线数据采集之后观察到的在线数据点的情况。如果决定不进行离线数据采集，并且下一时刻生成的在线数据显示其趋势与现有离线数据一致，则在线数据和离线数据之间的误差是较为稳定的，那么此时不进行离线数据采集的决定是合理的。为了区分，将离线数据采集决策在该方面的收益用 benefit_B$_t$ 表示。

以图 2-2 为例来展示 benefit_A$_t$ 与 benefit_B$_t$ 的计算过程。在图 2-2 中，Y 轴表示一个健康监测指标 m ，分别由一个在线通道和一个离线通道测量。X 轴表示时间，其中 t 表示当前时间，l 表示最近一次离线数据采集时间，b 表示在 l 之前的最近一次的离线数据采集时间。在某一轮决策 $[t, t+1]$ 中，如果决策者决定此时进行离线数据采集（图 2-2（a）），则可以获得离线数据 off$_t$ 来计算 benefit_A$_t$ ；如果决策者决定此时不进行离线数据采集（图 2-2（b）），则决策者不能获得离线数据 off$_t$ ，benefit_A$_t$ 为 0。做出该决策后，决策者将观察到一个新的在线数据点 on$_{t+1}$ ，该数据点可以提供有关在线数据趋势的有用信息，并用于计算 benefit_B$_t$ 。benefit_A$_t$ 和 benefit_B$_t$ 都计算完成后，此决策轮次 $[t, t+1]$ 结束。

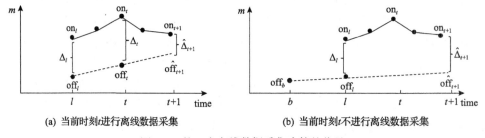

(a) 当前时刻 t 进行离线数据采集　　　　(b) 当前时刻 t 不进行离线数据采集

图 2-2　某一次离线数据采集决策的收益

选择 t 时刻进行离线数据采集时， benefit_A$_t$ 和 benefit_B$_t$ 的具体计算步骤如图 2-2（a）所示。Δ_t 表示进行离线数据采集时在线数据与离线数据之间的误差，Δ_l 表示上一次进行离线数据采集时在线数据与离线数据之间的误差。因此，$|\Delta_t - \Delta_l|$ 表示在线数据和离线数据之间误差的调整幅度，即在时间 t 进行离线数据采集的 benefit_A$_t$ 。$\hat{\Delta}_{t+1}$ 表示下一时刻在线数据和离线数据之间的误差估计值，$|\hat{\Delta}_{t+1} - \Delta_l|$ 表示下一时刻在线数据和离线数据的误差相对于上一次进行离线数据采集时在线数据与离线数据之间的误差的调整幅度，在时间 t 进行离线数据采集的 benefit_B$_t$ ，因为 $|\hat{\Delta}_{t+1} - \Delta_l|$ 的值越低，在线数据和离线数据的误差变化越小，在时间 t 进行离线数据的决策就越不必要。$\hat{\Delta}_{t+1}$ 使用估计值的原因是，在下一轮决策 $[t+1, t+2]$ 开始之前，下一轮的离线数据点 off$_{t+1}$ 是未知的，但可以使用历史离线数据的采集值

来估计。图 2-2(a) 中 off_l、off_t 和 $\hat{\text{off}}_{t+1}$ 的虚线连接表示 $\hat{\text{off}}_{t+1}$ 通过外推法估计。外推法是根据数据中观察到的总体趋势来估计变量。外推法假设离线数据的趋势在下一个时间点上继续保持。在本问题中，估计目标 $\hat{\text{off}}_{t+1}$ 和可利用的观测值 off_l 之间的时间距离较小，满足外推法的基本假设。外推法有多种趋势估计方法，为了简化模型，本章选择最简单的线性趋势外推法。

选择 t 时刻不进行离线数据采集时，计算 benefit_A_t 和 benefit_B_t 的步骤如图 2-2(b) 所示。由于不进行离线数据采集，无法对当前在线数据与离线数据的误差进行调整，因此 benefit_A_t 为 0。对于 benefit_B_t ($|\hat{\Delta}_{t+1} - \Delta_l|$)，由于 t 时刻不进行离线数据采集，图 2-2(b) 中的 off_t 不能被记录，因此下一时刻的离线数据值 $\hat{\text{off}}_{t+1}$ 通过上一次采集的离线数据值 off_l 与再上一次采集的离线数据值 off_b 估计得到。

benefit_A_t ($|\Delta_t - \Delta_l|$) 和 benefit_B_t ($|\hat{\Delta}_{t+1} - \Delta_l|$) 之和为总收益。定义 t 时刻离线数据采集决策 a 带来的总收益为 $r_{t,a}$，其计算过程如式 (2-3) 所示：

$$r_{t,a} = \begin{cases} |\Delta_t - \Delta_l| + |\hat{\Delta}_{t+1} - \Delta_l|, & a=1 \\ |\hat{\Delta}_{t+1} - \Delta_l|, & a=0 \end{cases} \tag{2-3}$$

$$|\Delta_t - \Delta_l| = \left|(\text{off}_t - \text{on}_t) - (\text{off}_l - \text{on}_l)\right|$$

$$|\hat{\Delta}_{t+1} - \Delta_l| = \left|(\hat{\text{off}}_{t+1} - \text{on}_{t+1}) - (\text{off}_l - \text{on}_l)\right|$$

关于式 (2-3) 有几点说明：① benefit_B_t 的计算是在观察到下一个在线数据 on_{t+1} 后但尚未做出下一个离线数据采集决定时进行的。因为 on_{t+1} 和 off_{t+1} 之间存在很小的时间差，on_{t+1} 在做出下一个离线数据采集决定 a_{t+1} 之前发生，而 off_{t+1} 在做出下一个离线数据采集决定 a_{t+1} 后生成。因此，在式 (2-3) 计算 t 时刻决策带来的总收益的过程中，on_{t+1} 为已知，但 off_{t+1} 为未知。② 除了 $\hat{\text{off}}_{t+1}$ 采用估计值之外，在式 (2-3) 中其他变量都是确定的值，因此计算得到的总收益值的方差不会过大。

除了离线数据采集的总收益外，离线数据采集的成本也包含在回报值中。定义每一次离线数据采集导致的离线数据采集成本为 C。当不进行离线数据采集时，离线数据采集成本为 0。

最终回报值 $u_{t,a}$ 定义为总收益 $r_{t,a}$ 减去采集成本 C。由于收益和成本的单位不同，这两项不能直接相减。需要将总收益 $r_{t,a}$ 乘以其经济价值 WTP (willingness to pay)，将其单位转换为与成本 C 相同的单位后再相减，如式 (2-4) 所示：

$$u_{t,a} = r_{t,a} \times \text{WTP} - C \tag{2-4}$$

式中，WTP 表示个人愿意为某种商品或服务支付的最高价格，是成本效益分析中的常用参数 (Negoescu et al., 2018)，WTP 的含义是决策者愿意为减少一单位融合数据的误差而支付的单位成本。WTP 和 C 的值可以根据应用场景来设置。

2.3.5 自适应非线性估计方法

Contextual bandit 模型中假设决策的回报与当时的环境状态相关，从而可以利用环境状态来估计决策的回报值。该假设在 DFO^2 模型中仍然成立，因为采集离线数据获得的回报与当时在线数据的特征直接相关。当在线数据的偏差不稳定时，进行离线数据采集可以产生高回报。相比之下，当在线数据与离线数据一致或在线数据误差稳定时，进行大量离线数据的采集将导致资源浪费。一般 Contextual bandit 模型假设回报值与环境状态线性相关，即 $E[u_{t,a} \mid x_{t,a}] = x_{t,a}^T \theta_a$。然而，$DFO^2$ 模型中回报方程的结构较为复杂，回报值与环境状态线性相关的假设可能并不适用。

为了解决以上问题，本章提出了一种自适应的非线性参数估计方法来估计 DFO^2 模型中回报值与环境状态的相关关系。与参数非线性模型通过预设一个固定的参数模型来描述协变量与因变量之间直接的非线性关系不同，该方法通过假设新样本比旧样本更重要来描述离线数据采集回报值与在线数据状态之间的非线性关系，即 $E[u_{t,a} \mid x_{t,a}] = x_{t,a}^T \theta_{t,a}$，其中 $\theta_{t,a}$ 随时间动态变化。图 2-3 的示例展示了线性估计方法、参数非线性估计方法和自适应非线性估计方法之间的差异。与线性估计方法以及预设参数的参数非线性估计方法相比，自适应非线性估计方法在估计过程中通过给予附近的样本更大的权重来得到动态的参数估计值，因而在非线性关系拟合方面具有更好的性能。

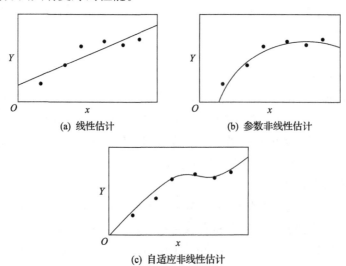

图 2-3　线性估计、参数非线性估计与自适应非线性估计之间的差异

自适应非线性估计方法的第一步是定义样本的时间衰减权重，以 ω_t 表示，使

用指数衰减函数来计算,如式(2-5)所示。与线性衰减函数相比,指数衰减函数中样本权重随时间距离的衰减速度由快变慢,可以适用于非线性的时间衰减问题,如慢性病患者的健康状态退化过程、传感器等设备的受损与老化过程等。

$$\omega_t = \exp(-\Delta t / 2k_t^2) \tag{2-5}$$

式中,Δt 表示历史样本和邻近样本之间的时间距离,Δt 越长,历史样本的权重 ω_t 越小;k_t 表示时间衰减参数,通过减少 k_t,ω_t 关于 Δt 的衰减函数曲线变陡,邻近样本相比历史样本之间的权重差将会增加,如图 2-4 所示。

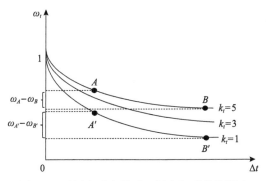

图 2-4   时间衰减参数对于样本权重差的影响

自适应非线性估计方法的第二步是调整时间衰减参数 k_t。如果估计的回报值 $\hat{u}_{t,a}$ 和实际回报 $u_{t,a}$ 之间存在较大差距,则增加时间衰减参数 k_t,以利用更多的样本来进行估计。相反,如果估计的回报值 $\hat{u}_{t,a}$ 和实际回报 $u_{t,a}$ 之间的差距相对较小,则减小时间衰减参数 k_t,以利用临近样本进行估计。如下所示:

$$k_t = \begin{cases} k_0 + \tau(1 - \exp(-|\hat{u}_{t,a} - u_{t,a}|)), & |\hat{u}_{t,a} - u_{t,a}| \geqslant e \\ k_0 - \tau(1 - \exp(-|\hat{u}_{t,a} - u_{t,a}|)), & |\hat{u}_{t,a} - u_{t,a}| < e \end{cases} \tag{2-6}$$

式中,k_0 表示时间衰减参数的初始值,e 决定 k_0 的调整方向,τ 决定 k_0 的调整程度。为避免在 $|\hat{u}_{t,a} - u_{t,a}|$ 的值较高的情况下时间衰减参数 k_t 过度增大,使用式(2-6)中的 $y = 1 - \exp(-x)$ 函数将 $|\hat{u}_{t,a} - u_{t,a}|$ 的范围从 $[0, +\infty)$ 缩小至 $[0,1)$,以便在控制范围 $[k_0, k_0 \pm \tau)$ 内调整时间衰减参数 k_t。

为了防止过拟合,采用岭回归的方法求解 $E[u_{t,a} | x_{t,a}] = x_{t,a}^{\mathrm{T}} \theta_{t,a}$ 中的系数 $\theta_{t,a}$,引入正则化因子 λ,总损失函数可表示为

$$\mathrm{loss}_{t,a} = \sum_t \omega_t (u_{t,a} - x_{t,a}^{\mathrm{T}} \theta_{t,a})^2 + \lambda \left\| \theta_{t,a} \right\|^2 \tag{2-7}$$

式中，x_t 表示在线数据的状态，而 $x_{t,a}$ 特指做出离线数据采集决策 a 时的在线数据的状态，使用 $x_{t,a}$ 而不是 x_t 的原因是 Contextual bandit 模型中各臂 a 的系数 $\theta_{t,a}$ 是通过选择该臂时的历史环境状态和得到的历史回报值来估计的。令 $D_{t,a}$ 为选择了臂 a 时的历史环境状态 $x_{t,a}$ 组成的矩阵，$Q_{t,a}$ 为选择了臂 a 时的回报值 $u_{t,a}$ 组成的向量，即 $D_{t,a} = [x_{1,a}, \ x_{2,a}, \ \cdots, \ x_{t-1,a}]^{\mathrm{T}}$，$Q_{t,a} = [u_{1,a}, \ u_{2,a}, \ \cdots, \ u_{t-1,a}]^{\mathrm{T}}$。令 W_t 表示时间衰减参数 ω_t 组成的对角矩阵，则总损失函数可用向量和矩阵表示为

$$
\begin{aligned}
\mathrm{loss}_{t,a} &= \sum_t \omega_t (u_{t,a} - x_{t,a}^{\mathrm{T}} \theta_{t,a})^2 + \lambda \|\theta_{t,a}\|^2 \\
&= (Q_{t,a} - D_{t,a}\theta_{t,a})^{\mathrm{T}} W_t (Q_{t,a} - D_{t,a}\theta_{t,a}) + \lambda \|\theta_{t,a}\|^2 \\
&= Q_{t,a}^{\mathrm{T}} W_t Q_{t,a} + D_{t,a}^{\mathrm{T}} \theta_{t,a}^{\mathrm{T}} W_t \theta_{t,a} D_{t,a} - D_{t,a}^{\mathrm{T}} \theta_{t,a}^{\mathrm{T}} W_t Q_{t,a} \\
&\quad - Q_{t,a}^{\mathrm{T}} W_t D_{t,a}\theta_{t,a} + \lambda \|\theta_{t,a}\|^2
\end{aligned}
\tag{2-8}
$$

总损失函数对 $\theta_{t,a}$ 求导得

$$
\begin{aligned}
\nabla_{\theta_{t,a}} \mathrm{loss}_{t,a} &= 2D_{t,a}^{\mathrm{T}} W_t D_{t,a}\theta_{t,a} - 2D_{t,a}^{\mathrm{T}} W_t Q_a + 2\lambda\theta_{t,a} \\
&= 2((D_{t,a}^{\mathrm{T}} W_t D_{t,a} + \lambda I)\theta_{t,a} - D_{t,a}^{\mathrm{T}} W_t Q_{t,a})
\end{aligned}
\tag{2-9}
$$

式中，I 是单位矩阵。令 $\nabla_{\theta_{t,a}} \mathrm{loss}_{t,a} = 0$，$\lambda = 1$，解得 $\theta_{t,a}$ 的估计值为

$$
\hat{\theta}_{t,a} = (D_{t,a}^{\mathrm{T}} W_t D_{t,a} + I)^{-1} D_{t,a}^{\mathrm{T}} W_t Q_{t,a}
\tag{2-10}
$$

令 $A_{t,a} = D_{t,a}^{\mathrm{T}} W_t D_{t,a} + I$，则式 (2-10) 可以简化为

$$
\hat{\theta}_{t,a} = A_{t,a}^{-1} D_{t,a}^{\mathrm{T}} W_t Q_{t,a}
\tag{2-11}
$$

$\hat{\theta}_{t,a}$ 的更新是通过将每一次决策时的环境状态 $x_{t,a}$ 以及获得的实际回报值 $u_{t,a}$ 加入到历史环境状态矩阵 $D_{t,a} = [x_{1,a}, \ x_{2,a}, \ \cdots, \ x_{t-1,a}]^{\mathrm{T}}$ 和历史回报值向量 $Q_{t,a} = [u_{1,a}, \ u_{2,a}, \ \cdots, \ u_{t-1,a}]^{\mathrm{T}}$ 实现的。$D_{t,a}$，$Q_{t,a}$ 和 W_t 用于估计某一决策 a 在时刻 t 的期望回报值，因此时间下标设置为 t。然而，$D_{t,a}$，$Q_{t,a}$ 和 W_t 的长度是 $t-1$ 而不是 t，因为 $D_{t,a}$，$Q_{t,a}$ 和 W_t 是决策点 t 之前的历史环境状态、回报值以及权重的集合。

2.3.6　理论分析

为了分析该自适应非线性估计方法的收敛性，结合式 (2-11)，计算期望回报值 $E(u_{t,a} \mid x_{t,a}) = x_{t,a}^{\mathrm{T}} \theta_{t,a}$ 与其估计值 $x_{t,a}^{\mathrm{T}} \hat{\theta}_{t,a}$ 的差值如下：

$$
\begin{aligned}
x_{t,a}^{\mathrm{T}}\hat{\theta}_{t,a} - E(u_{t,a}\mid x_{t,a}) &= x_{t,a}^{\mathrm{T}}\hat{\theta}_{t,a} - x_{t,a}^{\mathrm{T}}\theta_{t,a}\\
&= x_{t,a}^{\mathrm{T}}A_{t,a}^{-1}D_{t,a}^{\mathrm{T}}W_t Q_{t,a} - x_{t,a}^{\mathrm{T}}A_{t,a}^{-1}A_{t,a}\theta_{t,a}\\
&= x_{t,a}^{\mathrm{T}}A_{t,a}^{-1}D_{t,a}^{\mathrm{T}}W_t Q_{t,a} - x_{t,a}^{\mathrm{T}}A_{t,a}^{-1}(D_{t,a}^{\mathrm{T}}W_t D_{t,a}+I)\theta_{t,a}\\
&= x_{t,a}^{\mathrm{T}}A_{t,a}^{-1}D_{t,a}^{\mathrm{T}}W_t(Q_{t,a}-D_{t,a}\theta_{t,a}) - x_{t,a}^{\mathrm{T}}A_{t,a}^{-1}\theta_{t,a}
\end{aligned}
\tag{2-12}
$$

在式(2-12)上应用绝对值不等式以及 McDiarmid 不等公式(Habib et al.，1988)可以推出以下命题。

命题 1：对于任意一个离线数据采集的回报值 $u_{t,a}$ 且满足 $E(u_{t,a})=x_{t,a}^{\mathrm{T}}\theta_{t,a}$，其期望回报值 $E(u_{t,a}\mid x_{t,a})$ 与其估计值 $x_{t,a}^{\mathrm{T}}\hat{\theta}_{t,a}$ 的差值以 $1-\eta$ 的概率小于等于 $(1+\varepsilon)\sqrt{x_{t,a}^{\mathrm{T}}A_{t,a}^{-1}x_{t,a}}$，即

$$
\left| x_{t,a}^{\mathrm{T}}\hat{\theta}_{t,a} - E(u_{t,a}\mid x_{t,a}) \right| \leqslant (1+\varepsilon)\sqrt{x_{t,a}^{\mathrm{T}}A_{t,a}^{-1}x_{t,a}}
\tag{2-13}
$$

其中，$A_{t,a}=D_{t,a}^{\mathrm{T}}W_t D_{t,a}+I$，$D_{t,a}=[x_{1,a},\ x_{2,a},\ \cdots,\ x_{t-1,a}]^{\mathrm{T}}$，$W_t=[\omega_1,\ \omega_2,\ \cdots,\ \omega_{t-1}]^{\mathrm{T}}$，$\varepsilon=\sqrt{\ln(2/\eta)/2}$，$\eta$ 为常数。

证明：略。

根据式(2-13)可得，期望回报值 $E(u_{t,a}\mid x_{t,a})$ 的估计值的标准差为 $\sqrt{x_{t,a}^{\mathrm{T}}A_{t,a}^{-1}x_{t,a}}$，则期望回报值 $E(u_{t,a}\mid x_{t,a})$ 的置信上界可以表示为 $x_{t,a}^{\mathrm{T}}\hat{\theta}_{t,a}+\alpha\sqrt{x_{t,a}^{\mathrm{T}}A_{t,a}^{-1}x_{t,a}}$，其中 α 控制置信区间的长度。每一轮决策中，DFO^2 将选择期望回报值置信上界最大的选项，即

$$
a_t = \arg\max_{a\in\{0,1\}} x_{t,a}^{\mathrm{T}}\hat{\theta}_{t,a}+\alpha\sqrt{x_{t,a}^{\mathrm{T}}A_{t,a}^{-1}x_{t,a}}
\tag{2-14}
$$

式中，α 调节探索–利用平衡问题，当 α 较大时，被选次数少、不确定因素高的选项更可能被 DFO^2 选择；当 α 较小时，确定性高，期望回报值更高的选项更可能被 DFO^2 选择。

2.4 双渠道心率数据采集实验

心血管病是慢性病患者的主要死亡病因之一。对心血管病患者进行持续的心率监测具有重要意义。以智能手环为代表的心率监测设备是常见的家庭医疗设备之一。本章在智能手环采集的在线数据与专业医疗设备采集的离线数据上进行了

数值实验，将 DFO² 模型与三种基本的数据采集方法和四种 bandit 模型进行了数据采集结果对比，验证了 DFO² 模型的优越性。

2.4.1 数据集

本章选用了 2015 年 IEEE Signal Processing Cup 竞赛中使用的心率数据集 (Zhang et al.，2015)进行实验。该心率数据集是从 18～35 岁的亚洲男性身上采集，由一个渠道的心电图(electrocardiogram，ECG)信号、两个渠道的光学体积描记 (photoplethysmography，PPG)信号和三个渠道的运动加速度信号构成。本实验主要用到了其中的 ECG 信号和 PPG 信号。ECG 信号是利用心电电极从测试者胸部采集，也是专业医疗人员检测心率的测取方法。PPG 信号是通过测试者手腕处的脉搏血氧仪采集，是智能手环测取心率的一般方法，主要原理是通过计算固定时间窗内 PPG 信号频谱中的波峰个数来计算心率。根据采集方式的不同，本实验将 PPG 信号(智能手环)得出的心率作为在线数据，将 ECG 信号(心电电极)得出的心率作为离线数据。实验数据集中的运动加速度是指通过实验人员进行跑步等运动来模拟日常生活中心率突然加速的状态，以评估在不同状态下心率测量的准确度。

2.4.2 对比方法与评价指标

DFO² 为基于 bandit 模型框架的数据采集方法,因此本实验中主要选取了几种基本的数据采集方法以及 bandit 模型来与 DFO² 对比。

对比的数据采集方法有以下几种。

(1)固定间隔法。实验中，将其作为基准方法，即在每个决策轮次都选择进行一次离线数据采集，该数据采集方法将得到完整的离线数据。

(2)方差阈值法。当在线数据的方差超过阈值时进行离线数据采集；未超过阈值则不需要进行离线数据采集(本实验中方差阈值设为 0.1)。

(3)简单反应法(Carbone，2004)。该方法原理与控制图类似，每隔一个固定时段进行离线数据采集，若该次采集获得的离线数据与在线数据的误差未超过阈值(本实验中误差阈值设为 20)，则认为误差较小，可以延长下一次离线数据采集间隔；若超过了阈值则认为存在误差，需要保持原离线数据采集间隔。

对比的 bandit 模型有以下几种。

(1)epsilon greedy(Sutton and Barto，1998)。该模型首先设置一个(0，1)区间较小的数作为概率阈值(本实验中概率阈值设为 0.2)，而后生成一个(0，1)区间的随机数，当该随机数小于概率阈值时，执行探索策略，即从所有选项中随机选一个；当该随机数大于概率阈值时，执行利用策略，即选择平均回报值最大的选项。

(2)EXP3(Sutton and Barto，1998)。该模型通过计算每个选项带来的平均回报值的 softmax 函数值作为概率来进行选择。

（3）置信区间上界（upper confidence bound，UCB）模型（Auer et al.，2002）。该模型计算每个选项的平均回报值的置信上界，每次选择平均回报值置信上界最高的选项。

（4）linucb（Li et al.，2010）。该模型将每一次环境状态、选择的选项和该选项的回报值记录下来，当出现新的环境状态时，计算每个选项在该状态下的期望回报值置信上界，选择期望回报值置信上界最大的选项。

使用以上 bandit 模型进行对比实验时，为了解决冷启动问题和减少探索过程的随机性对比较结果的影响，对每个模型都进行了相同的初始化操作，即前两次决策时对每一个可选的选项各试一遍，第三次及以后的决策则由模型决定。此外，为了保证公平比较，在以上对比实验中 UCB、linucb 与 DFO^2 模型的探索–利用平衡系数 α 均设置为 1。

在效果评价上，主要采用了四个指标来对以上方法的优劣进行评判。

（1）离线数据采集次数。离线数据采集次数代表着离线数据采集的总成本。离线数据采集次数越高，离线数据采集的总成本越大。

（2）融合数据误差。融合数据误差用于评价最终总效益。将离线数据采集得到的离散序列与在线监测得到的连续数据通过现有的离散数据与连续数据的融合方法进行融合，计算最终得到的融合数据与真实数据的均方根误差。本实验中以完整的离线数据作为真实数据。

（3）成本效益值。成本效益值是一个综合考虑某方法下所降低的成本与所降低的效益的综合性指标（Nelson et al.，2009）。以固定间隔法为基准，其他采集方法的成本效益值为节省的离线数据采集次数与增加的融合数据误差之比：

$$\text{成本效益值} = \frac{\text{该方法相比于固定间隔法所节省的离线采集次数}}{\text{该方法相比于固定间隔法所增加的融合数据误差}} \tag{2-15}$$

（4）Cumulative Regret。Regret 定义为最优选项获得的最大回报值 $u_{t,a*}$ 与 DFO^2 所选择的选项获得的实际回报值 $u_{t,a}$ 之间的差值（Auer et al.，2002），Cumulative Regret 定义为 n 轮决策后每一轮的 Regret 的累加值，即

$$R_n = \sum_{t=1}^{n} (u_{t,a*} - u_{t,a}) \tag{2-16}$$

除了不同的数据采集方法以外，选用不同的数据融合方法也会对融合数据的误差产生影响。为了降低评估过程中数据融合方法的选择对融合数据误差产生的影响，本实验对各数据采集方法得到的离线数据分别采用三种方法与在线数据融合，得到三种融合结果，取其中具有最小融合数据误差的结果。采用的融合方法如下。

（1）插值误差法（Lin and Wang，2011）。该方法分为以下步骤：首先，计算每个离线数据点和其对应的在线数据点的误差，形成与离线数据频率一致的误差序列；其次，对误差序列进行插值，使其和在线数据频率一致；最后，将在线数据序列加上插值后的误差序列，即得到了最终的融合数据序列。

（2）加权误差法（Xie and Xiong，2011）。该方法分为以下步骤：首先，计算待填补点与其他已有离线数据的相关性，以两个点之间的时间距离作为相关性的度量；其次，按照相关性的大小计算分配到的该时间点对于待填补点的权重；最后，将每一组在线数据与离线数据的误差值乘以该时间点对于待填补点的权重，即得到修正后填补点的误差值，再与填补点的在线数据值相加，即得到融合数据。

（3）分层贝叶斯法（Jin et al.，2014）。该方法分为以下步骤：首先，根据在线数据与离线数据建立分层贝叶斯模型；其次，用最大期望算法对分层贝叶斯模型进行估计得到超参数；最后，利用得到的超参数得到缺失数据的估计值，补入离线数据中，从而得到融合数据。

2.4.3　实验过程与实验结果

DFO^2 的主要输入参数为时间衰减相关参数 k_0、e 和 τ。本实验使用了参数搜索方法来搜索 k_0、e 和 τ 的最优参数组合。参数搜索是一种常用的方法，该方法遍历给定范围内参数集中每个参数的可能值，以找到能输出最佳实验结果的最优参数组合。通过参数搜索法得到的时间衰减相关参数最优组合为 $k_0 = 5$，$\tau = 0.1$，$e = 10$。除了以上参数外，融合数据的经济价值与采集成本之比设为 WTP：$C =$ 1:10，该参数可根据决策者偏好设置，该参数的变化对数据采集结果的影响将在 2.4.4 节具体分析。

为了排除随机性的影响，所有对比的数据采集方法都进行了三次重复随机实验。在每次随机实验中，将均值为 0、方差为 1 的高斯随机噪声添加到在线数据中，以模拟真实环境中在线数据的不确定性。在完成重复实验后，将重复实验得到的各采集方法的平均离线数据采集次数和融合数据的平均误差作为最终输出。

实验结果如表 2-1 所示，DFO^2 的离线数据采集结果具有最高的成本效益值（4.216），体现了 DFO^2 同时考虑离线数据采集成本与融合数据准确度两方面的目标的优势。具体来看，相比于简单反应法、EXP3、epsilon greedy，DFO^2 能在降低离线数据采集总成本的同时提高融合数据的准确度。相比于现有的 Contextual bandit 模型 linucb，DFO^2 能在融合数据准确度基本不受影响（变化率仅为 0.15%）的前提下将离线数据采集成本缩减 11.86%。相比于方差阈值法，DFO^2 的融合数据准确度虽然有一定增长（13.55%），但是离线数据采集成本缩减了 14.75%。若决策者更看重缩减数据采集成本带来的直接经济效益，而对融合数据准确度的要求是增长率在一定范围内（例如，15%），则适合采用 DFO^2 方法。

表 2-1 各数据采集方法的成本效益值对比结果

方法	离线数据采集次数*	融合数据误差	成本效益值 （以固定间隔法为基准计算）
固定间隔法	78	0	/
方差阈值法	61	5.430	3.131
简单反应法	69	6.187	1.455
epsilon greedy	56.333	14.041	1.543
EXP3	53.333	16.560	1.490
UCB	43.333	16.788	2.065
linucb	59	6.157	3.086
DFO^2	52	6.166	4.216

*表示本实验结果为多次重复实验的平均结果，因此采集次数的值为小数

在使用 Cumulative Regret 评估各 bandit 模型的效果时，由于医疗数据集的长度有限，在数据集长度有限的情况下无法对依赖于渐近收敛的 bandit 模型进行公平比较。为了解决该问题，本实验将原始数据集通过循环反复并添加随机噪声的方法（Huang and Lin，2016），将数据集长度扩展到 10 000。图 2-5 显示了 DFO^{2}与其他方法在 $n=10\,000$ 时的 Cumulative Regret 对比结果。DFO^2 的 Cumulative Regret 在所有方法中为最小值，其次为 linucb。这两种方法的 Cumulative Regret 的增加速度逐渐变小，趋于收敛，而其他方法的 Cumulative Regret 仍在随时间增加，显示了 DFO^2 和 linucb 利用上下文信息进行决策的优势。图中还显示出 DFO^2 的 Cumulative Regret 增长速度低于 linucb，验证了 DFO^2 通过对新旧样本设置时间衰减权重，可以利用邻近样本加快收敛的优势。

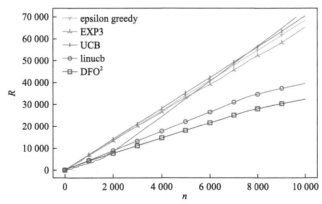

图 2-5 DFO^2 与其他方法的 Cumulative Regret 对比结果

2.4.4 实验参数对数据采集结果的影响

DFO^{2}下的离线数据采集频率受参数 WTP:C 的影响。参数 WTP:C 的实际意义为决策者认为离线数据的价值与其采集成本之间的比值，设置规则取决于决策者更偏好高准确率还是更偏好于低成本。

当 WTP:C 设置为 1:10 时，DFO^2 在实验数据集上的数据采集结果如图 2-6 所示。图中，实线为在线数据，虚线为离线数据，虚线上的圆点表示离线数据采集时刻。DFO^2 模型根据在线数据的准确度变化而做出是否进行离线数据采集的决策。对该模型下的采样结果进行解读可以发现该模型倾向于在在线数据与离线数据误差不平稳时增加离线数据的采集频率。在 0~20 时段，DFO^2 通过尝试不同的选择来探索学习。在 20~60 时段，当在线数据偏离且离线数据显著增长时，在线数据和离线数据之间的误差为不稳定状态，DFO^2 增加了离线数据采集频率。在 60~72 时段，当在线数据和离线数据的误差保持稳定状态，DFO^2 降低了离线数据采集频率。在 72~78 时段，当在线数据跳跃时，DFO^2 的离线数据采集点变得密集。因此，DFO^2 能通过记录不同在线数据状态下离线采集的回报值进行自适应学习，从而能调整数据采集决策以适应在线数据误差的变化，有效地节约数据采集成本。

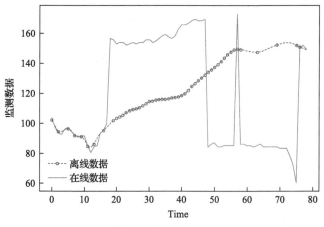

图 2-6　DFO^2 数据采集方法（WTP:C = 1:10）

将 WTP:C 由 1:10 调整为 1:20 或 1:40，而其他参数保持不变。实验结果如图 2-7(a)、图 2-7(b) 所示，总体上看，WTP:C 的值越小，离线数据采集次数越少，因为此时决策者认为缩减离线数据采集成本的目标更重要，因而在获得回报值反馈后会选择缩减离线数据采集次数。缩减离线数据采集次数后，离线数据采集时间将集中到在线数据发生突变的时刻（即图中时间= {20, 50, 60, 78}），此时进行离线数据采集有助于加强在线数据误差变化情况的监测。

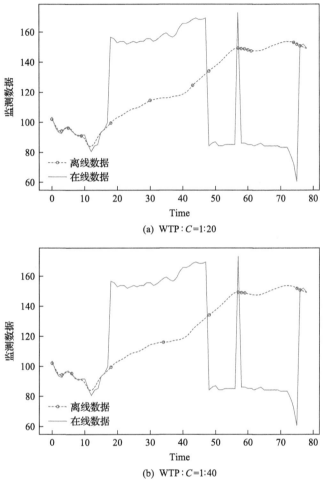

(a) WTP：C=1:20

(b) WTP：C=1:40

图 2-7　WTP：C 对于 DFO² 数据采集方法的影响

综合上述结果可以得到，当决策者更偏向监测数据的高准确率目标时，应输入较大的 WTP：C，来增加离线采集频率，通过更多的离线数据来提高融合数据的准确度；当决策者更偏向降低数据采集成本目标时，应设置较小的 WTP：C，来降低离线采集频率，在有限的离线数据采集次数内，通过在在线数据突变点采集等方式来修正对在线数据的误差。

2.5　本 章 小 结

获取准确的、连续的慢性病患者状态监测数据是慢性病患者健康管理的基础。

本章提出了一种综合利用远程监测数据（在线数据）与入院检查数据（离线数据）的慢性病患者数据动态采集模型 DFO^2。该模型的创新点体现在以下两方面：①与现有的单渠道数据采集方法相比，该模型综合利用了慢性病患者的双渠道数据，能够根据在线数据的状态变化，在特定时刻采集离线数据，并与在线数据进行融合，以形成高准确度、低成本的融合数据。②考虑到在线数据与离线数据的复杂对应关系，该模型采用了一种自适应非线性方法来估计在某一在线数据状态下进行离线数据采集获得的回报值，该方法的特点是根据样本的时间距离和回报值估计误差来调整历史样本的权重，以描述在线数据状态与离线数据采集回报之间的非线性关系。实验结果显示，基于 DFO^2 的数据采集方法能够根据在线数据的状态变化自适应调整离线数据的采集频率。相比于简单反应法等现有的数据采集方法，该方法能在降低离线数据采集总成本的同时提高融合数据的准确度。该模型有效地解决了在多渠道医疗数据融合背景下该如何以经济、有效的方式进行数据采集的问题。

参 考 文 献

陈艳, 石钰, 于智凯, 等. 2020. 不同随访频率对慢性肾脏病患者随访管理效果的影响. 检验医学与临床, 17(1): 13-16.

胡锦锦, 熊飞, 万胜, 等. 2020. 首年门诊随访频率和维持性腹膜透析患者预后的相关性研究. 临床肾脏病杂志, 20(4): 270-276, 286.

李志芳, 段培芬, 刘新太, 等. 2019. 高血压患者的适宜随访时间和频率. 医学研究杂志, 48(6): 71-75.

孟庆明. 2015. 医学图像融合与三维重建研究. 长春: 吉林大学.

王海宇. 2021. 考虑多异常波动的时变参数 EWMA 图多目标优化设计. 系统工程理论与实践, 41(11): 3031-3042.

薛丽. 2020. 可变抽样区间的多变量自相关过程 VAR 控制图. 运筹与管理, 29(12): 1-7.

薛丽, 何桢. 2020. 二项分布下 VSI-EWMA 控制图的经济设计. 系统工程学报, 35(5): 711-720.

于晓青, 曹慧, 魏德健. 2017. 数据融合技术及其在医学领域的应用. 中国医疗设备, 32(3): 99-102.

郑毅, 胡祥培, 尹进. 2019. 基于多任务支持向量机的健康数据融合方法. 系统工程理论与实践, 39(2): 418-428.

周新科, 邬艳艳. 2017. 数据融合方法在医疗案例检索中的应用. 电子科技, 30(3): 45-48.

Auer P, Cesa-Bianchi N, Fischer P. 2002. Finite-time analysis of the multiarmed bandit problem. Machine Learning, 47(2/3): 235-256.

Bastani H, Bayati M. 2020. Online decision making with high-dimensional covariates. Operations

Research, 68 (1) : 276-294.

Carbone P. 2004. Performance of simple response method for the establishment and adjustment of calibration intervals. IEEE Transactions on Instrumentation and Measurement, 53 (3) : 730-735.

Chu W, Li L H, Reyzin L, et al. 2011. Contextual bandits with linear payoff functions. Journal of Machine Learning Research, 15: 208-214.

Gahrooei M R, Paynabar K, Pacella M, et al. 2019. An adaptive fused sampling approach of high-accuracy data in the presence of low-accuracy data. IISE Transactions, 51 (11) : 1251-1264.

Habib M, McDiarmid C, Ramirez-Alfonsin J, et al. 1988. Probabilistic Methods for Algorithmic Discrete Mathematics. Berlin: Springer.

Hillen F, Höfle B, Ehlers M, et al. 2014. Information fusion infrastructure for remote-sensing and in-situ sensor data to model people dynamics. International Journal of Image and Data Fusion, 5 (1) : 54-69.

Hua Z, You Y. 2024. Trading off sampling cost and information accuracy: how to unify online data with offline observations (Working Paper).

Huang K H, Lin H T. 2016. Linear upper confidence bound algorithm for contextual bandit problem with piled rewards//Bailey J, Khan L, Washio T, et al. Advances in Knowledge Discovery and Data Mining. Cham: Springer: 143-155.

Islam Ayon S, Islam M M. 2019. Diabetes prediction: a deep learning approach. International Journal of Information Engineering and Electronic Business, 11 (2) : 21-27.

Jardim F S, Chakraborti S, Epprecht E K. 2019. X̄ chart with estimated parameters: the conditional ARL distribution and new insights. Production and Operations Management, 28 (6) : 1545-1557.

Jin B S, Wu Y H, Miao B Q, et al. 2014. Bayesian spatiotemporal modeling for blending in situ observations with satellite precipitation estimates. Journal of Geophysical Research: Atmospheres, 119 (4) : 1806-1819.

Kampitsis D, Panagiotidou S. 2022. A Bayesian condition-based maintenance and monitoring policy with variable sampling intervals. Reliability Engineering & System Safety, 218: 108159.

Li D, Ding L, Connor S. 2020. When to switch? Index policies for resource scheduling in emergency response. Production and Operations Management, 29 (2) : 241-262.

Li L H, Chu W, Langford J, et al. 2010. A contextual-bandit approach to personalized news article recommendation. Proceedings of the 19th International Conference on World Wide Web, April 26-30, 2010, Raleigh. New York: ACM: 661-670.

Lin A, Wang X L. 2011-06-09. An algorithm for blending multiple satellite precipitation estimates with in situ precipitation measurements in Canada. http://crd-data-donnees-rdc.ec.gc.ca/CDAS/products/EC_data/CanBPv0/ZLin_Wang_2011.pdf.

Liu Y, Chen X, Cheng J, et al. 2017. A medical image fusion method based on convolutional neural networks. 2017 20th International Conference on Information Fusion, July 10-13, 2017, Xi'an. New York: IEEE: 1-7.

Negoescu D M, Bimpikis K, Brandeau M L, et al. 2018. Dynamic learning of patient response types: an application to treating chronic diseases. Management Science, 64(8): 3469-3970.

Nelson A L, Cohen J T, Greenberg D, et al. 2009. Much cheaper, almost as good: decrementally cost-effective medical innovation. Annals of Internal Medicine, 151(9): 662-667.

Nunzi E, Panfilo G, Tavella P, et al. 2005. Stochastic and reactive methods for the determination of optimal calibration intervals. IEEE Transactions on Instrumentation and Measurement, 54(4): 1565-1569.

Ravizza S, Huschto T, Adamov A, et al. 2019. Predicting the early risk of chronic kidney disease in patients with diabetes using real-world data. Nature Medicine, 25: 57-59.

Sutton R S, Barto A G. 1998. Reinforcement Learning: An Introduction. Cambridge: MIT Press.

Tits L, Somers B, Stuckens J, et al. 2013. Integration of in situ measured soil status and remotely sensed hyperspectral data to improve plant production system monitoring: concept, perspectives and limitations. Remote Sensing of Environment, 128: 197-211.

Tsai A C, Luh J J, Lin T T. 2015. A novel STFT-ranking feature of multi-channel EMG for motion pattern recognition. Expert Systems with Applications, 42(7): 3327-3341.

Xie P P, Xiong A Y. 2011-04-15. A conceptual model for constructing high-resolution gauge-satellite merged precipitation analyses. https://agupubs.onlinelibrary.wiley.com/doi/pdfdirect/10.1029/2011JD016118.

Yu H, Hua Z. 2022. Dynamic sampling policy for in-situ and online measurements data fusion in a policy network. IEEE Transactions on Automation Science and Engineering, 19(3): 2016-2029.

Zhang Z, Pi Z, Liu B. 2015. TROIKA: a general framework for heart rate monitoring using wrist-type photoplethysmographic signals during intensive physical exercise. IEEE Transactions on Biomedical Engineering, 62(2): 522-531.

3 不区分患者类别的动态癌症监护策略

本章将重点研究不区分患者类别的动态癌症监护策略优化问题(Zhang et al., 2022),具体地,本章研究不区分患者类别的前列腺癌症动态监护问题。所谓不区分患者类别,是指慢病监护系统中只有一类患者,他们具有特定的年龄、发病率等特征,其筛查策略与其他类别患者的筛查决策无关(第 4 章将研究同一种慢病的患者群体按照个体特征差异分成不同类别时,不同类别患者之间的筛查决策可能存在耦合关系情形)。

许多慢性病都有潜伏期,潜伏期过后才会出现身体症状。这类疾病种类众多,其中就包括心血管疾病和癌症,这两者也是大多数发达国家居民的主要死亡原因。这类慢性疾病应早发现、早治疗,才能有更好的治疗选择和预后效果。以癌症为例,局部肿瘤可以手术切除,然而,如果癌症转移,治疗选择就仅限于化疗或放射治疗,且这两种手段只能延缓疾病的进展。因此,必须尽早确诊疾病的高危阶段。然而,用于检测潜在疾病的诊断测试和程序可能会带给患者疼痛,存在一定的危险且花费较为高昂。因此,早期发现潜在疾病的策略必须平衡早期检测的益处和诊断测试的负效用。

癌症作为一种严重威胁人类生命的疾病,其发病和病情变化具有多周期效应,给癌症筛查和监护带来了挑战。在这个问题中,我们将利用患者的动态监护数据,实时更新对癌症恶化概率的评估,并基于动态数据优化癌症的管理策略,通过个性化的动态监护策略优化实现更精准地管理癌症,提高治疗效果。

前列腺癌症提供了信息较为丰富的慢病检测与管理的测试案例,因为前列腺癌的各个阶段已根据疾病病理学得到明确定义。同时,前列腺癌管理也是一个重要的公共卫生管理问题。它是美国男性最常见的癌症,也是男性癌症相关死亡的第二大原因(USCS, 2018)。以前,所有被诊断为前列腺癌的患者都需通过根治性前列腺切除术或放射来治疗,这已然成为行业规范之一。最近,有证据表明,低危惰性癌症可能并不会从积极治疗中受益(Bill-Axelson et al., 2018)。因此,对于被诊断为低危前列腺癌的男性,目前的治疗手段正在转向使用主动监护。使用监护的目的是最大限度减少惰性癌症男性患者的过度治疗和发病率,同时确保患者病情恶化为高危癌症时能够及时接受治疗。早期研究表明,对于被诊断为低危前列腺癌的患者,主动监护的存活率与立即治疗的存活率相似(Hamdy et al., 2016)。该结论具有重要意义,因为采取积极监护可以延迟或避免通过根治性前列腺切除术与放射治疗进行前列腺癌治疗，而这两种手段会对人体产生严重的副作用，如性功能障碍、失禁及其他对患者健康状况的消极影响（Guenther et al.，2019）。

前列腺癌不能直接观察到身体症状，加上发病的随机性，诊断测试也不完善，可能会对患者造成不利影响，这就需要优化患者监护策略，但这一难题尚未得到完全解决。最近，多项长期临床研究推动建立了低危前列腺癌患者自然史的估计随机模型（Barnett et al.，2018；Inoue et al.，2018）。例如 Barnett 等（2018）枚举了一部分监控策略，提出了优化策略的激励措施。

前列腺癌监护是长期疾病检测问题的特例情况。具体来说，监护期间的前列腺癌只有两种潜在状态，即低危和高危阶段，执行操作为"测试"或"等待"，测试结果是二分的，假阳性结果的概率为零。这一例子也适用于其他疾病情况，在这些情况下，通过决定是否以及何时收集给患者造成成本或负担的信息，可以对风险进行二分。目前，常使用 POMDP 模型（Ayer et al.，2012；Zhang et al.，2012）基于界定每个患者健康状况的一组核心状态上的概率分布生成动态策略，由此产生的策略与目前医疗实践中使用的许多策略结构不一致。相反，据作者所知，专业协会认可的所有策略都规定了预先定义的诊断测试和程序时间表（Lawrentschuk and Klotz，2011）。专业协会给予认可在一定程度上是因为这些策略易于解释，并可以为患者提供合理期望。尽管这些策略易于解释，但它们是一刀切策略，缺乏基于使用患者风险的 POMDP 的政策的个性化。

本章结构如下：3.1 节阐述前列腺癌主动监护的背景，为模型的应用提供了背景；3.2 节为关于优化潜在疾病检测问题的文献综述；3.3 节描述了 POMDP 模型以及该模型的基本属性；3.4 节介绍了一项前列腺癌主动监护病例的研究。

3.1　问 题 背 景

前列腺主动监护的目的是对低风险前列腺癌患者进行监护，以发现（可能）恶化到高风险期的情况，其决策过程由患者与主治医生共同参与，如图 3-1 所示。基于活检、临床分期和前列腺特异性抗原（prostate-specific antigen，PSA）检测提供的病情信息，癌症情况被分为两种级别，并采取不同的主动监护策略。前列腺活检是检测前列腺癌病情恶化的决定性手段，病理学家根据活检结果给出具体的格利森评分（Gleason score，GS）。低于临界评分的患者属于低风险级，高于临界评分的患者归于高风险级。对于处于高风险级别且能接受治疗过程的患者，建议采用根治性前列腺切除术等确定性治疗；对于低风险级别的患者，建议进行主动监护，以推迟或免受治疗。在一些情况下，由于存在副作用的风险，部分老年患者可能无法进行此类治疗。

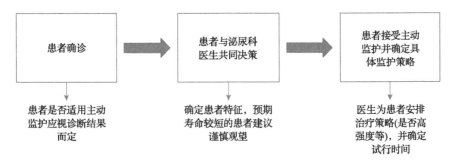

图 3-1　患者与主治医生共同决策的过程

　　早期前列腺癌症患者主动监护图解(图 3-2)展示了一个动态的决策体系,包括从低风险前列腺癌恶化到高风险前列腺癌、检测出高风险前列腺癌后采取的治疗以及从治疗后前列腺癌或潜伏期高风险前列腺癌发展为转移性前列腺癌,而转移性前列腺癌致死率较高。同时,处于前列腺癌任一阶段的患者也可能死于其他疾病,即其他原因死亡。其他原因死亡的概率会随患者的年龄而变化,也会受慢性疾病(如糖尿病以及其他可能存在的癌症)的影响。低风险和高风险的前列腺癌都存在潜伏期,但可通过活检发现。前列腺穿刺活检需要将细针插入患者的前列腺,提取组织样本,然后由病理学家检测并给出格利森评分。格利森评分的分值为6～10,一般情况下,得分低于 7 的患者适用于主动监护,得分在 7 及以上的患者建议进行根治性前列腺切除术或放射治疗。一项大型队列研究(Barnett et al.,2018)估计,活检的真阴性率(也称特异度)接近 100%,而真阳性率(也称灵敏度)仅为61%。尽管活检特异度近乎完美,是检测前列腺癌的金标准,但却给患者造成了

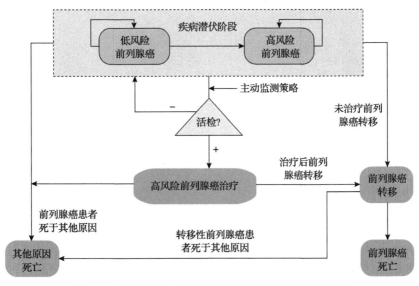

图 3-2　疾病恶化与前列腺癌主动监护的决策制定图解

痛苦和焦虑。许多患者表示，难以坚持主动监护的一大原因就是害怕做活检(Kinsella et al.，2018)，可见活检频率在主动监护的有效执行中是很重要的考量因素。另外，高风险阶段检测上的延迟也是重要的考量因素，与尽量减少使用活检的目标相悖。

PSA 检测是前列腺癌中常用的生物标志物测试，是一项血液检测，如果测出高水平的前列腺特异性抗原含量或显现出增加趋势，即视为前列腺癌发生了恶化。尽管 PSA 检测的灵敏度和特异度不佳(Ankerst and Thompson，2006)，但仍被视为标准检测流程之一，且其结果经常会导致额外的活检(Bokhorst et al.，2015)。这样的活检并不在事先安排之内，因此被称为计划外活检。

在问题建模和案例研究中，本章致力于优化设计活检的安排，因为这是主动监护过程中的关键步骤。目前较知名的公开策略(表 3-1)包括约翰斯·霍普金斯策略(Carter et al.，2007)、加州大学旧金山分校策略(Dall'Era et al.，2008)，以及多伦多大学策略(van den Bergh et al.，2007)。然而这些指导性的策略差异较大，难以界定最佳方案。此外，所有这些都是一刀切的策略，而由于存在多种类型的患者，最理想的方案应该能根据不同患者的情况调整强度。

表 3-1　目前已公开的基于前列腺癌主动监护机构研究的知名策略

现有策略	监护计划
约翰斯·霍普金斯策略	每年进行活检
加州大学旧金山分校策略	确诊一年后活检，此后每两年进行一次
多伦多大学策略	确诊一年后活检，此后每三年进行一次

3.2　相关文献综述

前列腺癌主动监护目的是检测潜伏病情，需要就诊断检测的安排进行一系列决策，既要能尽早测出潜伏的癌症恶化(本书研究中即高风险前列腺癌)，又要平衡这一目标，避免无效的检测。由于高风险前列腺癌存在转移风险，患者常需要进行频繁的检测，但检测导致的流血疼痛、感染风险和较高的费用又给检测造成了阻碍。在本部分中，本章将对于有关潜在疾病检测和解决方案的文献进行综述。

3.2.1　疾病检测方法设计

针对潜在疾病检测问题的研究主要集中在慢性疾病监护和传染病控制领域(de Vries et al.，2021；Kamalzadeh et al.，2021；Nenova and Shang，2022；Tunç et al.，2022)。本章提供部分代表性案例，展示这一领域的主要研究情况，Brandeau 等(1993)研究了传染病控制问题，分析了在生育年龄女性中开展人类免疫缺陷病

毒(human immunodeficiency virus，HIV)筛查的成本和益处。作者们建立了一个
HIV 传染病的动态隔室模型，反映了疾病随时间的传播和恶化。Helm 等(2015)
研究了慢性疾病监护问题，以预测和控制青光眼的恶化。作者们基于卡尔曼滤波
建立了一个多元状态空间模型，以预估疾病恶化的可能性，继而决定下一次检测
的时间。Bertsimas 等(2018)建立了一个分析框架，用于找到适用于多种潜在疾病
恶化模型的决策方法，并将这些模型应用于前列腺癌筛查问题。

上述研究在部分方面很相似。第一，都存在许多潜伏状态的疾病，且其中至
少一种需要及时治疗；第二，潜在疾病需通过检测发现，且该类检测具有一定的
测量误差；第三，基于前述检测结果做出决策；第四，检测通常价格昂贵或对身
体有一定的损害，因此在检测带来的危害和及时治疗的好处之间存在权衡关系。

3.2.2 基于 POMDP 的建模研究

POMDP 将 MDP 应用到无法直接观察基础疾病状态的情况，表示为一组可能
状态的概率分布(也称为置信状态)，并且根据观测结果随时间更新。

由于序列决策的本质，许多潜在疾病检测应用了 POMDP 模型。Steimle 和
Denton(2015)回顾了已被用于糖尿病、心脏病和癌症等慢性疾病的预防、筛查
和治疗中的 MDP 和 POMDP 模型。就 POMDP 模型在医学领域的应用而言，
Hauskrecht 和 Fraser(2000)建立了一个针对缺血性心脏病的 POMDP 框架，使用了
贝叶斯层级信念网络来描述疾病动态，并利用该领域的规律和特异度来提高
POMDP 模型的计算性能。Vozikis 等(2012)也采用了 POMDP 模型来处理缺血性
心脏病管理问题。该文献使用了启发式方法来减少 POMDP 模型的计算障碍并权
衡求解速度。Ayer 等(2012)使用 POMDP 模型设计了个性化的乳房造影术筛查方
法，基于过去的筛查记录和个人风险因素进行乳腺癌筛查，该模型结合了各年龄
阶段患者难以观察的疾病恶化和各年龄段患者进行乳房造影术的特征。前列腺癌
筛查是许多研究的重点，通过(描述性)模拟模型评估健康人群的 PSA 水平，从而
进行筛查(Mühlberger et al.，2017；Underwood et al.，2012)。从优化角度出发，
Zhang 等(2012)基于患者年龄和置信度建立了第一个提供最优前列腺活检建议的
POMDP 模型，然而，由于他们将疾病检测视为最终目的，并假设只进行一次活
检，因此该模型是一种随机的、部分可观察的最佳时间停止问题，因此不同于可
能在不同时间段进行多次活检的监护设置。Sandkçı 等(2013)为肝移植问题建立了
POMDP 框架，并结合了等待移植名单的信息和患者决策。作者使用了一个模型
来评估在信息不完全的情况下，患者为保护隐私而付出的代价，即预期寿命的损
失。研究结果显示，通常可获得的不完全信息几乎不足以导致显著的代价。此外，
Erenay 等(2014)为优化结肠镜筛查制定了检测结肠癌的 POMDP 模型，考虑了年
龄、性别和其他风险因素。而 Otten 等(2017)则在 Ayer 等(2012)的乳腺癌筛查

POMDP 模型的基础上，根据原发肿瘤分化的差异，拓展了该模型的使用范围，以适应多个风险类别。他们建议对不同风险类别采用不同的筛查策略。

POMDP 模型适用于一般的潜在疾病检测问题，包括多种潜在状态、多种行为和一般转移概率，例如在结肠镜检查筛查 (Erenay et al., 2014) 和乳腺癌筛查 (Otten et al., 2017) 中。然而，在应用于前列腺癌监护时，POMDP 模型可能存在部分缺点，包括多种潜在状态和多种患者类型。首先，POMDP 解决方案是一种依赖于置信状态的动态策略，需要通过决策支持工具基于历史数据评估，而并不是所有患者都能获得这些数据。其次，POMDP 模型通常很复杂，需要协调多种类型患者的决策异质性。忽略这种异质性会使模型更易处理，但也会导致精度损失。另外，将协调决策纳入状态空间则会导致计算的复杂度呈指数级增加。最后，医生偏好经过先验定义的策略，因为这种策略能够对患者和医生未来预期提供指导。

3.3 前列腺癌症监护策略的 POMDP 建模

本章考虑了用于单例患者监护的离散时间、有限时间段的 POMDP 模型。本章 3.3.2 节中建立 POMDP 模型，该模型允许任意数量的潜在状态和观测值。在 3.3.3 节中，本章介绍了用于前列腺癌监护的 POMDP 模型的特殊情况，其中仅在信息没有更新的情况下才有两种潜在状态和活检结果观测值。本模型中所使用的符号可见于表 3-2。本章用 $\mathbb{P}(e)$ 表示事件 e 发生的概率，用 $\mathcal{X}$ 表示集合 $|\mathcal{X}|$ 的势，用 x 表示标量 x 的向量或矩阵形式。

表 3-2 随机整数规划模型所使用的符号

符号	释义
k, t	k, t 分别表示前列腺癌发展阶段、治疗 (监护) 期
σ	检测的真阳性率
d_t	关于对患者在 t 时期提前停止监护的建议
ξ_k	患者在 k 时期前列腺癌恶化的概率
$\hat{\xi}_k$	在 k 时期前列腺癌恶化的患者数量
$\hat{\pi}_{kt}$	当患者的前列腺癌在 k 时期恶化，在 t 时期进行活检的调整后成本
r_{kt}	患者若在 k 时期前列腺癌恶化，在 t 时期进行治疗的预期总奖励

3.3.1 监护策略的流程分析

主动监护的时间跨度被固定为 T。与所有已发布的指南一样，本章将时间跨度离散化为一组时间段，$T \equiv \{1, 2, \cdots, T\}$，由 t 进行索引。对于前列腺癌而言，每个时间段对应一年，这是所有已发布指南提出的两次连续生物检验之间的最小时间间隔。由于患者在阳性测试结果后立即接受治疗，因此扩展集合 T 为集合 $T^+ \equiv \{1,2,\cdots,T+1\}$，则 t 也可以索引治疗期间的时间段，而处于 $T+1$ 时期的患者则不再是标准治疗的候选者（即无治疗期）。此外，本章的研究还包括了与由其他因素导致的死亡相比不宜再继续治疗时停止监护的决策。这是为了确保所有患者都有相同长度的监护时间 T，而对某些类型的患者，如果监护不再有益则可能提前停止监护。本章定义 $d_t \in \{0,1\}$，其 $d_1 \geqslant d_2 \geqslant \cdots \geqslant d_T$。当 $d_t = 0$ 时，表示在 t 时期及其之后终止监护；当 $d_t = 1$ 时，则表示继续进行监护。通常，本章设定 $t^* = \mathrm{argmax}_t \{d_t = 1\}$ 为患者的最大监护年龄，超过该年龄后患者将无法再从治疗中获益。t^* 与第一阶段决策变量无关。因此，d_t 可以根据患者的预期寿命而预先确定，并被视为本章模型中的参数。

前列腺癌恶化的最长时间为 K。然而，患者癌症恶化发生的时期 K 是随机分布在由 k 索引的离散集合 $\mathcal{K} \equiv \{0,1,\cdots,K+1\}$ 中的，其中如果在前 K 时期结束时癌症没有恶化，则 $\boldsymbol{K} = K+1$，如果在诊断时已经恶化，则 $\boldsymbol{K} = 0$（表明由于诊断活检的假阴性结果而误诊患者）。由于对适用主动监护的患者的分类，患者类型与前列腺癌恶化率是相关联的，因此 K 的分布是特定于病人特征的。本章用 $\xi_k = \mathbb{P}(\boldsymbol{K} = k)$ 表示患者在 k 时期前列腺癌恶化的概率。需要注意的是，在监护期间内前列腺癌可能会恶化，导致 k 和 t 在前列腺癌恶化和监护方面指标是相同的，也就是说，k 和 t 共享"一年"所对应的时间段的定义，并且可以加和。本章假设 $K \geqslant T$，因为在 T 之后，虽然对所有类型的患者都不建议继续监护，但仍可能发生前列腺癌恶化的情况。

本章做出以下两个假设（假设 1 和假设 2），以确保前列腺癌恶化发展的期限 $\boldsymbol{K}$ 是外生随机变量。

假设 1：前列腺癌恶化、转移、死亡以及其他原因导致死亡的概率与活检无关。

该假设与很多临床研究结果保持一致。例如，梅奥诊所对 2000 多名患者进行研究（Mayo Clinic，2015），临床研究结果表明癌症活检不会促进癌细胞扩散。类似的假设（即临床测试不会影响疾病恶化速度）在癌症筛查文献中也很常见（Bertsimas et al.，2018；Zhang et al.，2012）。

假设 2：本实验中前列腺活检假阳性率为 0。

该假设说明假阳性率是可忽略不计的，因为一旦取得癌细胞组织样本，经过训练的病理学家只有很小的（可忽略的）可能性会误判。由于假设 1 的存在，治疗时间（在检测阳性后立即进行）总是在前列腺癌恶化之后。

本章预先确定以下样本路径参数。

$r_{kt} \in \mathbb{R}$，表示在前列腺癌恶化于 k 时期时，在 t 时期治疗患者的预期总奖励

（说明：由于癌症转移和死亡不受监护策略影响，因此总奖励同样可以解释治疗后的状态）。

$\pi_{kt} \in [0,1]$，表示前列腺癌在 k 时期恶化的情况下，在 t 时期继续接受监护的患者的比例〔即 $1-\pi_{kt}$ 是因转移性癌症的症状性诊断或因任何原因（包括前列腺癌）死亡而停止主动监护的患者比例〕。

此外，因为活检可能无效，p 类型患者需要支付一项即时性成本 c_p。为方便表示，本章令 $\hat{\pi}_{kt} = c_p \pi_{kt}$ 表示发生在监护期间的活检的调整成本。该检测总是对未恶化的前列腺癌给出阴性结果，而对于恶化的前列腺癌，它以概率 σ 随机返回阳性结果（这是活检的真阳性率，$0 < \sigma \leq 1$，因为活检检测基于组织取样，可能会漏掉高风险前列腺癌的存在）。

基于假设 1 和假设 2，如果本章预先观察到 $K = k$，则监护（和治疗，如果有）不会影响前列腺癌恶化的概率，这意味着给定策略的对患者健康的影响是可通过 k 分解的。根据假设 2，患者不会在前列腺癌病变恶化前接受治疗，该假设成立是因为假阳性率为 0。因此，事件序列如图 3-3 所示，其中所有患者从低风险前列腺癌（潜伏状态）开始，在 k 时期（$0 \leq k \leq K$）过渡到高风险前列腺癌，然后在 t 时

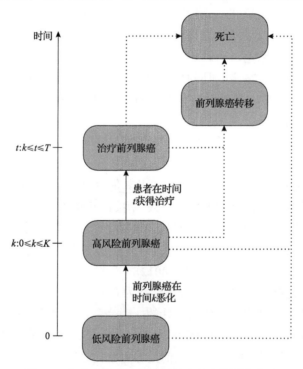

图 3-3　每种患者类型的前列腺癌演变的固定序列

在 k 时期（$0 \leq k \leq K$）时前列腺癌恶化，在 t 时期（$k \leq t \leq T$）时治疗，其中其他随机性由虚线表示

期（$k \leqslant t \leqslant T$）过渡到前列腺癌治疗状态（终态）。从高风险前列腺癌到其他状态的转变，包括转移性前列腺癌和死亡率，与策略无关（假设 1 和假设 2），因此可以在治疗后参数 r_{kt} 和 π_{kt} 中隐含地考虑。

综上所述，患者在前列腺癌恶化之前不会接受治疗，因此导致治疗的事件序列被固定为"低危前列腺癌→高危前列腺癌→治疗前列腺癌"。更具体地说，患者的健康完全由以下因素确定：前列腺癌恶化时间（即 k）以及治疗延迟时间（即 $t-k$）。因此，一个样本路径对应于 k 和 t 的组合，如果 k 和 t 是固定的，则预期回报与监控策略无关。这是因为：①导致治疗的事件序列被固定为"低风险前列腺癌→高风险前列腺癌→前列腺癌治疗"；②与前列腺癌恶化、转移和死亡率相关的转移概率独立于活检测试（假设 1）。因此，无论在治疗前进行多少次活检，患者的健康结果都是不变的，故而预期的回报与监测策略无关。

3.3.2　POMDP 框架性建模

本章考虑了吸收状态 T，这相当于治疗或死亡等后监护状态。在监护期间，疾病处于潜伏状态 $S_t \in \mathcal{S}$ 中，其中 $\mathcal{S}$ 是所有潜伏状态的集合（如无癌、早期癌症和晚期癌症）。令 $b_t(S_t)$ 表示处于状态 S_t 的概率，因此其向量形式 $\boldsymbol{b}_t \equiv \{b_t(S_1), \cdots, b_t(S_{|\mathcal{S}|})\}$ 是 t 时期初的信念状态。在 $\boldsymbol{b}_t$ 的基础上，从所有候选动作（如活检和等待）$\mathcal{A}$ 中选择一个动作 A_t。在接下来的一段时间中，疾病可能在 t 时期结束时过渡到 T，此概率为 $\overline{p}_t(T \mid \boldsymbol{b}_t, A_t)$；否则，如果疾病继续接受检测，则患者将接受常规检测，得到观测值 $O_t \in \mathcal{O}$ 的概率为 $\overline{p}_t(O_t \mid \boldsymbol{b}_t, A_t)$，其中 $\mathcal{O}$ 是所有候选观测值的集合。

基于 O_t，本章可以根据贝叶斯推断将下一时期的信念状态从 $\boldsymbol{b}_t$ 更新到 $\boldsymbol{b}_{t+1}$。令 $\overline{q}_t(O \mid S, A)$ 表示在动作选择为 A 且状态为 S 时在第 t 期观察到 O 的概率。$\overline{p}_t(S' \mid S, A)$ 表示在动作 A 下从 S 过渡到 S' 的转移概率。因此，从过渡到吸收状态的概率为 $\overline{p}_t(T \mid \boldsymbol{b}_t, A_t) = \sum\limits_{S_t \in \mathcal{S}} \overline{p}_t(T \mid S_t, A_t) b_t(S_t)$，观察到 O_t 的概率为 $\overline{p}_t(O_t \mid \boldsymbol{b}_t, A_t) = \sum\limits_{S_t \in \mathcal{S}} \overline{q}_t(O_t \mid S_t, A_t) b_t(S_t)$。因此，阶段 $t+1$ 的置信状态更新如下：

$$b_{t+1}(S_{t+1}) = \sum_{S_t \in \mathcal{S}} \overline{p}_t(S_{t+1} \mid S_t, A_t) \hat{b}_t(S_t), \quad \forall S_{t+1} \in \mathcal{S} \tag{3-1}$$

式中，$\hat{b}_t(S_t)$ 是观察到 O_t 后在第 t 期结束时更新的信念状态，可根据贝叶斯理论推断如下：

$$\hat{b}_t(S_t) = \frac{\overline{q}_t(O_t \mid S_t, A_t) b_t(S_t)}{\sum\limits_{S_t' \in \mathcal{S}} \overline{q}_t(O_t \mid S_t', A_t) b_t(S_t')}, \quad \forall S_t \in \mathcal{S} \tag{3-2}$$

设 $V_{t+1}(\boldsymbol{b}_{t+1})$ 表示信念状态为 $\boldsymbol{b}_{t+1}$ 时在 $t+1$ 时期的最优值。为了最大化 t 时期的期望值，可以用公式表示如下：

$$V_t(\boldsymbol{b}_t) = \max_{A_t \in \mathcal{A}} \left[\begin{array}{l} R_t(\boldsymbol{b}_t, A_t) \\ + \lambda \left(\overline{p}_t(T \mid \boldsymbol{b}_t, A_t) \overline{R}_t(T) + (1 - \overline{p}_t(T \mid \boldsymbol{b}_t, A_t)) \sum_{O_t \in \mathcal{O}} V_{t+1}(\boldsymbol{b}_{t+1}) \overline{p}_t(O_t \mid \boldsymbol{b}_t, A_t) \right) \end{array} \right] \tag{3-3}$$

式中，$\lambda \in (0,1]$ 是折扣因子，$R_t(\boldsymbol{b}_t, A_t)$ 是当信念状态为 $\boldsymbol{b}_t$，并且选择的动作为 A_t 时的即时回报，而 $\overline{R}_t(T)$ 则表示在选择动作 A_t 后，如果疾病在 t 时期结束时过渡到吸收状态的期望总回报。

3.3.3 用于前列腺癌监护的 POMDP 模型

在前列腺癌监护中，疾病可能处于低危状态 (L) 或高危状态 (H)，这构成了状态集 $\mathcal{S} \equiv \{L, H\}$。基于信念状态 $\boldsymbol{b}_t \equiv \{b_t(L), b_t(H)\}$，候选动作是进行 (B) 或推迟活检 (W)，这构成了动作集 $\mathcal{A} \equiv \{B, W\}$。如果活检结果为阳性，$t$ 时期结束时会结束前列腺癌的治疗，那么下一时期继续接受检测的患者必须获得阴性的检测结果（如果 $A_t = B$）或无结果（如果 $A_t = W$）。因此，由于所有 $A_t \in \mathcal{A}$ 的 $|\mathcal{O}| = 1$，贝叶斯推断对信念状态的更新没有影响。

回想一下，前列腺癌的恶化与监护策略无关（假设 1），信念状态可以规定为

$$b_t(S_t) = \begin{cases} \sum_{k=0}^{t} \xi_k, & S_t = H \\ 1 - \sum_{k=0}^{t} \xi_k, & S_t = L \end{cases} \tag{3-4}$$

因此，式 (3-4) 将信念状态更新为截至 t 时期的前列腺癌恶化累积概率，其中 ξ_k 是 k 时期中前列腺癌的恶化概率。由于 $|\mathcal{O}| = 1$，本章省略 O_t 并为前列腺癌监护重新制定 POMDP 模型 (3-5)，本章将其称为 POMDP–监护模型，如下所示：

$$V_t(\boldsymbol{b}_t) = \max \begin{cases} -d_t \tilde{\pi}_t + \lambda \left(\overline{p}_t(T \mid \boldsymbol{b}_t, B) \overline{R}_t(T) \right. \\ \left. + (1 - \overline{p}_t(T \mid \boldsymbol{b}_t, B)) V_{t+1}(\boldsymbol{b}_{t+1}) \right), & A_t = B \\ \lambda V_{t+1}(\boldsymbol{b}_{t+1}), & A_t = W \end{cases} \tag{3-5}$$

上述表达式对于 $t = 1, 2, \cdots, \overline{T}$ 均成立，其中 $\overline{T} = \arg\max_{t \in T}\{d_t = 1\}$ 表示患者的推荐停止监护年龄。当进行前列腺癌活检时，即 $A_t = B$，回报 $R_t(\boldsymbol{b}_t, B) = -d_t \tilde{\pi}_t$，其中 $\tilde{\pi}_t$ 是 t 时期活检测试的加权成本，因为只能检出高危前列腺癌，所以检测出前

列腺癌的概率为 $\overline{p}_t(T \mid \boldsymbol{b}_t, B) = b_t(H)d_t\sigma$，活检的灵敏度为 σ。当未进行前列腺癌活检时，即 $A_t = W$，没有回报且没有检测机会。终值 $V_{\overline{T}+1}(\boldsymbol{b}_{\overline{T}+1}) = \overline{R}_{\overline{T}+1}(T)$ 表示所有前列腺癌残留均未处理。最后，将 λ 设为 1，表示决策者风险中立。

3.4　单类病人的前列腺癌主动监护病例研究

3.4.1　模型参数化

本章的研究重点是质量调整生命年（quality-adjusted life year，QALY），质量调整生命年是公共健康问题的常用标准（Ayer et al.，2012；Erenay et al.，2014；Zhang et al.，2012）。QALY 按照 0（死亡）到 1（完全健康的一年）测量。生活质量的调整基于与活检、治疗和转移相关的负效用估计。具体来说，活检和初始治疗的负效用、转移的持久负效用，以及初始恢复后治疗的长期副作用见表 3-3。

表 3-3　案例研究中使用的参数汇总

标记	意义	数值	参考
c_B	活检当年负效用	0.05	Zhang 等（2012）
$\hat{c}_T$	治疗后每年的负效用	0.091[a]（第一年），0.05（之后）	Litwin 等（2001）；Heijnsdijk 等（2012）
c_T	治疗当年负效用	0.247	Heijnsdijk 等（2012）
$\hat{c}_M$	每年因转移带来的负效用	0.4	Heijnsdijk 等（2012）
σ	活检的敏感性	0.61	Barnett 等（2018）
$\hat{w}$	错分率[b]	0.044（JH[c] 队列） 0.361（SF[d] 队列）	Inoue 等（2018）
w	年恶化率[b]	0.024（JH 队列） 0.361（SF 队列）	Inoue 等（2018）
f	治疗高危前列腺癌的年转移率	0.006	Barnett 等（2018）
e	未治疗高危前列腺癌的年转移率	0.069	Ghani 等（2005）
g_t	转移性前列腺癌的年死亡率	0.074（年龄<65） 0.070（年龄 ≥65）	Zhang 等（2012）
a_t	其他所有死因的年死亡率	特定年龄	Arias 等（2016）

a. Litwin 等（2001）表明在 12、24、36 个月时生活质量分别恢复到基线的 82.4%、96.3%、100% 水平。基于这些比值，本章估计了治疗后第一年的负效用为 $\hat{c}_T^1 = \hat{c}_T^\infty + \dfrac{1-96.3\%}{1-82.4\%}(c_T - \hat{c}_T^\infty) = 0.091$，其中 $\hat{c}_T^\infty$ 为患者恢复到基线时的年度负效用，估计为 0.05（Heijnsdijk et al.，2012）

b. 本章的估计是基于 Inoue 等（2018）的活检升级研究（如活检格利森评分由 6 分提升至 7 分或更高），该研究包括 JH 队列和 SF 队列。对于每个队列，本章建立了各自的隐马尔可夫模型来估计 $\hat{w}$ 和 w，根据最大似然估计，活检检测的敏感性估计为 0.61（Barnett et al.，2018）

c. JH=约翰斯·霍普金斯大学

d. SF=加州大学旧金山分校

为了估计随机过程的参数，本章收集了前列腺癌主动监护状态之间转移（图 3-2）的概率数据，包括前列腺癌恶化概率（从低危到高危前列腺癌）、检测概率（从高危到治疗的前列腺癌）、扩散转移概率（从高危或在治疗的癌症转移为扩散性癌症）和死亡概率（从低危、高危、治疗和扩散性前列腺癌到死亡）。穿刺活检的敏感性、治疗和未治疗前列腺癌的年转移率以及转移性前列腺癌的年死亡率来自公共研究（表 3-3）。根据所有疾病死亡率（Arias et al.，2016）与前列腺癌死亡率（USCS，2018）的差值，本章估测了年龄别全因死亡率（表 3-4）。

表 3-4　其他所有原因导致的特定年龄死亡率，a_t

年龄/岁	50~54	55~59	60~64	65~69	70~74	75~79	80~84	85~89	90~94	95~99
死亡率	0.006	0.009	0.013	0.018	0.027	0.043	0.072	0.122	0.200	0.299

3.4.2　参数估计

一旦患者类型、疾病恶化时间和治疗时间固定，对于给定的 k 和 t 的组合，疾病模型可以分解为疾病动力学模型对应的马尔可夫模型。本章使用基于表 3-3 中参数估计的马尔可夫过程模型来估计如下模型参数。

根据诊断时错分率（$\hat{w}$）和年恶化率（w）估计患者在 k 期恶化为前列腺癌的概率 ξ_k 如下：

$$\xi_k = \begin{cases} \hat{w}_H, & k = 0 \\ (1 - \hat{w}_H)(1 - w_H)^{k-1} w_H, & k \geqslant 1 \end{cases} \tag{3-6}$$

式中，$\hat{w}_H$ 和 w_H 分别表示错分率和年恶化率。注意到来自同一队列的不同诊断年龄的患者将具有相同的 ξ_k。

如果前列腺癌在 k 期恶化，假设患者未被治疗，则患者在 t 期停留在主动监护中的概率 π_{kt} 可以估计如下（其中 A 表示患者的诊断年龄，即初次进入长期监护的年龄）：

$$\pi_{kt} = \begin{cases} 1, & t = 1, k = 0 \\ 1 - e, & t = 1, k \geqslant t \\ \pi_{k,t-1}(1 - a_{A+t-1}), & t \geqslant 2, k \geqslant t \\ \pi_{k,t-1}(1 - a_{A+t-1})(1 - e), & t \geqslant 2, k < t \end{cases} \tag{3-7}$$

需要注意到，具有相同诊断年龄的患者，即使来自不同的队列也具有相同的 π_{kt}。如果前列腺癌在 k 期恶化，则在 t 期治疗患者的预期 QALY，r_{kt}，估计如下：

$$r_{kt} = \sum_{t'=A}^{96}\left[\sum_{S\in\{L,H,T,M\}} v_{t'}(S,t)\mathbb{P}_{t'}(S,k,t)\right] \tag{3-8}$$

式中，$\{L,H,T,M\}$ 是一组状态，分别表示低风险、高风险、治疗中和转移性前列腺癌。$v_{t'}(S,t)$ 是如果患者在 t 期接受治疗，则在 t' 期处于状态 S 的单位 QALY。例如，当 $S=M$ 时，对于所有的 t'，$v_{t'}(S,t) = 1-\hat{c}_M = 1-0.4$。$\mathbb{P}_{t'}(S,k,t)$ 是当前列腺癌在 k 期恶化时，在 t 期接受治疗的患者处于状态 S 的概率，由基于状态转移概率（e，f，g_t 和 a_t）的前向归纳法确定。例如，当 $t'>t$ 且 $S=M$ 时，$\mathbb{P}_{t'}(M,k,t) = (1-a_{t'})(1-g_{t'})\mathbb{P}_{t'-1}(M,k,t)+(1-a_{t'})f\mathbb{P}_{t'-1}(T,k,t)$。注意到具有相同诊断年龄的患者，即使来自不同的队列也具有相同的 r_{kt}。本章假设终止年龄为 95 岁，令 $v_{96}(S,t)$ 表示在没有活检测试的情况下，通过无穷时域马尔可夫过程模型估计的超过 95 岁的剩余期望 QALY。更进一步，本章通过假设患者从未接受过治疗来估计 $r_{k,T+1}$。需要注意，当估计 r_{kt} 时，本章可以很容易地解释诸如 $\hat{c}_T$ 之类的基于历史的负效用，因为在治疗时间固定在 t 期时，没有进一步的行动。

患者是否应在年龄 $A+t$ 及以上（d_t）停止监护的估计如下：

$$d_t = \begin{cases} 0, & \begin{aligned} & t\geqslant 2 \text{ 并且 } d_{t-1}=0 \\ & \text{或者}\exists k \text{ 使得 } r_{kt}-c_B < r_{k,T+1} \\ & \text{或者}\exists k,t'>t \text{ 使得 } r_{kt} < r_{kt'} \end{aligned} \\ 1, & \text{其他} \end{cases} \tag{3-9}$$

式中，d_t 可以根据患者年龄和基础疾病状态进行估算，c_B 表示患者进行单次活检的成本估计。

3.4.3　模型验证结果

本章的主要目的是通过将模型输出与已发表的前列腺癌研究结果进行比较，来验证疾病模型。具体而言，本章比较了前列腺癌结果的以下指标。①开始监测和通过活检检测前列腺癌恶化之间的预期时间，称为预期确诊时间。②前列腺癌特定死亡率（prostate cancer-specific mortality，PCSM）。

在预期的检测时间方面，Inoue 等（2018）报告了他们估计的结果（标题为"恶化时间"），这些估计基于对 JH 和 SF 队列中 60 岁男性的诊断而做出。本章将模型输出与他们的结果进行了比较。结果总结在表 3-5 中，表明在 JH 和 SF 队列以及不同策略下，两种结果非常匹配，差异很小（在所有比较中最坏情况下差异不超过 6.0%）。这意味着该疾病模型准确反映了前列腺癌的疾病恶化情况。本章还在表 3-6 中报告了更多基于模型的预期确诊时间，涵盖不同年龄和不同监测策略下的确诊数据。

表 3-5　模型输出与 Inoue 等(2018)的结果比较（单位：年）

序列	活检间隔年限	Inoue 等(2018) 估计的预期确诊时间		本章模型 估计的预期确诊时间	
		平均	SD	平均	SD
JH	1	5.18	3.22	5.16	3.23
	2	5.58	3.41	5.66	3.36
SF	1	3.64	2.92	3.42	2.94
	2	3.92	3.14	3.85	3.18

注：针对在 60 岁确诊的男性，在监测策略下，每隔 1 或 2 年进行活检，直到 11 年为止的预期确诊时间

表 3-6　基于模型的预期确诊时间、PCSM 和预期寿命估计

序列	活检间隔年数/年	预期确诊时间/年		PCSM/%			预期寿命/年
		平均	标准差	5 年	10 年	15 年	
50 岁确诊的男性							
JH	1	5.25	3.25	0.2	0.5	1.0	28.2
	2	5.76	3.37	0.3	0.8	1.5	28.0
	3	5.70	3.24	0.3	1.0	1.9	27.8
SF	1	3.49	2.99	1.5	2.9	4.4	27.1
	2	3.94	3.22	1.8	3.6	5.6	26.8
	3	3.96	3.19	1.9	4.2	6.6	26.4
60 岁确诊的男性							
JH	1	5.16	3.23	0.2	0.5	0.9	20.7
	2	5.66	3.36	0.3	0.7	1.3	20.6
	3	5.61	3.24	0.3	0.9	1.7	20.5
SF	1	3.42	2.94	1.5	2.7	4.0	20.1
	2	3.85	3.18	1.7	3.4	5.0	19.9
	3	3.88	3.16	1.8	3.9	5.9	19.7
70 岁确诊的男性							
JH	1	4.94	3.18	0.2	0.4	0.7	13.7
	2	5.41	3.32	0.2	0.6	1.0	13.7
	3	5.39	3.22	0.3	0.8	1.3	13.6
SF	1	3.25	2.83	1.3	2.4	3.3	13.4
	2	3.65	3.07	1.5	3.0	4.1	13.3
	3	3.69	3.08	1.7	3.4	4.8	13.3

注：针对在不同年龄确诊的男性，根据监测策略，每隔 1、2 或 3 年进行活检，一直持续到 11 年

在 PCSM 方面，Tosoian 等(2016)估计中期(5~10 年)的 PCSM 在 0 和 1.5%

之间，而本章的估计是，不同年龄确诊男性在 5～10 年中 PCSM 在 0.2%和 1.0%之间。然而，目前还缺乏对多个队列的监测后结果进行全面评估。本章还在表 3-6 中报告了更多基于模型的监测后结果估计，如 PCSM 和预期寿命，以供未来比较。

3.5　本 章 小 结

本章讨论了包括前列腺癌在内的许多疾病中出现的单类别病人主动监护策略优化问题。该问题涉及在不确定潜在健康状态下的序贯决策，本章将其建模为一个 POMDP 模型，并针对前列腺癌症的主动监护实践中探讨了该模型的特殊结构。

本章的研究还存在一些局限性，为未来的研究提供了机遇。本章不考虑使用 PSA、直肠指检(digital rectal examination，DRE)和磁共振成像(magnetic resonance imaging，MRI)检测前列腺癌恶化。本章选择在模型中省略 PSA 和 DRE 有如下原因：①PSA 和 DRE 检测前列腺癌恶化的准确性很差；②PSA 和 DRE 常被用作不定期活检的动态触发因素，而本章专注于设计一个预定义的计划，为患者提供未来的合理预期。本章选择省略 MRI，因为 MRI 引导下的前列腺穿刺活检术比标准穿刺活检术更少。但是，值得注意的是，本章的模型可以直接应用于具有更新参数估计的 MRI 引导的前列腺穿刺活检。

参 考 文 献

Ankerst D P, Thompson I M. 2006. Sensitivity and specificity of prostate-specific antigen for prostate cancer detection with high rates of biopsy verification. Archivio Italiano di Urologia e Andrologia, 78(4): 125-129.

Arias E, Heron M, Xu J Q. 2016. United States life tables, 2012. National Vital Statistics Reports, 65(8): 1-65.

Ayer T, Alagoz O, Stout N K. 2012. OR forum: POMDP approach to personalize mammography screening decisions. Operations Research, 60(5): 1019-1034.

Barnett C L, Auffenberg G B, Cheng Z, et al. 2018. Optimizing active surveillance strategies to balance the competing goals of early detection of grade progression and minimizing harm from biopsies. Cancer, 124(4): 698-705.

Bertsimas D, Silberholz J, Trikalinos T. 2018. Optimal healthcare decision making under multiple mathematical models: application in prostate cancer screening. Health Care Management Science, 21(1): 105-118.

Bill-Axelson A, Holmberg L, Garmo H, et al. 2018. Radical prostatectomy or watchful waiting in prostate cancer-29-year follow-up. New England Journal of Medicine, 379(24): 2319-2329.

Bokhorst L P, Alberts A R, Rannikko A, et al. 2015. Compliance rates with the prostate cancer research international active surveillance(PRIAS)protocol and disease reclassification in noncompliers. European Urology, 68(5): 814-821.

Brandeau M L, Owens D K, Sox C H, et al. 1993. Screening women of childbearing age for human immunodeficiency virus: a model-based policy analysis. Management Science, 39(1): 72-92.

Carter H B, Kettermann A, Warlick C, et al. 2007. Expectant management of prostate cancer with curative intent: an update of the Johns Hopkins experience. The Journal of Urology, 178(6): 2359-2365.

Dall'Era M A, Konety B R, Cowan J E, et al. 2008. Active surveillance for the management of prostate cancer in a contemporary cohort. Cancer, 112(12): 2664-2670.

de Vries H, van de Klundert J, Wagelmans A. 2021. Toward elimination of infectious diseases with mobile screening teams: hat in the DRC. Production and Operations Management, 30(10): 3408-3428.

Erenay F S, Alagoz O, Said A. 2014. Optimizing colonoscopy screening for colorectal cancer prevention and surveillance. Manufacturing & Service Operations Management, 16(3): 381-400.

Ghani K R, Grigor K, Tulloch D N, et al. 2005. Trends in reporting Gleason score 1991 to 2001: changes in the pathologist's practice. European Urology, 47(2): 196-201.

Guenther E, Klein N, Zapf S, et al. 2019. Prostate cancer treatment with irreversible electroporation (IRE): safety, efficacy and clinical experience in 471 treatments. PLoS One, 14(4): e0215093.

Hamdy F C, Donovan J L, Lane J A, et al. 2016. 10-year outcomes after monitoring, surgery, or radiotherapy for localized prostate cancer. The New England Journal of Medicine, 375(15): 1415-1424.

Hauskrecht M, Fraser H. 2000. Planning treatment of ischemic heart disease with partially observable Markov decision processes. Artificial Intelligence in Medicine, 18(3): 221-244.

Heijnsdijk E A M, Wever E M, Auvinen A, et al. 2012. Quality-of-life effects of prostate-specific antigen screening. New England Journal of Medicine, 367(7): 595-605.

Helm J E, Lavieri M S, van Oyen M P, et al. 2015. Dynamic forecasting and control algorithms of glaucoma progression for clinician decision support. Operations Research, 63(5): 979-999.

Inoue L Y T, Lin D W, Newcomb L F, et al. 2018. Comparative analysis of biopsy upgrading in four prostate cancer active surveillance cohorts. Annals of Internal Medicine, 168(1): 1-9.

Kamalzadeh H, Ahuja V, Hahsler M, et al. 2021. An analytics-driven approach for optimal individualized diabetes screening. Production and Operations Management, 30(9): 3161-3191.

Kinsella N, Stattin P, Cahill D, Brown, et al. 2018. Factors influencing men's choice of and adherence to active surveillance for low-risk prostate cancer: a mixed-method systematic review. European Urology, 74(3): 261-280.

Lawrentschuk N, Klotz L. 2011. Active surveillance for low-risk prostate cancer: an update. Nature Reviews Urology, 8(6): 312-320.

Litwin M S, Melmed G Y, Nakazon T. 2001. Life after radical prostatectomy: a longitudinal study. The Journal of Urology, 166(2): 587-592.

Mayo Clinic. 2015-09-09. Cancer biopsies do not promote cancer spread, research finds. https://www.sciencedaily.com/releases/2015/01/150109093717.htm.

Mühlberger N, Boskovic K, Krahn M D, et al. 2017. Benefits and harms of prostate cancer screening: predictions of the oncotyrol prostate cancer outcome and policy model. BMC Public Health, 17(1): 596.

Nenova Z, Shang J. 2022. Chronic disease progression prediction: leveraging case-based reasoning and big data analytics. Production and Operations Management, 31(1): 259-280.

Otten J W M, Witteveen A, Vliegen I M H, et al. 2017. Stratified breast cancer follow-up using a partially observable MDP//Boucherie R, van Dijk N. Markov Decision Processes in Practice. Cham: Springer: 223-244.

Sandkçı B, Maillart L M, Schaefer A J, et al. 2013. Alleviating the patient's price of privacy through a partially observable waiting list. Management Science, 59(8): 1836-1854.

Steimle L N, Denton B T. 2015. Screening and treatment of chronic diseases. https://btdenton.engin.umich.edu/wp-content/uploads/sites/138/2015/10/Steimle-2015.pdf.

Tosoian J J, Carter H B, Lepor A, et al. 2016. Active surveillance for prostate cancer: current evidence and contemporary state of practice. Nature Reviews Urology, 13(4): 205-215.

Tunç S, Alagoz O, Burnside E S. 2022. A new perspective on breast cancer diagnostic guidelines to reduce overdiagnosis. Production and Operations Management, 31(5): 2361-2378.

Underwood D J, Zhang J Y, Denton B T, et al. 2012. Simulation optimization of PSA-threshold based prostate cancer screening policies. Health Care Management Science, 15(4): 293-309.

USCS. 2018. U.S. cancer statistics data visualizations tool: based on November 2017 submission data (1999–2015). Bethesda: National Cancer Institute.

van den Bergh R C N, Roemeling S, Roobol M J, et al. 2007. Prospective validation of active surveillance in prostate cancer: the PRIAS study. European Urology, 52(6): 1560-1563.

Vozikis A, Goulionis J E, Benos V K. 2012. The partially observable Markov decision processes in healthcare: an application to patients with ischemic heart disease (IHD). Operational Research, 12: 3-14.

Zhang J Y, Denton B T, Balasubramanian H, et al. 2012. Optimization of prostate biopsy referral decisions. Manufacturing & Service Operations Management, 14(4): 529-547.

Zhang Z, Denton B T, Morgan T M. 2022. Optimization of active surveillance strategies for heterogeneous patients with prostate cancer. Productions and Operations Management, 31(11): 4021-4037.

4 区分患者类别的静态癌症监护策略

本章研究同一种慢病的患者群体按照个体特征差异分成不同类别时，考虑不同类别患者之间的筛查决策可能存在耦合关系的静态癌症监护策略优化问题 (Zhang et al., 2022)。

在多数情况下，慢病管理如癌症筛查和监护，需要经历多周期、长时段的患者管理。在这期间静态的筛查策略，能够提供给医生和患者更加准确的心理预期，包括何时做检查，做什么样的检查等。因而静态筛查策略，在通常情况下，会比动态检查具有更高的可操作性；现实中很多的疾病筛查和监护，往往都会遵照既定的静态筛查指南而进行。

由于相同的静态策略可能会应用到不同类型的患者，因而策略设计需要考虑患者的异质性因素，不同类型患者间的协同效应是需要重点考虑的因素。本章将考虑区分患者类别的静态策略优化，并以前列腺癌症的监护问题作为应用场景展开讨论。

4.1 问 题 背 景

本章研究了多类病人的前列腺癌监护问题的随机规划模型，设计易于实施的(静态)监护策略，该策略可以：①为患者提供合理期望；②允许多种患者类型之间的决策协调；③平衡实施的难易度和对患者个性化策略的需求。本章阐述了随机规划框架，其使用基于疾病恶化和检测样本路径列举的黑箱模拟模型。上述模型的使用界定了对预定义数量监护策略中的每一个患者进行测试的时间段选择，以及基于疾病风险因素将患者与策略匹配，从而最大限度提高累积报酬函数，该函数综合考虑了早期检测的目标以及诊断流程对病人的危害。本章将该模型建立为两阶段随机整数规划，并利用模型结构，开发了一个基于逻辑的 Benders 分解算法。本章也将该方法应用于一个案例研究，该案例通过近期的前列腺癌主动监护随机模型进行研究。

与本章的研究最相关的是 Chen 等(2018)的工作，他们为肝癌筛查提出了一种基于 MDP 的混合整数规划(mixed integer programming, MIP)模型，采取了"M 转换"策略(即在监护过程中可以转换 M 次的策略)。MIP 模型可以有效求解，从而克服了 POMDP 模型的计算障碍。然而，Chen 等(2018)提出的 MIP 模型仍然基于马尔可夫假设。他们的模型与 POMDP 模型类似，为各种类型的患者生成个性化的策略，而随着患者数量的增加，医生需要记录的策略也越来越多。本章的模型与 Chen 等（2018）在部分方面有所不同：本章的模型可以限制策略的数量，对于策略实施至关重要；本章为模型开发了定制的解决方案，而 Chen 等（2018）的 MIP 模型使用标准的 MIP 求解器。

相比于类似研究，本章的内容有以下的创新点。

（1）本章构建了一种随机整数规划模型，以优化对潜在疾病的检测，并将其运用到前列腺癌的主动监护策略中。

（2）与文献中常见的 POMDP 模型不同，本章的研究方法产生的策略易于实施（结构上与现有操作保持一致），可以预先确定诊断性检查的时间表。通过使用本章的模型，本书的研究展示了增加前列腺癌监护策略的数量带来的相关收益，最终证明少量增加策略数量即可以避免一刀切的策略并带来显著收益。

（3）本章针对性设计了基于逻辑的 Benders 分解（logic-based Benders decomposition，LBD）方法，用来高效求解该问题的随机整数规划模型，在此基础上提出了更优的解决方案。同时本章的研究表明与使用商业混合整数规划求解器的标准方法相比，本章的解决方案显著提升了计算效率。

（4）本章考虑了疾病模型中可能存在的多个患者类型之间协调决策的情况，而这种问题在 POMDP 模型中很难解决。此外，本章提供了一个案例研究，首次展示了该模型在确定前列腺癌患者最佳监护策略领域的实际应用。

本章结构如下：4.2 节为相关文献综述；4.3 节提出了多类病人的前列腺癌监护随机整数规划模型；4.4 节将随机规划模型与基准点方法进行比较；4.5 节介绍了一种 LBD 算法；4.6 节提供数值结果，说明模型性能，并评估相对于一刀切策略增加监控策略数量的增量效益；4.7 节为本章小结。

4.2　相关文献综述

针对癌症等重大疾病的筛查管理已经成为学术界的重要研究方向，近年来有较多相关研究发表在管理类期刊。本节将从筛查组合设计、筛查策略设计、其他相关研究等方面对过去的相关文献进行总结和分析。

4.2.1　筛查组合设计相关研究

与筛查组合设计相关的文献主要分为并行筛查组合和串行筛查组合。并行筛查组合是指用组合检查同时筛查多类疾病，决策包括筛查的疾病组合（Aprahamian et al.，2018；Aprahamian et al.，2019）和筛查强度（El-Amine et al.，2018）等，其中 Aprahamian 等（2018）研究了如何为疾病动态指派检查手段，以及从分类精确度、效率、公平性等多角度设计筛查组合，El-Amine 等（2018）研究了血液中的不同疾病筛查强度优化问题。串行筛查组合是指用多类筛查手段顺序地多次检查同类疾病，决策包括筛查手段选择和排序、阈值设定等（Barnett et al.，2018a；Merdan et al.，2014；Merdan et al.，2015），现有研究使用了枚举法、决策树（decision tree，DT）、多元逻辑回归分析等方法，这类方法都是基于候选组合的性能评估，难以求解大规模问题。另外，也有研究从成本-收益角度分析筛查组合的效率（Barnett et al.，2018b）和灵敏度（Nguyen et al.，2019）等。筛查组合设计问题的建模难点在于考虑筛查手段之间的耦合性，部分研究使用了检查结果相互独立的假设简化问题建模（El-Amine et al.，2018），或者仅使用多元回归分析检验筛查组合的相关性（Merdan et al.，2014）。忽视耦合性的组合设计研究可能会造成彼此冲突或冗余的筛查手段。

4.2.2　筛查策略设计相关研究

与筛查策略设计相关的文献主要分为多周期筛查策略和滚动式筛查策略。

多周期筛查策略是考虑未来不同周期内筛查决策的联合优化问题，其原问题通常具有维度灾难，难以直接求解。为了简化问题，研究者主要考虑了以下两种方法。

基于评价模型的策略选择：基于给定的候选策略集，评估不同策略下的性能指标并选出最佳方案（Barnett et al.，2018a；Maillart et al.，2008；Zhang et al.，2013），其中包括基于系统仿真的前列腺癌筛查策略评估（Barnett et al.，2018a），基于隐式马尔可夫链的乳腺癌（Maillart et al.，2008）和膀胱癌（Zhang et al.，2013）筛查策略评估。国内也有较多相关研究，如针对乳腺癌的筛查策略经济学分析（高鹰，2016），针对结直肠癌的筛查策略评估模型（王浩宇，2018）等。基于策略选择法的研究只能考虑有限的候选策略集，难以保证所选策略的最优性。

基于 MDP/POMDP 的建模：假设疾病演化具有马尔可夫特性，建立 MDP 模型或者 POMDP 模型，将筛查决策表示为基于病人状态或者信仰矢量的行动集。因为早期疾病是局部可观察的，多数研究采用 POMDP 模型。早在 2000 年，Hauskrecht 和 Fraser（2000）首次采用了 POMDP 模型研究心脏病监护问题；之后大量研究使用了 POMDP 模型优化癌症筛查策略（Zhang et al.，2012；Ayer et al.，2012；Erenay et al.，2014），其中 Zhang 等（2012）研究了前列腺癌筛查策略，并证明了存在最优的筛查停止时间，Ayer 等（2012）考虑了乳腺癌的两类筛查手段，并允许筛查精度随着病人年龄而变化，Erenay 等（2014）研究了结直肠癌筛查，并指出男女病人应该采取不同的策略。该方法产生完全个性化的动态策略，不利于群体筛查的实施；同时基于马尔可夫状态转移的建模方法难以考虑疾病的历史信息。

滚动式筛查策略是一类简化的筛查策略，它只顺序地考虑当前阶段的决策。

Wang 等（2018）提出了针对乳腺癌的两步筛查策略：①根据患者特征变量利用回归模型预测患癌风险；②根据风险值计算筛查成本，并确定是否筛查。类似策略也出现在肝癌、青光眼等的筛查研究中，不同点是研究者使用了不同的风险评估方法（第 1 步），如卡尔曼滤波器模型（Kazemian et al.，2019；Helm et al.，2015）、Bandit 模型（Lee et al.，2019；Ayer et al.，2019），或者不同类型的决策（第 2 步），如确定筛查时间（Kazemian et al.，2019；Helm et al.，2015）、选择合适患者筛查等。滚动式筛查模型计算较为简单，可以考虑患者特征和患病历史，提高对患病风险的预测精度。然而，滚动式筛查忽略了多阶段的决策特征，可能陷入局部最优；另外，该策略是动态的，不能给患者提供良好的筛查预期（包括筛查次数、筛查时间等信息）。

4.2.3 其他相关研究

癌症筛查与设备可靠性研究、传染病筛查等有相似性。有研究将可靠性理论应用到疾病筛查策略优化中，比如魏青（2017）将延迟时间理论应用于性传播疾病和癌症等的筛查策略优化，高凯烨（2019）研究了基于控制图理论的人群健康的风险评估和基于随机滤波理论的人口剩余寿命预测等问题。可靠性方法与滚动式筛查策略类似，通常只是考虑单阶段的预测和决策。另外，在传染病管理领域也有人群筛查模型，但其筛查方案通常是连续型决策，比如确定易感人群的筛查比例（Deo et al.，2015），因此其方法较难直接应用到癌症筛查中。

近年来，有少量研究开始采用混合整数规划建模疾病筛查过程，其特点是通过聚类等方法简化问题并提出易于实施的筛查策略。Chen 等（2018）研究了肝癌的筛查，并提出了 M-switch 策略，即假设病人必须采用固定间隔的筛查策略，并且可以调整筛查频率最多 M 次；然而该模型是基于马尔可夫状态转移，并且只能提供完全个性化的筛查策略，因而无法控制群体筛查的策略数目。

4.3 多类病人的监护策略优化建模

本节介绍了一个面向多种患者类型的前列腺癌监护策略优化问题的随机整数规划模型。此模型适用于没有其他额外新信息时的对前列腺癌两个潜伏期的监护操作以及活检结果观测。

监护对象由 P 种类型的异质性患者组成，其中每种患者类型 $p \in P \equiv \{1,2,\cdots,P\}$ 包括 n_p 名患者，对应着一个患者特征的集合，如确诊年龄和参加实验时的健康情况，这些因素分别可能影响早期治疗的价值和前列腺癌恶化的风险。本模型中所使用的符号见表 4-1。

表 4-1　随机整数规划模型所使用的符号

符号	释义
参数	
p, k, t, s	p, k, t, s 分别表示患者类型、前列腺癌发展阶段、治疗(监护)期和监护策略
σ	检测的真阳性率
d_{pt}	关于对 p 类型患者在 t 时期提前停止监护的建议
ξ_{pk}	p 类型患者在 k 时期前列腺癌恶化的概率
$\hat{\xi}_{pk}$	在 k 时期前列腺癌恶化的 p 类型患者数量
$\hat{\pi}_{pkt}$	当 p 类型患者的前列腺癌在 k 时期恶化，在 t 时期进行活检的调整后成本
r_{pkt}	p 类型患者若在 k 时期前列腺癌恶化，在 t 时期进行治疗的预期总回报
第一阶段决策变量	
x_{st}	策略 s 是否预定于 t 时期进行活检
y_{ps}	策略 s 是否被用于 p 类型患者
w_{pt}	是否预定于 t 时期对 p 类型患者进行活检
第二阶段决策变量	
v_{pkt}	p 类型患者前列腺癌在 k 时期恶化并在 t 时期通过活检被发现的概率
u_{pkt}	p 类型患者前列腺癌在 k 时期恶化并在 t 时期接受活检的概率
q_{pkt}	p 类型患者前列腺癌在 k 时期恶化并在 t 时期开始时未被检出的概率

　　监护策略的定义是在一个特定的一系列时期中进行活检。与指南(一刀切)策略相反，本章为监护对象提供了一组 S 个策略，其中每个策略 $s \in \mathcal{S} \equiv \{1, 2, \cdots, S\}$ 都针对一个特定的患者类型子组实施，旨在通过有限数量的策略提高监护的精度。为避免决策的琐碎性，本章假定 $S < P$。策略设计和患者类型分配由以下第一阶段决策变量确定。

　　$x_{st} \in \{0,1\}$，表示对所有的 $s = 1, 2, \cdots, S$ 和 $t = 1, 2, \cdots, T$ 而言，策略 s 中 t 时期是否进行活检(是 $x_{st} = 1$，否 $x_{st} = 0$)。

　　$y_{ps} \in \{0,1\}$，表示对所有 $p = 1, 2, \cdots, P$ 和 $s = 1, 2, \cdots, S$ 而言，p 类型患者是否被分配策略 s(是 $y_{ps} = 1$，否 $y_{ps} = 0$)。

　　$w_{pt} = \sum_{s \in \mathcal{S}} x_{st} y_{ps}$ 是一个辅助变量，为了便于阐述而引入，它表示在 t 时期是否为 p 类型患者安排了活检。

　　简言之，分配给 p 类型患者的策略被定义为 $\Pi_p = \{t \mid w_{pt} = 1\}$。

4.3.1 前列腺癌恶化后的第二阶段决策

注意到，$\hat{\pi}$ 和 r 是对随机变量 K_p 的预测样本路径值。相反，监护策略会确定与每个样本路径相对应的概率，以及患者进行活检的概率，这可以通过以下第二阶段决策变量来表示。

$v_{pkt} \in \mathbb{R}$：当前列腺癌在 k 时期恶化时，对于 p 类型患者，在 t 时期末活检检测到前列腺癌症恶化并治疗的概率，其中 $v_{pk,T+1}$ 表示监护结束时未检测到前列腺癌恶化的概率。

$u_{pkt} \in \mathbb{R}$：当前列腺癌在 k 时期恶化时，p 类型患者在 t 时期进行活检的概率。

$q_{pkt} = d_{pt}(1 - \sum_{t'=k}^{t-1} v_{pkt'})$：一个辅助变量，表示在 k 时期前列腺癌恶化时，p 类型患者在 t 时期开始时未被检测到的概率。其中，$v_{pkt'}$ 表示在监护期间前列腺癌恶化未被检测到的概率，d_{pt} 表示 t 到 $t+1$ 期间未被检测到前列腺癌的概率。

请注意，决策变量 u、v 和 q 的定义代表的是概率，它们是第二阶段优化问题中关于第一阶段决策和第二阶段随机变量的概率函数。

4.3.2 模型构建

现在，基于所有枚举的前列腺癌恶化和检测的样本路径，本章将完整的问题表述为以下两阶段随机整数规划：

$$P : \max_{x,y,w} Q(x,y,w) = \sum_{p \in \mathcal{P}} \sum_{k \in \mathcal{K}} \hat{\xi}_{pk} \tilde{Q}(x,y,w,p,k) \tag{4-1}$$

$$\text{s.t.} \sum_{s \in \mathcal{S}} y_{ps} = 1, \quad \forall p \in \mathcal{P} \tag{4-2}$$

$$-w_{pt} + \sum_{s \in \mathcal{S}} x_{st} y_{ps} = 0, \quad \forall p \in \mathcal{P}, t \in \mathcal{T} \tag{4-3}$$

$$x_{st}, y_{ps}, w_{pt} \in \{0,1\} \tag{4-4}$$

式 (4-1) 中，$\hat{\xi}_{pk} = n_p \xi_{pk}$，表示 p 类型患者和前列腺癌在 k 时期发生恶化的患者的预期数量。由于本章的目标是使所有患者的总预期回报最大化，所以本章将 $\hat{\xi}_{pk}$ 放在目标函数 (4-1) 中。约束条件 (4-2) 确保每一种类型的患者都只分配一种策略，约束条件 (4-3) 将 x_{st}，y_{ps} 和 w_{pt} 联系起来，而 w_{pt} 决定是否要为 p 类型患者在 t 时期安排活检测试。此外，$\tilde{Q}(x,y,w,p,k)$ 是与 p 和 k 相关的最大回报，由以下第二阶段递归方案确定。

$$\tilde{Q}(x,y,w,p,k) = \max_{u,v,q} \sum_{t=\bar{k}}^{T+1} r_{pkt} v_{pkt} - \sum_{t\in T} \hat{\pi}_{pkt} u_{pkt} \tag{4-5}$$

$$\text{s.t. } q_{pkt} + d_{pt} \sum_{t'=k}^{t-1} v_{pkt'} = d_{pt}, \quad \forall 1 \leqslant t \leqslant T \tag{4-6}$$

$$-q_{pkt} w_{pt} + u_{pkt} = 0, \quad \forall 1 \leqslant t \leqslant T \tag{4-7}$$

$$-q_{pkt} w_{pt} \sigma + v_{pkt} = 0, \quad \forall k \leqslant t \leqslant T \tag{4-8}$$

$$v_{pk,T+1} + \sum_{t'=k}^{T} v_{pkt'} = 1 \tag{4-9}$$

$$u_{pkt}, v_{pkt}, q_{pkt} \geqslant 0 \tag{4-10}$$

其中，$\bar{k} = \min(k, T+1)$，对于所有的 p 和 k 均有 $v_{pk0} = 0$，且如果 $t \leqslant k$，则求和 $\sum_{t'=k}^{t-1}(\cdot) = 0$。目标函数(4-5)确定与高危前列腺癌检测相关的回报减去与活检测试负效用相关的成本。约束条件(4-6)确定在 t 时期初未被检测出前列腺癌的概率，其条件是在之前的时期内患者未被检测出前列腺癌，且患者在 t 时期继续接受监护。约束条件(4-7)确定在 t 时期接受活检测试的概率，其条件是患者在 t 时期初未被检测出前列腺癌，且在 t 时期被安排了活检测试。约束条件(4-8)确定在 t 时期通过活检检出前列腺癌的概率，其条件是患者接受活检且检测结果为阳性。最后，约束条件(4-9)确定在 T 时期结束时未检测出前列腺癌的概率。

4.3.3　考虑其他性能指标的策略优化模型

P 是基于前列腺癌恶化和检测样本路径枚举的随机规划，不同于传统的基于随机变量抽样的样本均值近似法。通过简单的修改，P 可用于优化不同的标准，如最小化高危前列腺癌检测的预期延迟和最大化预期生存率。

P 可以被直接修改以优化不同的标准，包括但不限于以下内容。

(1)检测延迟：为了减少检测延迟，可设置 $r_{pkt} = \sum_{v=k}^{T} \hat{\pi}_{pkv} - \sum_{v=k}^{t-1} \hat{\pi}_{pkv}$，对于任意 $p \in \mathcal{P}$，$k \in \mathcal{K}$ 并且 $k \leqslant t \leqslant T$。在这种设置下，高危癌症检出时间越早，治疗效果越好。此外，本章对于任意的 $p \in \mathcal{P}$，$t \in \mathcal{T}$ 设置 $d_{pt} = 1$，c_p 是对 p 类型患者而言与延迟一年治疗相比需要多付出的检测成本。

（2）生存率度量：为了提高患者的生存率，可设置 r_{pkt} 表示一定时期（如诊断后10年）内的存活率，其条件是 p 类型患者的前列腺癌在 k 时期恶化，并且在 t 时期得到治疗（如果 $t=T+1$，则表示始终未治疗）。在这种情况下，生存率是治疗时间 t 的非递减函数（即不会随着治疗的提前而降低）。因此，对于任意 $p \in \mathcal{P}$，$t \in \mathcal{T}$ 均有 $d_{pt}=1$。设 c_p 表示使得 p 类型患者生存率提高 1% 时需付出的检测成本。

（3）成本效益度量：为了提高成本效益，可设置 r_{pkt} 作为净货币收益标准，$r_{pkt}=\hat{q}_{pkt}-\hat{c}_{pkt}/\kappa_p$，其中 $\hat{q}_{pkt}$ 是在 t 期治疗 p 类型患者与不治疗相比获得额外的QALY，$\hat{c}_{pkt}$ 是与治疗相关的费用，κ_p 是一个权重因子，意味着患者愿意为增加一个 QALY 支付的同等金额。如果 p 类型患者在 t 期治疗不具有成本效益则设置 $d_{pt}=0$，同时设置 $c_p=\tilde{q}_p+\tilde{c}_p/\kappa_p$，其中 $\tilde{q}_p$ 是 p 类型患者 QALY 的即时负效用，$\tilde{c}_p$ 是 p 类型患者单次活检的成本。

4.3.4 模型线性化

本章将证明单一患者类型的 P 可以被简化为三合取范式（3-CNF）问题，进而说明了该问题属于非确定性多项式（NP）完全性问题。

定义：如果布尔公式被表示为子句的结合（$\wedge$），其中每个子句是布尔变量 x 集合上恰好三个不同元素的分离（$\vee$），则它是三合取范式，或称为 3-CNF。例如，下面是有两个子句的 3-CNF 公式。

$$(x_{11} \vee x_{12} \vee x_{13}) \wedge (x_{21} \vee x_{22} \vee x_{23})$$

如果 $\sum_{j=1}^{3} x_{ij} \geqslant 1, \forall i=1,2$，则上述公式是可满足的。3-CNF 可满足性问题是验证给定的 3-CNF 公式是否可满足。

将监控策略优化问题构造如下：$\mathcal{P}=\{1\}$，$\mathcal{T}=\{1,\cdots,\tau,\cdots,2\tau,\cdots,3\tau,3\tau+1\}$，$\mathcal{K}=\mathcal{T}\cup\{0\}$，$c_p=0$，$\sigma=100\%$，并且

$$\hat{\xi}_{pk}=\begin{cases} 1/\tau, & k-1 \text{ 能被 3 整除} \\ 0, & \text{其他} \end{cases}, r_{pkt}=\begin{cases} \varepsilon, & k \leqslant t \leqslant k+2 \text{ 且 } t \leqslant 3\tau \\ 0, & \text{其他} \end{cases}。$$

对于任意 $p \in \mathcal{P}$，$k \in \mathcal{K}$ 并且 $k \leqslant t \leqslant T$，其中 τ 是一个正整数，ε 是一个正常数。P 的最大收益是 ε，当且仅当通过活检检测到所有恶化的前列腺癌并在恶化后的前三个时期内进行治疗时，才能实现这一收益，也就是 $t \in \{k, k+1, k+2\}$。当 $\sigma=100\%$ 时，此解需要以下布尔公式是一个可行的 3-CNF，于是本章完成了证明。

$$(x_1 \vee x_2 \vee x_3) \wedge (x_4 \vee x_5 \vee x_6) \wedge \cdots \wedge (x_{3\tau-2} \vee x_{3\tau-1} \vee x_{3\tau})$$

P 的 NP 完全性说明该问题不存在一个多项式时间的最优求解算法。本章能够看出，P 在第一阶段的规划中有非线性约束 (4-3)，在第二阶段的规划模型中存在非线性约束 (4-7) 和非线性约束 (4-8)。接下来对模型进行线性化处理。为此，需要对该模型做出以下假设。

假设 1：如果患者处于高危前列腺癌阶段，且未停止监护，本章假设尽早治疗的效果至少与较晚治疗的效果相同，即对于任意 $p \in \mathcal{P}$，$k \in \mathcal{K}$，$k \leqslant t \leqslant T$ 均有 $r_{pkt} \geqslant d_{pt} r_{pkt'}, \forall t+1 \leqslant t' \leqslant T+1$。

假设 1 是推荐治疗高危前列腺癌的根本原因。应用假设 1，第二阶段的补偿函数 $\tilde{Q}(x, y, w, p, k)$ 对于 v_{pkt} 是单调的，这由以下引理指定。

引理 1：在假设 1 的条件下，当第一阶段的决策变量 x、y 和 w 固定时，且 $d_{pt} = 1$ 时，对于所有 $p \in \mathcal{P}, k \in \mathcal{K}, k \leqslant t \leqslant T$，$\tilde{Q}(x, y, w, p, k)$ 随着 v_{pkt} 的增加而单调递增。

证明：令 $\delta(x)$ 表示 x 的变化。假设 $t \geqslant k$ 且患者未检测出前列腺癌，那么将在 $\{t, \cdots, T\}$ 中的某一时期检测，或在 $T+1$ 时期保持未检测。根据式 (4-9)，随着 v_{pkt} 的增加 (即 $\delta(v_{pkt}) > 0$)，对于所有 $p \in \mathcal{P}$ 和 $k \in \mathcal{K}$，以下方程始终成立：

$$\delta(v_{pkt}) + \sum_{t'=t}^{T+1} \delta(v_{pkt'}) = 0$$

根据假设 1，$r_{pkt} \geqslant d_{pt} r_{pkt'}$，$\forall t+1 \leqslant t' \leqslant T+1$，因此

$$r_{pkt} \delta(v_{pkt}) + \sum_{t'=t}^{T+1} r_{pkv} \delta(v_{pkv}) \geqslant r_{pkt} \left(\delta(v_{pkt}) + \sum_{t'=t}^{T+1} r_{pkv} \delta(v_{pkt'}) \right) \geqslant 0$$

当 $d_{pt} = 1$ 时，上式对于所有 $p \in \mathcal{P}$，$k \in \mathcal{K}$，以及 $k \leqslant t \leqslant T$ 成立。此外，当 $d_{pt'} = 1$ 时，随着 v_{pkt} 增加，对于所有 $t+1 \leqslant t' \leqslant T$，$q_{pkt'}$ 都不增加。其原因如下：

$$q_{pk,t+1} = 1 - \sum_{t'=k}^{t-1} v_{pkt'} - v_{pkt} = q_{pkt} - (q_{pkt} w_{pt} \sigma) = q_{pkt}(1 - w_{pt} \sigma)$$

其中，第一个等式来自式 (4-6)，第二个等式是同类项合并，且当 $d_{pt} = d_{p,t+1} = 1$ 时成立。根据式 (4-7)，可进一步得出，对于所有 $t+1 \leqslant t' \leqslant T$，$u_{pk,t'}$ 不增加。因此，随着 v_{pkt} 的增加，对于所有 $p \in \mathcal{P}$，$k \in \mathcal{K}$，以及 $k \leqslant t \leqslant T$，当 $d_{pt} = 1$ 时，

$\tilde{Q}(x,y,w,p,k)$ 不减少，证毕。

利用引理 1，进一步得到以下定理。

定理 1：在假设 1 的条件下，v_{pkt} 和 u_{pkt} 会在 P 的最优解处自动达到它们的上下界。

证明：证明很直接，即

当 $d_{pt}=0$ 时，根据式(4-6)和式(4-8)，v_{pkt} 被强制为零。

当 $d_{pt}=1$ 时，v_{pkt} 将达到其上界以最大化 $\tilde{Q}(x,y,w,p,k)$ (引理 1)，证毕。

定理 1 有助于在线性化公式时约束 v_{pkt} 和 u_{pkt}。具体来说，约束条件(4-7)可以改写为

$$u_{pkt} - q_{pkt} - \hat{M}_{pt}w_{pt} \geqslant -\hat{M}_{pt}, \quad \forall 1 \leqslant t \leqslant T \tag{4-11}$$

这强制要求如果 $w_{pkt}=1$，则 $u_{pkt} \geqslant v_{pkt}$，当 $u_{pkt} \geqslant 0$，其中 M_{pt} 是一个足够大的数(也称为大 M 系数)，而约束条件(4-8)可以改写为

$$v_{pkt} - \sigma q_{pkt} \leqslant 0, \quad \forall k \leqslant t \leqslant T \tag{4-12}$$

$$v_{pkt} - M_{pt}w_{pt} \leqslant 0, \quad \forall k \leqslant t \leqslant T \tag{4-13}$$

这强制要求如果 $w_{pt}=1$，则 $v_{pkt} \leqslant \sigma q_{pkt}$，否则 $v_{pkt} \leqslant 0$，其中 M_{pt} 是大 M 系数。本章通过去除辅助决策变量 w_{pt} 来进一步线性化第一阶段的规划，并给出了 P 的广义线性化模型。

以下是 P 的线性化重新表述，将 x_{st}、y_{ps} 视为第一阶段决策变量，将 u_{pkt} 和 $\hat{v}_{pkst}$ 视为第二阶段决策变量(注意，在本节中，v_{pkt} 被扩展为 $\hat{v}_{pkst}$，用于表达检测到前列腺癌的概率对策略的依赖性，并且 $v_{pkt} = \sum_{s \in \mathcal{S}} \hat{v}_{pkst}$)。由于第二阶段决策完全依赖于 x_{st} 和 y_{ps}，本章将模型重新表述为混合整数规划，如下所示：

$$\text{MIP}: \max_{x,y,u,\hat{v}} \sum_{p \in \mathcal{P}} \sum_{k \in \mathcal{K}} \hat{\xi}_{pk} \left[\sum_{t=k}^{T+1} \sum_{s \in \mathcal{S}} r_{pkt}\hat{v}_{pkst} - \sum_{t \in \mathcal{T}} \hat{\pi}_{pkt}u_{pkt} \right] \tag{4-14}$$

$$\text{s.t.} \; \hat{v}_{pkst} + d_{pt}\sigma \sum_{t'=k}^{t-1} \hat{v}_{pkst'} \leqslant d_{pt}\sigma, \quad \forall p \in \mathcal{P}, k \in \mathcal{K}, s \in \mathcal{S}, k \leqslant t \leqslant T \tag{4-15}$$

$$\sum_{k=t}^{K+1} \hat{v}_{pkst} \leqslant M_{pt}x_{st}, \quad \forall p \in \mathcal{P}, s \in \mathcal{S}, 1 \leqslant t \leqslant T \tag{4-16}$$

$$\sum_{k\in\mathcal{K}}\sum_{t=k}^{T}\hat{v}_{pkst} \leqslant \hat{M}_p y_{ps}, \quad \forall p\in\mathcal{P}, s\in\mathcal{S} \tag{4-17}$$

$$\sum_{t=k}^{T+1}\hat{v}_{pkst} \leqslant y_{ps}, \quad \forall p\in\mathcal{P}, k\in\mathcal{K}, s\in\mathcal{S} \tag{4-18}$$

$$-u_{pkt}-\sum_{t'=k}^{t-1}\hat{v}_{pkst'} \leqslant 2-d_{pt}-x_{st}-y_{ps}, \quad \forall p\in\mathcal{P}, k\in\mathcal{K}, s\in\mathcal{S}, 1\leqslant t\leqslant T \tag{4-19}$$

$$x_{st}, y_{ps}\in\{0,1\}, u_{pkt}, \hat{v}_{pkst}\geqslant 0 \tag{4-20}$$

式(4-14)是结合了式(4-1)和式(4-5)的总期望回报。式(4-15)～式(4-18)对式(4-6)和式(4-12)～式(4-13)进行了重新表述，它们共同确定了 $\hat{v}_{pkst}$ 的上界，其中式(4-15)要求 $\hat{v}_{pkst}\leqslant d_{pt}\sigma(1-\sum_{t'=k}^{t-1}\hat{v}_{pkst'})$，如果进行活检，这是在 t 期被检测到的最大概率；式(4-16)～式(4-18)要求当 $x_{st}=0$ 或 $y_{ps}=0$ 时，$\hat{v}_{pkst}\leqslant 0$。式(4-19)重新表述式(4-7)，确定 u_{pkt} 的下界，也即当 $d_{pt}=1$，$x_{st}=1$，$y_{ps}=1$ 时有 $u_{pkt}\geqslant 1-\sum_{t'=k}^{t-1}\hat{v}_{pkst'}$，否则 $u_{pkt}\geqslant 0$。重组可以被展示如下。

当 $x_{st}+y_{ps}+d_{pt}\leqslant 2$ 时，式(4-19)总是成立，因为左侧是非正的，而右侧是非负的。

当 $x_{st}+y_{ps}+d_{pt}=3$，也即 $x_{st}=1$，$y_{ps}=1$，并且 $d_{pt}=1$ 时，本章有 $q_{pkt}=d_{pt}(1-\sum_{t'=k}^{t-1}v_{pkt'})=1-\sum_{t'=k}^{t-1}\hat{v}_{pkst'}$ 并且 $w_{pt}=x_{st}y_{ps}=1$，在这种情况下，式(4-19)可以重写为

$$-u_{pkt}+q_{pkt}\leqslant 1-w_{pt}, \quad \forall p\in\mathcal{P}, k\in\mathcal{K}, 1\leqslant t\leqslant T$$

当本章将大 M 系数 $\hat{M}_{pt}$ 设置为 1 时，它等同于式(4-7)。

4.3.5 策略指派的实际约束

本章通过假设每个患者类型的子集 $\hat{\mathcal{P}}$ 的分配是连续的，引入有效的不等式。具体而言，如果将患者类型 $p-1$ 和 $p+1$ 分配给策略 s，那么患者类型 p 必须分配到相同的策略。这产生了下面易于分配的约束条件：

$$y_{p_j s} + y_{p_j, s+1} \geqslant y_{p_{j-1}, s}, \quad \forall 2 \leqslant j \leqslant |\widehat{\mathcal{P}}|, 1 \leqslant s \leqslant S-1 \tag{4-21}$$

$$y_{p_j S} \geqslant y_{p_{j-1}, S}, \quad \forall 2 \leqslant j \leqslant |\widehat{\mathcal{P}}| \tag{4-22}$$

式中，p_j 表示 $\widehat{\mathcal{P}}$ 中第 j 个患者类型。约束条件式 (4-21) 和式 (4-22) 自然地打破了分配决策之间的对称性，有可能削减了大量同样有效的解决方案。因此，约束条件式 (4-21) 和式 (4-22) 可以显著提高计算效率。

最后，本章将 MIP 的线性化模型与易于分配的约束条件式 (4-21) 和式 (4-22) 组合起来称为模型 $\widehat{P}$。本章为模型 $\widehat{P}$ 开发了基于 Benders 分解法的解决方案方法论，以此来有效解决实际规模的问题实例。

4.4　静态监护策略和动态监护策略的比较

4.4.1　两类监护策略优化模型的等价条件

在第 3 章的 POMDP-监护模型中，信念状态更新与每个时期所选择的动作和观测到的情况无关，这使得其解等价于一个静态策略，即所有动作都可以在时期开始时进行，因为随后期间所观察到的动态信息对决策没有影响。

在下面的定理中，本章证明了 POMDP-监护模型的解等价于 P 的一个特殊情况下的解，即只有一种患者类型，并且所有参数 $\hat{\pi}_{pkt}$，r_{pkt} 与 k 无关。

定理 2：在 P 的一个特殊情况即 $|\mathcal{P}|=1$ 时，$\hat{\pi}_{pkt}$、r_{pkt} 与 k 无关，即对于所有 k，有 $\hat{\pi}_{pkt} = \tilde{\pi}_{pt}$，$r_{pkt} = R_t(T)$，$r_{pk,T+1} = R_{\bar{T}+1}(T)$，POMDP-监护模型在对应于任何给定策略 Π 的解下可以获得与 P 相同的总期望回报，使得

$$A_t^{\Pi} = \begin{cases} B, & w_{pt}^{\Pi} = 1 \\ W, & w_{pt}^{\Pi} = 0 \end{cases} \tag{4-23}$$

对于所有 $1 \leqslant t \leqslant \bar{T}$ 均成立，其中 A_t^{Π} 是在 POMDP-监护模型中选择的动作，w_{pt}^{Π} 是 P 的第一阶段决策。

证明：在此证明中，本章考虑 $\xi_{pk} = \hat{\xi}_{pk}$，因为只有一种患者类型。

令 ΔV_t^{Π} 表示在策略 Π 下 t 时期在 POMDP-监护模型中获得的预期回报，因此可以根据式 (4-3) 确定如下：

$$\Delta V_t^{\Pi} = \begin{cases} \left(R_t(b_t, A_t^{\Pi}) + \bar{p}_t(T \mid b_t, A_t^{\Pi}) \bar{R}_t(T) \right) \prod_{t'=1}^{t-1} \left(1 - \bar{p}_{t'}(T \mid b_{t'}, A_{t'}^{\Pi}) \right), & 1 \leqslant t \leqslant \bar{T} \\ \bar{R}_{\bar{T}+1}(T) \prod_{t'=1}^{t-1} \left(1 - \bar{p}_{t'}(T \mid b_{t'}, A_{t'}^{\Pi}) \right), & t = \bar{T}+1 \end{cases}$$

$$(4\text{-}24)$$

其中，当 $A_t^{\Pi} = B$ 时，$R_t(b_t, B) = -d_{pt}\tilde{\pi}_{pt}$ ；当 $A_t^{\Pi} = W$ 时，$R_t(b_t, W) = 0$ ，$\bar{p}_t(T \mid b_t, W) = 0$ ，这些等式对于所有的 b_t 均成立。并且，置信状态 b_t 独立于策略 Π ，因为它只由式（4-4）确定。ΔQ_t^{Π} 表示一名患者在策略 Π 下在 t 时期收到的预期回报。它将根据式（4-1）以及式（4-5）～式（4-9）决定，如下所示：

$$\Delta Q_t^{\Pi} = \begin{cases} \sum_{k \leqslant t} \xi_{pk} r_{pkt} v_{pkt}^{\Pi} - \sum_{k \in \mathcal{K}} \xi_{pk} \hat{\pi}_{pkt} u_{pkt}^{\Pi}, & 1 \leqslant t \leqslant \bar{T} \\ 0, & \bar{T}+1 \leqslant t \leqslant T \\ \sum_{k \in \mathcal{K}} \xi_{pk} \left(1 - \sum_{t'=k}^{T} v_{pkt'}^{\Pi} \right) r_{pk, T+1}, & t = T+1 \end{cases}$$

$$(4\text{-}25)$$

其中，v_{pkt}^{Π} 和 u_{pkt}^{Π} 是策略 Π 下问题 P 的第二阶段决策。接下来的证明中，本章在步骤 1 展示了对于所有的 $1 \leqslant t \leqslant \bar{T}$ 均有 $\Delta Q_t^{\Pi} = \Delta V_t^{\Pi}$ ，在步骤 2 展示了 $\Delta Q_{\bar{T}+1}^{\Pi} = \Delta V_{\bar{T}+1}^{\Pi}$ 。

步骤 1：证明对于所有 $1 \leqslant t \leqslant \bar{T}$ ，$\Delta Q_t^{\Pi} = \Delta V_t^{\Pi}$ 。根据式（4-25），本章将 ΔQ_t^{Π} 重新表述如下：

$$\Delta Q_t^{\Pi} = \sum_{k \leqslant t} \xi_{pk} r_{pkt} q_{pkt}^{\Pi} w_{pt}^{\Pi} \sigma - \sum_{k \in \mathcal{K}} \xi_{pk} \hat{\pi}_{pkt} q_{pkt}^{\Pi} w_{pt}^{\Pi} \tag{4-26}$$

$$= \sum_{k \in \mathcal{K}} \xi_{pk} q_{pkt}^{\Pi} \left[-w_{pt}^{\Pi} \tilde{\pi}_{pt} + 1_{\{k \leqslant t\}} w_{pt}^{\Pi} \sigma \bar{R}_t(T) \right] \tag{4-27}$$

$$= \sum_{k \in \mathcal{K}} \xi_{pk} q_{pkt}^{\Pi} \left[R_t(b_t, A_t^{\Pi}) + \bar{p}_t(T \mid b_t, A_t^{\Pi}) \bar{R}_t(T) \right] \tag{4-28}$$

$$= \left[R_t(b_t, A_t^{\Pi}) + \bar{p}_t(T \mid b_t, A_t^{\Pi}) \bar{R}_t(T) \right] \prod_{t'=1}^{t-1} \left(1 - \bar{p}_{t'}(T \mid b_{t'}, A_{t'}^{\Pi}) \right) \tag{4-29}$$

其中，如果 x 为真，则 $1_{\{x\}}$ 返回 1，否则返回 0。式（4-26）是根据式（4-7）$u_{pkt} = q_{pkt} w_{pt}$ 和式（4-8）$v_{pkt} = q_{pkt} w_{pt} \sigma$ 得出的条件。式（4-27）是根据对于所有 k ，

$\hat{\pi}_{pkt} = \tilde{\pi}_{pt}$ 和 $r_{pkt} = R_t(T)$ 的条件得出。式(4-28)是根据 $R_t(b_t, A_t^{\Pi})$ 和 $\bar{p}_t(T \mid b_t, A_t^{\Pi})\bar{R}_t$ 的定义得出。最后一个方程(4-29)是根据引理 2 得出,该引理会在此证明之后给出。

步骤 2:本章证明 $\Delta Q_{T+1}^{\Pi} = \Delta V_{\bar{T}+1}^{\Pi}$。根据式(4-6)、式(4-7)以及 $d_{pt} = 0$,对于所有 $\bar{T}+1 \leqslant t \leqslant T$ 均有 $v_{pkt}^{\Pi} = 0$,因此 $\sum_{t'=k}^{T} v_{pkt'}^{\Pi} = \sum_{t'=k}^{\bar{T}} v_{pkt'}^{\Pi}$,进而 $\sum_{k \in \mathcal{K}} \xi_{pk}\left(1 - \sum_{t'=k}^{T} v_{pkt'}^{\Pi}\right) r_{pk,T+1} =$

$\sum_{k \in \mathcal{K}} \xi_{pk}\left(1 - \sum_{t'=k}^{\bar{T}} v_{pkt'}^{\Pi}\right) R_{\bar{T}+1}(T) = \prod_{t'=1}^{t-1}\left(1 - \bar{p}_{t'}(T \mid b_{t'}, A_{t'}^{\Pi})\right) R_{\bar{T}+1}(T)$。

结合步骤 1 和步骤 2,POMDP-监护模型和问题 P 在监护的每个时期获得了相同的期望回报,因此它们在策略 Π 下实现了相同的总期望回报,证毕。

引理 2:在 t 时期的监护中未诊断前列腺癌的总概率等于以下 POMDP-监护模型中得出的概率:

$$\sum_{k \in \mathcal{K}} q_{pkt}^{\Pi} \xi_{pk} = \prod_{t'=1}^{t-1}\left(1 - \bar{p}_{t'}(T \mid b_{t'}, A_{t'}^{\Pi})\right), \quad \forall 1 \leqslant t \leqslant \bar{T}$$

证明:回顾一下,$\bar{p}_t(T \mid b_t, W) = 0$,而对于所有 $1 \leqslant t \leqslant \bar{T}$,$d_{pt} = 1$,本章使用以下两个步骤通过归纳法来证明这个引理。

步骤 1:根据式(4-6),$\sum_{k \in \mathcal{K}} q_{pk1}^{\Pi} \xi_{pk} = \sum_{k \in \mathcal{K}} d_{p1} \xi_{pk} = 1$,因此引理 2 为真。

步骤 2:假设引理 2 对 t 为真,本章证明其对 $t+1$ 也为真。

根据式(4-6),$\sum_{k \in \mathcal{K}} q_{pkt}^{\Pi} \xi_{pk}$ 可按以下方式重写:

$$\sum_{k \in \mathcal{K}} q_{pkt}^{\Pi} \xi_{pk} = \sum_{k \in \mathcal{K}}\left(1 - \sum_{t'=k}^{t} v_{pkt'}^{\Pi}\right) \xi_{pk}$$

$$= \sum_{k \in \mathcal{K}}\left(1 - \sum_{t'=k}^{t-1} v_{pkt'}^{\Pi} - v_{pkt}^{\Pi}\right) \xi_{pk}$$

$$= \sum_{k \in \mathcal{K}}\left(q_{pkt}^{\Pi} - 1_{\{k \leqslant t\}} q_{pkt}^{\Pi} w_{pt}^{\Pi} \sigma\right) \xi_{pk}$$

$$= \sum_{k \in \mathcal{K}} q_{pkt}^{\Pi} \xi_{pk}\left(1 - 1_{\{k \leqslant t\}} w_{pt}^{\Pi} \sigma\right)$$

其中,如果 x 为真,则 $1_{\{x\}}$ 返回 1,否则返回 0。观察到 $1_{\{k \leqslant t\}} w_{pt}^{\Pi} \sigma$ 为 t 时期新检测到的前列腺癌概率,因此对于所有 k,$1_{\{k \leqslant t\}} w_{pt}^{\Pi} \sigma = \bar{p}_t(T \mid b_t, A_t^{\Pi})$ 成立。此外

$\sum\limits_{k \in \mathcal{K}} q_{pkt}^{\Pi} \xi_{pk}$ 等于 $\prod\limits_{t'=1}^{t-1} \left(1 - \bar{p}_{t'}(T \mid b_{t'}, A_{t'}^{\Pi})\right)$ 在 t 时期归纳给出的概率，本章可以进一步

将 $\sum\limits_{k \in \mathcal{K}} q_{pkt}^{\Pi} \xi_{pk}$ 重写如下：

$$\sum_{k \in \mathcal{K}} q_{pkt}^{\Pi} \xi_{pk} = \left(1 - \bar{p}_t(T \mid b_t, A_t^{\Pi})\right) \prod_{t'=1}^{t-1} \left(1 - \bar{p}_{t'}(T \mid b_{t'}, A_{t'}^{\Pi})\right) = \prod_{t'=1}^{t} \left(1 - \bar{p}_{t'}(T \mid b_{t'}, A_{t'}^{\Pi})\right)$$

因此，引理 2 对 $t+1$ 适用，证毕。

定理 2 适用于任何可行的策略，包括能够最大化总期望回报的最优策略 Π^*。因此，当 $|\mathcal{P}|=1$ 时，$\hat{\pi}_{pkt}$ 和 r_{pkt} 与 k 无关，POMDP-监护模型的解和 P 的解是等价的，这也就意味着 POMDP-监护模型是 P 的一个特例。

4.4.2 多类静态监护策略优化模型的优缺点

基于式(4-3)和定理 2，本章总结了在多患者类型和多状态情况下，P 相对于 POMDP-监护模型的优点和缺点如下。

优点：当 $|\mathcal{P}| \geqslant |\mathcal{S}|$ 时，多个患者类型共享同一个监护策略以保持实施的便捷性。对于 P 而言，策略数量可以通过分配决策进行控制，从而产生一个额外的决策变量 $|\mathcal{P}|$。相比之下，在 POMDP-监护模型中，策略数量可以通过协调多个患者类型的动作进行控制(Amato and Oliehoek, 2015)，这会产生一个具有所有患者类型的联合信念空间的多智能体 POMDP，并且需要将信念空间从 $|\mathcal{S}|$ 扩展到 $|\mathcal{S}|^{|\mathcal{P}|}$。因此，随着 $|\mathcal{P}|$ 的增加，POMDP 监控模型的信念空间相对于 $|\mathcal{P}|$ 呈指数级增长，而 P 的信念空间相对于 $|\mathcal{P}|$ 仅呈线性增长。

缺点：P 适用于临床应用中的二分健康状况($|\mathcal{S}|=2$)，但相对于 POMDP-监护模型而言，P 在扩大规模以考虑多种潜在状态上并不直观。这是因为在 P 中，ξ_{pk} 仅定义了从低危到高危前列腺癌不可逆状态转换的概率。本章提出的模型可以很容易地扩展到有两个以上状态的自左向右马尔可夫模型(见 4.4.3 节)；然而，对于更一般的转移动态的扩展则不太直观，这可能是未来研究的一个课题。另外，从实际角度来看，在临床应用中，二分健康状况非常普遍，本章通过监护来发现需要治疗的健康状况变化。

4.4.3 扩展到具有多个潜伏状态的马尔可夫模型

本章提出了一种简单的方法，将 P 扩展到具有两个以上状态的单向马尔可夫模型，其中状态之间的恶化是依序且不可逆的(这种情况在癌症监护和其他可能的领域出现过)。本章用 $\mathcal{L}$ 表示一组由 $l = 0, 1, \cdots, L$ 索引的潜在状态，其中 L 是潜在

状态的总数。为了制定模型扩展，本章需要进行以下附加假设。

假设 2：$\mathcal{L}$ 中潜在状态之间的恶化与活检测试无关。

假设 3：所有潜在状态都是有序的，其中 $l = 1$ 是最不严重的状态，$l = L$ 是最严重的状态。此外，存在一个明确的分类器 $\tilde{l}$，使得对于所有状态 l，当 $\tilde{l} \leqslant l \leqslant L$ 时需要在检出后治疗，而 $0 \leqslant l \leqslant \tilde{l} - 1$ 时不是恶性且不需要治疗。

本章扩展 $\hat{\xi}_{pk}$，$\hat{\pi}_{pkt}$，r_{pkt}，v_{pkt}，u_{pkt} 以及 q_{pkt} 符号使其依赖于 l，分别为 $\hat{\xi}_{pk}^{l}$，$\hat{\pi}_{pkt}^{l}$，r_{pkt}^{l}，v_{pkt}^{l}，u_{pkt}^{l} 以及 q_{pkt}^{l}，根据假设 2 和假设 3，考虑多个潜在状态的模型扩展（EP），制定为以下两阶段随机整数规划：

$$\text{EP} : \max_{x,y,w} Q(x,y,w) = \sum_{p \in \mathcal{P}} \sum_{k \in \mathcal{K}} \sum_{l \in \mathcal{L}} \hat{\xi}_{pk}^{l} \tilde{Q}(x,y,w,p,k,l) \tag{4-30}$$

$$\text{s.t. 约束(4-6)和约束(4-7)}$$

$$x_{st}, y_{ps}, w_{pt} \in \{0,1\} \tag{4-31}$$

其中，$\tilde{Q}(x,y,w,p,k,l)$ 是与 p，k，l 相关的最大回报，由以下的第二阶段补救规划确定：

$$\tilde{Q}(x,y,w,p,k,l) = \max_{u,v,q} \sum_{t=\bar{k}}^{T+1} r_{pkt}^{l} v_{pkt}^{l} - \sum_{t \in T} \hat{\pi}_{pkt}^{l} u_{pkt}^{l} \tag{4-32}$$

$$\text{s.t. } q_{pkt}^{l} + d_{pt} \sum_{t'=k}^{t-1} v_{pkt'}^{l} = d_{pt}, \quad \forall 1 \leqslant t \leqslant T, 0 \leqslant l \leqslant L \tag{4-33}$$

$$-q_{pkt}^{l} w_{pt} + u_{pkt}^{l} = 0, \quad \forall 1 \leqslant t \leqslant T, 0 \leqslant l \leqslant L \tag{4-34}$$

$$v_{pkt}^{l} = 0, \quad \forall k \leqslant t \leqslant T, 0 \leqslant l \leqslant \tilde{l} - 1 \tag{4-35}$$

$$-q_{pkt}^{l} w_{pt} \sigma + v_{pkt}^{l} = 0, \quad \forall k \leqslant t \leqslant T, \tilde{l} \leqslant l \leqslant L \tag{4-36}$$

$$v_{pk,T+1}^{l} + \sum_{t'=k}^{T} v_{pkt'}^{l} = 1, \quad \forall 0 \leqslant l \leqslant L \tag{4-37}$$

$$u_{pkt}^{l}, v_{pkt}^{l}, q_{pkt}^{l} \geqslant 0 \tag{4-38}$$

4.5　模型的 Benders 分解

Benders 分解是一种求解大规模随机整数规划模型的著名方法（Benders，

1962)，当不确定性用场景表示时，这些模型往往具有特殊的块结构。Rahmaniani 等(2017)和 van Ackooij 等(2018)对 Benders 分解进行了全面的描述。

根据 Benders 分解的标准方法，本章提出了一个 $\hat{P}$ 松弛主问题(relaxed master problem，RMP)，确定第一阶段的决策变量，x 和 y，并通过累积迭代最优切割来依次约束 RMP 的目标值 η，直到 RMP 找到可行解。具体而言，RMP 定义如下：

$$\text{RMP}: \max_{(x,y)\in\mathcal{X}} \eta \tag{4-39}$$
$$\text{s.t.} \quad \mathcal{F}_v(\eta,x,y)$$

式中，$\mathcal{X} = \{(x,y) \mid (4\text{-}2),(4\text{-}21),(4\text{-}22)\}$ 定义了 x 和 y 的可行域，$\mathcal{F}_v(\eta,x,y)$ 定义了累积到迭代 v 时的最优切割集合。

4.5.1 基于逻辑的最优割平面设计

由于式(4-11)～式(4-13)中存在大 M 系数，传统的 Benders 分解无法充分解决实际问题，导致子问题的线性规划松弛性较差，最优切割减弱。本章认为，一个不利用线性规划松弛的 LBD 可能有助于 $x_t \in \{0,1\}, v_{pkt}, u_{pkt} \geq 0$，缓解大 M 系数的影响(Hooker and Ottosson，2003)。

首先，为了实现 LBD，本章考虑定义在给定一组患者类型 $\hat{P}$ 上的单一策略问题(single strategy problem，SSP)，其中所有患者共享相同的策略。因此，SSP 中的第一阶段决策变量被限制为决定对单一策略进行活检的时期，即 $x_t \in \{0,1\}$，对所有的 $t \in \mathcal{T}$。该问题可以表述为如下的混合整数规划问题：

$$\text{SSP}: \hat{Q}(\hat{P}) = \max_{x,v,u} \sum_{p\in\hat{P}} \sum_{k\in\mathcal{K}} \hat{\xi}_{pk} \left[\sum_{t=k}^{T+1} r_{pkt} v_{pkt} - \sum_{t\in\mathcal{T}} \hat{\pi}_{pkt} u_{pkt} \right] \tag{4-40}$$

$$\text{s.t.} \quad v_{pkt} + d_{pt}\sigma \sum v_{pkt'} \leq d_{pt}\sigma, \quad \forall p\in\hat{P}, k\in\mathcal{K}, k\leq t\leq T \tag{4-41}$$

$$\sum_{k\in\mathcal{K}} v_{pkt} \leq M_{pt} x_t, \quad \forall p\in\hat{P}, 1\leq t\leq T \tag{4-42}$$

$$\sum_{t=k}^{T} v_{pkt} = 1, \quad \forall p\in\hat{P}, k\in\mathcal{K} \tag{4-43}$$

$$-u_{pkt} - \sum v_{pkt'} \leq 1 - d_{pt} - x_t, \quad \forall p\in\hat{P}, k\in\mathcal{K}, 1\leq t\leq T \tag{4-44}$$

$$x_t \in \{0,1\}, v_{pkt}, u_{pkt} \geq 0 \tag{4-45}$$

命题 1：本章定义 $\delta_{\hat{P}}$ 为限制患者在 $\hat{P}$ 中分享相同策略的回报损失，其中

$$\delta_{\hat{\mathcal{P}}} = \sum_{p \in \hat{\mathcal{P}}} \hat{Q}(\{p\}) - \hat{Q}(\hat{\mathcal{P}}) \geqslant 0 \tag{4-46}$$

$\hat{Q}(\{p\})$ 为单个患者类型 p 对应的最优回报。

命题 1 表明，增加策略的数量总是有利于给定患者类型集合的总回报。因此，总期望收益的最大值 $\bar{\eta}$ 是在每个患者类型都有个体策略时达到的，可以确定如下：

$$\bar{\eta} = \sum_{p \in \mathcal{P}} \hat{Q}(\{p\}) \tag{4-47}$$

基于迭代 v 时 RMP 的在位解，本章构造了一个患者子集 $\hat{\mathcal{P}}_s^v = \{p \in \mathcal{P} | y_{ps}^v = 1\}$，以对应分配给策略 s 的患者类型。这些患者类型被迫分享相同的策略，这种限制可能会导致回报损失。直接遵循命题 1，策略 s 中的回报损失可以由以下约束决定：

$$\hat{Q}(\hat{\mathcal{P}}_s^v) + \delta_{\hat{\mathcal{P}}_s^v} \leqslant \sum_{p \in \hat{\mathcal{P}}_s^v} \hat{Q}(\{p\}), \quad y_{ps} = 1 \ \forall p \in \hat{\mathcal{P}}_s^v \tag{4-48}$$

式中，$\delta_{\hat{\mathcal{P}}_s^v}$ 为限制患者 $\hat{\mathcal{P}}_s^v$ 的回报损失，定义见式(4-46)。意味着，如果所有的患者类型都被分配到策略 s 中，那么回报损失就会被强制实施；否则，放松约束。该约束可以重新表述为

$$\hat{Q}(\hat{\mathcal{P}}_s^v) + \delta_{\hat{\mathcal{P}}_s^v} \sum_{p \in \hat{\mathcal{P}}_s^v} y_{ps} \leqslant \sum_{p \in \hat{\mathcal{P}}_s^v} \hat{Q}(\{p\}) + \delta_{\hat{\mathcal{P}}_s^v}(|\hat{\mathcal{P}}_s^v| - 1) \tag{4-49}$$

约束(4-49)可以同时应用于所有策略。总回报损失是所有策略的损失之和，即 $\sum_{s \in \mathcal{S}} \delta_{\hat{\mathcal{P}}_s^v}$。之后，本章在迭代 v 时给 $\mathcal{F}_v(\eta, x, y)$ 加上如下的最优割平面：

$$\eta + \sum_{s \in \mathcal{S}} \left(\delta_{\hat{\mathcal{P}}_s^v} \sum_{p \in \hat{\mathcal{P}}_s^v} y_{ps} \right) \leqslant \bar{\eta} + \sum_{s \in \mathcal{S}} \left(\delta_{\hat{\mathcal{P}}_s^v}(|\hat{\mathcal{P}}_s^v| - 1) \right) \tag{4-50}$$

式中，η 为 RMP 的目标值，是当前等于 $\sum_{s \in \mathcal{S}} \hat{Q}(\hat{\mathcal{P}}_s^v)$ 的总期望报酬；$\bar{\eta}$ 为式(4-47)中定义的总期望报酬的最大值。

4.5.2 标准 Benders 分解及计算结果

本章还基于包含许多大 M 系数的子问题的对偶线性规划松弛，提出了一个标准的 Benders 分解(SBD)。通过计算研究，本章发现 LBD 方法明显优于 SBD 方

法和标准的分支切割算法。

按照 SBD 法，本章使用 $\hat{P}$ 的对偶子问题（dual subproblem，DSP）来确定给定解 (x, y) 的期望回报，并生成以下优化截面添加到 $\mathcal{F}_v(\eta, x, y)$ 中：

$$\eta \leqslant \sum_{p \in \mathcal{P}} \sum_{k \in \mathcal{K}} \sum_{s \in \mathcal{S}} \sum_{t=k}^{t-1} d_{pt} \sigma \bar{\alpha}_{pkst} + \sum_{p \in \mathcal{P}} \sum_{s \in \mathcal{S}} \sum_{t \in T} M_{pt} \bar{\beta}_{pst} x_{st} + \sum_{p \in \mathcal{P}} \sum_{s \in \mathcal{S}} \hat{M}_p \bar{\gamma}_{ps} y_{ps}$$
$$+ \sum_{p \in \mathcal{P}} \sum_{k \in \mathcal{K}} \sum_{s \in \mathcal{S}} \bar{\theta}_{pks} y_{ps} + \sum_{p \in \mathcal{P}} \sum_{k \in \mathcal{K}} \sum_{s \in \mathcal{S}} \sum_{t \in T} (2 - d_{pt} - x_{st} - y_{ps}) \bar{\chi}_{pkst} \tag{4-51}$$

式中，$\bar{\alpha}$，$\bar{\beta}$，$\bar{\gamma}$，$\bar{\theta}$ 以及 $\bar{\chi}$ 为以下对偶子问题的最优解：

$$\text{DSP}: \min_{\alpha, \beta, \gamma, \theta, \chi} \sum_{p \in \mathcal{P}} \sum_{k \in \mathcal{K}} \sum_{s \in \mathcal{S}} \sum_{t=k}^{t-1} d_{pt} \sigma \alpha_{pkst} + \sum_{p \in \mathcal{P}} \sum_{s \in \mathcal{S}} \sum_{t \in T} M_{pt} x_{st} \beta_{pst} + \sum_{p \in \mathcal{P}} \sum_{s \in \mathcal{S}} \hat{M}_p y_{ps} \gamma_{ps}$$
$$+ \sum_{p \in \mathcal{P}} \sum_{k \in \mathcal{K}} \sum_{s \in \mathcal{S}} \theta_{pks} y_{ps} + \sum_{p \in \mathcal{P}} \sum_{k \in \mathcal{K}} \sum_{s \in \mathcal{S}} \sum_{t \in T} (2 - d_{pt} - x_{st} - y_{ps}) \chi_{pkst} \tag{4-52}$$

$$\text{s.t. } \alpha_{pkst} + \sigma \sum_{t'=t+1}^{T} d_{pt'} \alpha_{pkst'} + \beta_{pst} + \gamma_{ps} + \theta_{pks} - \sum_{t'=t+1}^{T} \chi_{pkst'} \geqslant r_{pkt} \hat{\xi}_{pk} \tag{4-53}$$
$$\forall p \in \mathcal{P}, k \in \mathcal{K}, s \in \mathcal{S}, k \leqslant t \leqslant T$$

$$\sum_{s \in \mathcal{S}} \theta_{pks} \geqslant r_{pk,T+1} \hat{\xi}_{pk}, \quad \forall p \in \mathcal{P}, k \in \mathcal{K} \tag{4-54}$$

$$-\sum_{s \in \mathcal{S}} \chi_{pkst} \geqslant -\hat{\pi}_{pkt} \hat{\xi}_{pk}, \quad \forall p \in \mathcal{P}, k \in \mathcal{K}, t \in T \tag{4-55}$$

$$\alpha_{pkst}, \beta_{pst}, \gamma_{ps}, \theta_{pks}, \chi_{pkst} \geqslant 0 \tag{4-56}$$

其中，α_{pkst}，β_{pst}，γ_{ps}，θ_{pks} 以及 χ_{pkst} 为 $\hat{P}$ 的子问题的对偶变量，分别对应于第一阶段决策 x, y 固定时的约束式(4-15)～式(4-20)。

计算设置和结果。本章的主要目的是研究不同方法的计算性能，包括分支剪枝（B&C）、SBD 和 LBD。本章在 80 个实例上进行了测试，将这些实例根据病人类型的数量 $P \in \{40, 50\}$、策略数量 $S \in \{2, 5\}$ 以及与确定性抽样的 r_{pk} 和随机抽样的 r_{pk} 对应回报参数的分布类型而分成八个类别。此外，本章设置 $T = K = 10$，且 ε 是一个遵循标准均匀分布 UNIF(0,1) 的随机变量。r_{pk} 根据如下方式生成。

(1) 确定性 r。对于所有 $p \in \mathcal{P}$，$k \in \mathcal{K}$，$k \leqslant t \leqslant T+1$，设置 $r_{pkt} = T + 1 + t - k$。

(2) 随机性 r。初始化 $r_{P,1,T+1} = 0$，然后按以下方式迭代抽样其他 r_{pkt}：对于所

有 $p \in \mathcal{P}$ ， $2 \leqslant k \leqslant K+1$ ， $k \leqslant t \leqslant T$ ，设置 $r_{pkt} = r_{p,k,t+1} + \varepsilon$ ， $r_{pk,T+1} = r_{p,k-1,T+1} + \varepsilon$ 。

类似地，设置 $\pi_{pk1} = 1$ ，并对于所有 $p \in \mathcal{P}$ ， $2 \leqslant k \leqslant K+1$ ， $k \leqslant t \leqslant T+1$ ，按以下方式迭代抽样 π_{pkt} ：

$$\pi_{pkt} = \begin{cases} \pi_{pk,t-1} + \dfrac{0.2\varepsilon}{T}, & t < k \\ \pi_{pk,t-1} + \dfrac{0.5\varepsilon}{T}, & t \geqslant k \end{cases} \tag{4-57}$$

设置 $\hat{\xi}_{p0} = \varepsilon$ ，并对于所有 $p \in \mathcal{P}$ ， $k = 2,\cdots,K$ ，迭代抽样 $\hat{\xi}_{pk} = \varepsilon\left(1 - \sum_{k' \in \mathcal{K}|k'<k} \hat{\xi}_{pk'}\right)$ 。

所有算法均在 Microsoft Visual Studio 2017 中实现，链接到 CPLEX 12.8 可调用库。实验在运行速度为 3.00 吉赫兹和 16 吉字节内存的 Intel Core i7-9700 PC 以及 Windows 10 下进行。所有算法在获得最优解（相对差距≤0.01%）或计算时间达到最大值 3600 秒时停止。

本章在表 4-2 中列举了十个实例中的平均和最大解决方案时间以及最优性间隙。主要结果总结如下。

表 4-2　不同方法的计算性能

患者类别数量 P	策略数量 S	方法	确定性抽样 r				随机性抽样 r			
			求解时间(秒)		最优性间隙		求解时间(秒)		最优性间隙	
			平均	最大	平均	最大	平均	最大	平均	最大
40	2	B&C	818	2424	0.00	0.00	1429	2178	0.00	0.00
40	2	SBD	4	5	0.00	0.00	3600	3600	0.12	0.21
40	2	LBD	4	4	0.00	0.00	37	51	0.00	0.00
40	5	B&C	3601	3602	16.81	22.57	3601	3602	5.58	6.80
40	5	SBD	6	9	0.00	0.00	3600	3601	0.10	0.19
40	5	LBD	5	9	0.00	0.00	3216	3601	0.01	0.03
50	2	B&C	1634	3601	0.18	1.77	2238	3601	0.10	0.42
50	2	SBD	6	7	0.00	0.00	3399	3600	0.07	0.16
50	2	LBD	6	7	0.00	0.00	80	99	0.00	0.00
50	5	B&C	3601	3601	17.12	21.13	3601	3601	5.92	7.15
50	5	SBD	7	8	0.00	0.00	3390	3601	0.10	0.16
50	5	LBD	6	8	0.00	0.00	3311	3603	0.02	0.04

注：全部的 CPU 时间限制为 3600 秒

（1）LBD 方法比 SBD 方法快 208%，比 B&C 方法快 110%，这表明 LBD 公式在减少计算复杂性方面相对于原始公式有很大的帮助。

（2）对于在时间限制内未达到最优解的实例，B&C 方法、SBD 方法和 LBD 方法的最大最优性间隙分别为 22.57%、0.21% 和 0.04%。LBD 对主动监护实践尤为重要，因为由于高风险前列腺癌的低恶化率，它具有很高的无监护固定回报，这就是选择监护而不是立即治疗的根本动机。因此，最优性间隙通常很小，但从公共卫生标准来看，这一相对术语对应着很大的绝对差异。在这种情况下，LBD 方法有助于分析最优解决方案的结构，并提高针对大规模人数的整体性能。

4.6　前列腺癌主动监护病例研究

在本节中，案例研究是基于在美国进行的两项主要监护实证研究。本章展示了案例研究的一系列数值结果，以对比展示本章的模型解决方案与先前发布的监护策略相比所具有的优势。最后，本章给出了敏感性分析，证明本章的模型参数变化结论具有可靠性。

4.6.1　多患者类型间的异质性

本章考虑以下参数：诊断年龄 A_p、患者所在队列 H_p，以识别患者类型之间的异质性。首先，诊断年龄是影响全因死亡率的重要因素，全因死亡率随着患者年龄的增加而增加；随着全因死亡的增加，主动监护前列腺癌的相对获益减少。其次，不同主动监护研究中男性对前列腺癌恶化的风险不同。基于 Inoue 等（2018）的实证研究，本章估计了约翰斯·霍普金斯大学（JH）研究和加州大学旧金山分校（SF）研究队列的诊断误判率 $\hat{w}$ 和年恶化率 w。本章对这些研究进行了区分，因为它们在前列腺癌恶化的风险估计方面存在显著差异；通常，JH 队列比 SF 队列具有更低的错分率和更低的恶化率。这种差异主要是由于两个研究（Inoue et al.，2018）在主动监护中的入组标准不同。总体而言，JH 研究比 SF 研究具有更严格的入组标准。

本案例研究是基于 SF 和 JH 研究为假设人群设计前列腺癌监护策略，以作为模型 P 应用的一个合理例子。该模型优化了患者类型对监护策略的分配，以最大化总体长期回报，其中患者根据其诊断年龄和"JH 研究"或"SF 研究"的假设标签被分类为互斥的患者类型。虽然本章提出这个具体的例子来说明目的，但该模型可以用来生成监护策略，并优化决策者可能定义的患者类型的任何相关选择（例如，基于患者的家族史、预后基因检测）。

4.6.2　模型参数估计

总期望回报是各种患者类型回报的加权和，每种类型患者的数量（n_p）是基于 1995～2014 年时间段内入院患者估计的数据，这些数据已经在 Inoue 等（2018）的研究中发表。查看每种患者类型的患者数量，请参阅表 4-3。其他参数，包括 π_{pkt} 和 r_{pkt}，是基于马尔可夫过程模型估算的，如图 4-1 所示。为方便阅读，本章使用图形来突出不同 k 和 t 下的代表性 π_{pkt} 和 r_{pkt}。参数估计的结果如下：①ξ_{pk} 表示类型为 p 的患者在第 k 期前列腺癌恶化概率的估计，如图 4-2 所示；②π_{pkt} 表示类型为 p 的患者在第 k 期前列腺癌恶化且没有接受治疗，并且第 t 期处于积极监护中的概率估计，如图 4-3 所示；③r_{pkt} 表示类型为 p 的患者在第 k 期前列腺癌恶化，在第 t 期接受治疗的预期 QALY，其中 $1 \leqslant t \leqslant T$；$r_{pk,T+1}$ 表示类型为 p 的患者在第 k 期前列腺癌恶化且直到第 T 期也没有接受治疗的预期 QALYs，如图 4-4 所示。

表 4-3　在 1000 名患者中各类型患者的入院人数

项目	$50 \leqslant A_p \leqslant 59$	$60 \leqslant A_p \leqslant 69$	$70 \leqslant A_p \leqslant 75$
JH	7.1	27.2	12.2
SF	20.5	30.7	12

资料来源：Inoue 等（2018）

注：A_p 表示患者诊断年龄

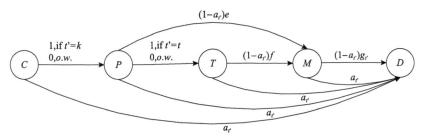

图 4-1　基于固定 p、k 和 t 的前列腺癌恶化简化马尔可夫过程模型

其中节点 C、P、T、M 和 D 分别表示"低风险前列腺癌"、"高风险前列腺癌"、"高风险前列腺癌治疗"、"前列腺癌转移"和"死亡"，"死亡"包括"其他原因死亡"和"前列腺癌死亡"，弧线表示转移概率（取值见表 3-3），其中 $a_{t'}$ 表示其他所有死因的年死亡率，f 表示治疗高危前列腺癌的年转移率，$g_{t'}$ 表示转移性前列腺癌的年死亡率

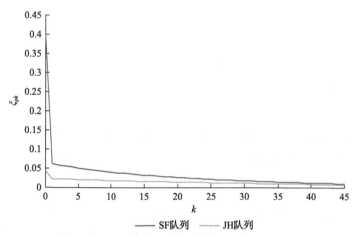

图 4-2　对于 JH 和 SF 队列患者分别估计 ξ_{pk}

$\xi_{p,K+1} = 1 - \sum_{k=1}^{45} \xi_{pk}$ 是在 K 时期结束时未恶化前列腺癌的概率

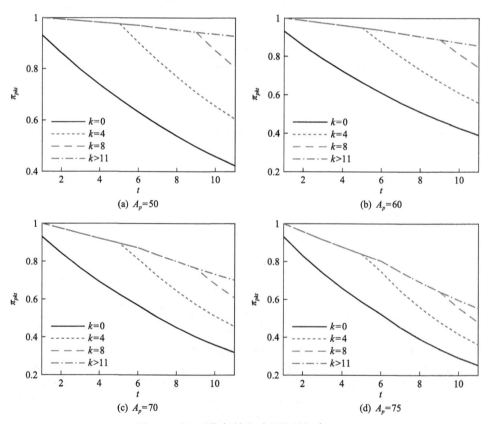

图 4-3　在 t 时期保持主动监护的概率 π_{pkt}

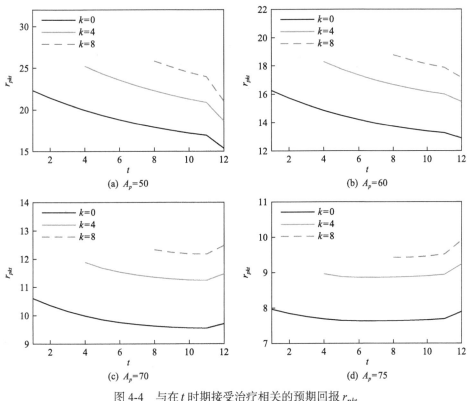

图 4-4 与在 t 时期接受治疗相关的预期回报 r_{pkt}

其中 $t = 12$ $(T+1)$ 表示错过治疗

4.6.3 模型验证

本章基于估计的参数对疾病模型进行验证。具体而言，本章对不同类型的患者进行独立的模拟，预测他们在主动监护期间和之后不同时期的结果，并将模型输出与公布的健康结果来源进行比较。

本章选取了几个健康结果指标，包括：①监护和检测开始之间的预期时间；②前列腺癌特异性死亡率。本章将模型输出结果与最近发表的关于前列腺癌监护（Inoue et al.，2018；Tosoian et al.，2016）的研究进行了比较。结果表明，本章的模型输出结果与文献报道的结果具有很好的一致性，表明疾病模型可以准确地反映前列腺癌的恶化。

4.6.4 最优监护策略分析

为了便于分析，本章考虑了 $A_p \in \{50, \cdots, 75\}$ 岁的患者，与美国预防服务工作组的建议（Moyer，2012）一致。本章考虑了来自 JH 和 SF 队列的患者，即 $H_p \in$

{JH,SF}。因此，有 $P = 2 \times 26 = 52$ 种患者类型。本章考虑不同患者类型的报酬加权和，其中每种类型的患者数量 n_p 根据 Inoue 等（2018）发表的 1995～2014 年 JH 和 SF 研究中的患者进行估计。本章假设前列腺癌在诊断后 45 年内可能发生恶化，即 $k \in \{0,1,\cdots,46\}$，其中 $k = 0$ 表示前列腺癌在诊断时被错分，$k = 46$ 表示前列腺癌从未恶化。主动监护可能持续 $t \in \{1,2,\cdots,11\}$ 年，其中监护第一年的所有患者计划进行一次活检，称为确认性活检，其目的是检查可能的误诊。本章的决策变量是决定 $(t = 2,\cdots,11)$ 在哪一年执行每种策略的活检，以及患者对策略的分配。

基准是已发布的指南策略，包括 JH、SF 策略和加拿大著名的监护策略——多伦多大学（UT）策略，所有指南策略都是一刀切策略。

求解模型 $\hat{P}$，$\mathcal{S} = \{1,\cdots,S\}$ 的多个实例，其中策略数 S 从 1 到 52 不等。令 Opt-S 表示使用 S 策略的最优解。本章选择 UT 策略作为底线，因为它在所有实验中在 JH 和 SF 队列上表现最差。对于其他策略，本章计算了与 UT 策略相比，每 1000 例患者的预期 QALY 的增益。

图 4-5 给出了指南策略（JH 和 SF）和 S 的各种选择的最优策略的结果。当考虑单一策略时，JH 和 SF 策略的表现都优于 UT 策略，大约每 1000 名患者有 63 个 QALY，JH 策略略优于 SF 策略。采用单一策略的最优方案 Opt-1 在三个指导中均有显著改善，比 JH 策略每 1000 例患者多出 22 个 QALY。这种改善是由于与 JH 和 SF 策略相比，活检-测试时期的调整。具体而言，Opt-1 策略在诊断后 1～3 年、5～6 年、8 年和 10～11 年进行活检，这与患者的年龄相适应。

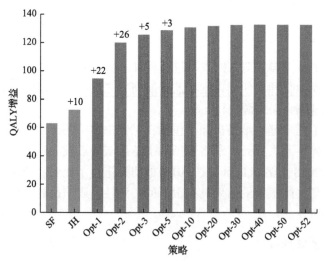

图 4-5　指导方针策略与最优解的性能比较

Opt-S 表示 S 策略下的最优解，每一列上方的标签表示相对于左边列的边际 QALY 增益，其中 QALY 增益 ≤ 2 的标签未显示

如果允许使用两种或两种以上的策略，性能可以进一步提高；然而，收益随着 S 的增加而减少（图 4-5），同时在 S 中实现的复杂性增加。图 4-6 展示了图底部两种策略的情况：一种策略比另一种策略具有更高的活检数量。高强度策略的分配倾向于 SF 队列和年轻的患者，因为 SF 队列的风险较高，年轻的患者有更长的时间可以发生恶化。两种策略都是静态的，模型将每个患者类型分配给两种策略。值得注意的是，部分（诊断年龄在 65～75 岁之间）老年患者由于全因死亡率增加，建议早期停止主动监护，这否定了治疗和监护的益处。对于患者进行主动监护的年龄尚无统一定论。de Carvalho 等（2017）建议不同类型的患者使用不同的停用年龄（年龄 65～82 岁），这取决于疾病风险、诊断年龄和活检频率。美国临床肿瘤学会（American Society of Clinical Oncology，ASCO）唯一的明确推荐意见是"连续活检不应超过 80 岁"。本章的数值结果表明，根据患者的确诊年龄，建议患者在 76～77 岁停止主动监护，这略早于 ASCO 的建议。因此，本章的结果可能有助于公共政策决定何时终止主动监护。

患者确诊年龄	50	51	52	53	54	55	56	57	58	59	60	61	62	63	64	65	66	67	68	69	70	71	72	73	74	75
进入监护等待年龄	—	—	—	—	—	—	—	—	—	—	—	—	—	—	—	76	76	76	76	76	76	76	77	77	77	77
JH 群体	+	+	+	+	+	+	+	+	+	o	o	o	o	o	o	o	o	o	o	o	o	o	o	o	o	o
SF 群体	+	+	+	+	+	+	+	+	+	+	+	+	+	+	+	+	+	+	+	+	+	+	o	o	o	o
监护方案	策略 +：在患者确诊后的第1~5,7~8,10~11年开展活检																									
	策略 o：在患者确诊后的第1、5、8年开展活检																									

图 4-6　前列腺癌基于模型的最优解决方案有两种策略（建议策略）

对于前列腺癌的主动监护实施的例子：与 JH 队列的风险类别一致的男性，在 65 岁时被诊断，根据策略 o 在 66 岁、70 岁、73 岁时进行监护活检，然后在 76 岁时过渡到监护等待

4.6.5　灵敏度分析

本章进一步进行了一系列单因素灵敏度分析，以验证推荐方案对参数不确定性的可靠性。所选数据允许在其范围内变化，如表 4-4 中所表明的。

表 4-4　单向灵敏度分析的数据摘要

数据	范围	参考文献
活检敏感性，σ	0.582～0.688	Barnett 等（2018a）
活检当期负效用，c_B	±20%	
JH 队列错分率，$\hat{w}(\text{JH})$	±20%	

数据	范围	参考文献
SF 队列错分率，$\hat{w}(SF)$	± 20%	
JH 队列年度恶化率，$w(JH)$	± 20%	
SF 队列年度恶化率，$w(SF)$	± 20%	
治疗后高风险前列腺癌的年度死亡率，e	± 20%	
未治疗的高风险前列腺癌的年度死亡率，f	± 20%	Arias 等（2016）

本章比较了包括 JH 策略、SF 策略、Opt-2 策略（建议策略）和完美信息策略在内的四个解，这是用更新参数求解的两个策略的最优解，从而提供了总期望 QALY 的上界。与上述结果类似，本章在支持信息中表明了与图 4-7 中的 UT 策略相比，每 1000 名患者的期望 QALY 的增益。这一结果说明了本章关于提高 QALY 收益的主张对于模型参数不确定性的可靠性。

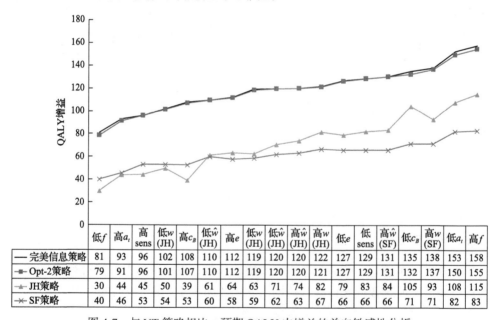

	低f	高a_t	高sens	低w(JH)	高c_B	低$\hat{w}$(JH)	高e	低w(JH)	低$\hat{w}$(JH)	高$\hat{w}$(JH)	高w(JH)	低e	低sens	高$\hat{w}$(SF)	低c_B	高w(SF)	低a_t	高f
── 完美信息策略	81	93	96	102	108	110	112	119	120	120	122	127	129	131	135	138	153	158
■ Opt-2策略	79	91	96	101	107	110	112	119	120	120	121	127	129	131	132	137	150	155
▲ JH策略	30	44	45	50	39	61	64	63	71	74	82	79	83	84	105	93	108	115
✕ SF策略	40	46	53	54	53	60	58	59	62	63	67	66	66	66	71	71	82	83

图 4-7　与 UT 策略相比，预期 QALY 中增益的单向敏感性分析

4.7　本　章　小　结

本章提出了一种基于两阶段随机非线性整数规划模型用于多类型病人的静态癌症监护策略优化设计，该方法更有效地协调多个患者类型之间的决策，生成一

组静态策略，并将其分配给不同类型的患者。本章证明了该问题是非多项式完全问题，为本章的模型简化提供了支撑，从而支持了随机非线性整数规划的松弛性。此外，本章开发了一种定制的 LBD 方法，可以提高监护策略的质量。

本章基于医学期刊上发表的验证数据进行了案例研究，结果表明本章的模型解可以显著改进在实践中使用的已发表的指南策略。最后，本章推荐使用两种策略的易于实现的解决方案，并提供了敏感性分析来验证策略的可靠性。本章简要总结了以下观察结果。

(1)本章的推荐方案(Opt-2)即使在参数不确定的情况下也一致优于所有指南策略，与 UT 策略相比，每 1000 例患者获得 67～141 个 QALY。考虑到该方案同样易于实现(静态且适用于所有类型的患者)，Opt-2 方案可能是现有指南策略的有力竞争者。与现有的策略相比，Opt-2 方案受益于区分年轻和老年患者不同强度的活检计划。此外，Opt-2 方案还得益于优化了每个策略中活检的时机以及患者类型对策略的分配。

(2)性能参数不确定性的主要来源是未经治疗的高危前列腺癌的年转移率 f 和所有其他原因导致的年死亡率 a_t。具体来说，对于较大的 f(也就是说，监护优化对于更多的恶化性前列腺癌更有价值，如果错过治疗，转移很快)和较小的 a_t (也就是说，监护优化对于年轻和健康的患者更有价值，他们更不可能死于所有其他原因)，监护策略优化的价值更为显著。

(3)本章推荐的解的性能已经接近完美解，这意味着进一步考虑参数估计中的模糊性的价值可能是有限的，同时增加了医生和患者的复杂性。

本章的研究还存在一些局限性，为未来的研究提供了机遇。首先，本章未考虑使用前列腺特异性抗原、DRE 和磁共振成像检测前列腺癌恶化。其次，本章不考虑恶化性前列腺癌的治疗决策，因为只有根治性前列腺切除术的数据是现成的。然而，值得注意的是，本章的模型参数 $r_{pk a}$ 足够灵活，可以考虑针对不同类型的患者和检测时间的特定治疗。因此，治疗决策可以在不改变模型结构的情况下独立优化。最后，本章只考虑了来自 JH 和 SF 队列的参数估计值，因为这些研究的数据是现成的；然而，对于那些特定的区域，患者分布可能并不能代表人口分布。尽管如此，本章的建模框架可以应用于政策制定者可能定义的任何人口分布，另外，本章的发现以及本章提出的模型和方法为未来疾病监护策略的研究奠定了重要基础。

参 考 文 献

高凯烨. 2019. 基于可靠性理论的人群健康管理方法研究. 北京: 北京科技大学.

高鹰. 2016. 中国女性乳腺癌筛查策略优化研究及卫生经济学评价. 天津: 天津医科大学.

王浩宇. 2018. 基于马尔可夫链的结直肠癌筛查模型与评估. 太原: 中北大学.

魏青. 2017. 基于延迟时间理论的疾病筛查策略研究. 北京: 北京科技大学.

Amato C, Oliehoek F. 2015. Scalable planning and learning for multiagent POMDPs. Proceedings of the AAAI Conference on Artificial Intelligence, 29(1): 1995-2002.

Aprahamian H, Bish D R, Bish E K. 2019. Optimal risk-based group testing. Management Science, 65(9): 4365-4384.

Aprahamian H, Bish E K, Bish D R. 2018. Adaptive risk-based pooling in public health screening. IISE Transactions, 50(9): 753-766.

Arias E, Heron M, Xu J Q. 2016. United States life tables, 2012. National Vital Statistics Reports, 65(8): 1-65.

Ayer T, Alagoz O, Stout N K. 2012. OR forum: a POMDP approach to personalize mammography screening decisions. Operations Research, 60(5): 1019-1034.

Ayer T, Zhang C, Bonifonte A, et al. 2019. Prioritizing hepatitis C treatment in U.S. prisons. Operations Research, 67(3): 853-873.

Barnett C L, Auffenberg G B, Cheng Z A, et al. 2018a. Optimizing active surveillance strategies to balance the competing goals of early detection of grade progression and minimizing harm from biopsies. Cancer, 124(4): 698-705.

Barnett C L, Davenport M S, Montgomery J S, et al. 2018b. Cost-effectiveness of magnetic resonance imaging and targeted fusion biopsy for early detection of prostate cancer. BJU International, 122(1): 50-58.

Benders J F. 1962. Partitioning procedures for solving mixed-variables programming problems. Numerische Mathematik, 4(1): 238-252.

Chen Q S, Ayer T, Chhatwal J. 2018. Optimal M-switch surveillance policies for liver cancer in a hepatitis C-infected population. Operations Research, 66(3): 673-696.

de Carvalho T M, Heijnsdijk E A M, de Koning H J. 2017. When should active surveillance for prostate cancer stop if no progression is detected?. The Prostate, 77(9): 962-969.

Deo S, Rajaram K, Rath S, et al. 2015. Planning for HIV screening, testing, and care at the veterans health administration. Operations Research, 63(2): 287-304.

El-Amine H, Bish E K, Bish D R. 2018. Robust postdonation blood screening under prevalence rate uncertainty. Operations Research, 66(1): 1-17.

Erenay F S, Alagoz O, Said A. 2014. Optimizing colonoscopy screening for colorectal cancer prevention and surveillance. Manufacturing & Service Operations Management, 16(3): 381-400.

Hauskrecht M, Fraser H. 2000. Planning treatment of ischemic heart disease with partially observable Markov decision processes. Artificial Intelligence in Medicine, 18(3): 221-244.

Helm J E, Lavieri M S, van Oyen M P, et al. 2015. Dynamic forecasting and control algorithms of glaucoma progression for clinician decision support. Operations Research, 63 (5): 979-999.

Hooker J N, Ottosson G. 2003. Logic-based benders decomposition. Mathematical Programming, 96 (1): 33-60.

Inoue L Y T, Lin D W, Newcomb L F, et al. 2018. Comparative analysis of biopsy upgrading in four prostate cancer active surveillance cohorts. Annals of Internal Medicine, 168 (1): 1-9.

Kazemian P, Helm J E, Lavieri M S, et al. 2019. Dynamic monitoring and control of irreversible chronic diseases with application to glaucoma. Production and Operations Management, 28 (5): 1082-1107.

Lee E, Lavieri M S, Volk M. 2019. Optimal screening for hepatocellular carcinoma: a restless bandit model. Manufacturing & Service Operations Management, 21 (1): 198-212.

Maillart L M, Ivy J S, Ransom S, et al. 2008. Assessing dynamic breast cancer screening policies. Operations Research, 56 (6): 1411-1427.

Merdan S, Tomlins S A, Barnett C L, et al. 2015. Assessment of long-term outcomes associated with urinary prostate cancer antigen 3 and TMPRSS2: ERG gene fusion at repeat biopsy. Cancer, 121 (22): 4071-4079.

Merdan S, Womble P R, Miller D C, et al. 2014. Toward better use of bone scans among men with early-stage prostate cancer. Urology, 84 (4): 793-798.

Moyer V A. 2012. Screening for prostate cancer: U.S. preventive services task force recommendation statement. Annals of Internal Medicine, 157 (2): 120-134.

Nguyen N T, Aprahamian H, Bish E K, et al. 2019. A methodology for deriving the sensitivity of pooled testing, based on viral load progression and pooling dilution. Journal of Translational Medicine, 17 (1): 252.

Rahmaniani R, Crainic T G, Gendreau M, et al. 2017. The Benders decomposition algorithm: a literature review. European Journal of Operational Research, 259 (3): 801-817.

Tosoian J J, Carter H B, Lepor A, et al. 2016. Active surveillance for prostate cancer: current evidence and contemporary state of practice. Nature Reviews Urology, 13 (4): 205-215.

van Ackooij W, de Oliveira W, Song Y J. 2018. Adaptive partition-based level decomposition methods for solving two-stage stochastic programs with fixed recourse. INFORMS Informs Journal on Computing, 30 (1): 57-70.

Wang F, Zhang S F, Henderson L M. 2018. Adaptive decision-making of breast cancer mammography screening: a heuristic-based regression model. Omega, 76: 70-84.

Zhang J Y, Denton B T, Balasubramanian H, et al. 2012. Optimization of prostate biopsy referral decisions. Manufacturing & Service Operations Management, 14 (4): 529-547.

Zhang Y, Denton B T, Nielsen M E. 2013. Comparison of surveillance strategies for low-risk bladder cancer patients. Medical Decision Making, 33(2): 198-214.

Zhang Z, Denton B T, Morgan T. 2022. Optimization of active surveillance strategies for heterogeneous patients with prostate cancer. Production and Operations Management, 31(11): 4021-4037.

5 基于无创检查的慢性病分期静态诊断决策

鉴于慢性病对病人健康的影响持续终生，医生需要首先对慢性病病情（分期）进行准确诊断，之后才能开展针对性的治疗与管理。影像学及血清学这类新兴且常见的无创检查目前准确性也许不足，可能导致误诊。本章试图从诸多无创检查指标中筛选出一套组合，并利用分类器模型以实现对慢性病分期的准确静态诊断（Hua et al.，2023）。

对慢性病状态进行长期准确的监测，是实现高效慢性病干预以及风险预测的前提。组织活检是实现准确慢性病分期诊断的有效方法，但是其有创性使其不能用于长期的慢性病状态监测。相反，慢性病无创性检查由于其无创、流程简单等特点，被普遍应用于长期慢性病状态监测。但是，无创性检查结果无法直接反映慢性病的病理学特征，从而单一的无创性检查指标的诊断准确度不理想。本章探索如何有效筛选和组合多种慢性病无创性检测指标，以提升当前慢性病无创性检测的分期诊断表现。根据与各分期的相关性差异，本章将与各分期均强相关的指标定义为整体特征，将与某一分期强相关而与其他分期弱相关的指标定义为该分期下的局部特征。整体特征有助于区分各不同分期下的患者，而局部特征有助于区分特定分期与其他分期下的患者，两种特征均有助于分期诊断。

本章提出了一种 PSBSR 模型对慢性病分期进行诊断。该模型分为两个阶段，阶段一基于整体特征建立分期诊断模型并得到患者在各分期下的诊断概率，阶段二基于各分期下的局部特征建立分期诊断模型并得到患者在各分期下的诊断概率，最终 PSBSR 模型融合两阶段的诊断概率并做出最终的分期诊断。PSBSR 模型充分筛选并利用整体特征和局部特征中的有效信息，能够改善当前的无创性分期诊断表现。在对慢性乙型肝炎患者的肝纤维化分期诊断案例研究中，本书研究提出的两阶段诊断模型将其他基准分类模型的准确率提升了 8.0%～86.8%。

本章结构如下：5.1 节介绍了问题背景；5.2 节回顾了相关文献；5.3 节介绍了本书研究提出的 PSBSR 模型的两阶段特征筛选与诊断过程；5.4 节在肝纤维化数据集上的分期诊断数据实验验证了两阶段分期诊断模型相较于其他基准分类模型的优越性和稳健性；5.5 节对本章内容进行小结。

5.1 问题背景

对慢性病患者的疾病进行准确的分期诊断有助于决策者采取有针对性的慢性

病治疗方案、判断慢性病治疗方案效果、了解并发症风险等，是开展一切后续慢性病共病管理的基础。

慢性病分期诊断主要包含有创性检查和无创性检查两种方式。以组织活检为代表的有创性检查直接观测病灶组织的病理学病变，是慢性病分期的"金标准"，但是会对人体造成伤害，不适用于长期的慢性病状态监测。以血液检查、物理扫描成像为代表的无创性检查在慢性病患者中接受度高，但是其诊断结果并不完全准确。造成无创性检查不准确的主要原因是无创性检查指标与慢性病状态并不存在明确的一一对应关系。这些检查指标反映的并不是病灶组织的病理学病变，而是由此引发的血液中某些物质的浓度变化以及物理成像变化等症状或医学现象，其他疾病也可能导致这些症状。因此，筛选和结合多种无创性检查指标能够避免单一症状发生的偶然性，进而提高慢性病分期诊断准确率，这个问题被称为无创性慢性病分期诊断。随着电子健康记录管理的逐步完善以及居民的健康管理意识增强，每位患者的无创性检查数据越来越丰富，决策者如何利用这些无创性检查数据实现准确的慢性病分期是临床实践中的常见问题。

从研究问题上看，无创性慢性病分期诊断是一个经典的基于截面数据特征筛选的多元分类问题，这在诸如大型设备故障诊断（Hua et al.，2018）等领域也应用广泛。本书研究将与所有分期相关性均较强的指标定义为整体特征，与某一种分期相关性较强的指标定义为局部特征。整体特征能够对所有分期下的患者均具有较强的识别能力，而局部特征只能够准确识别某一分期下的患者，而不具备区分其他分期下的患者的能力。

当前的无创性慢性病分期诊断方法主要包括无创性医学分期指标构建、线性结构的分类器和非线性的机器学习算法以及进化计算算法。无创性医学分期指标方法通过对患者的几个基础特征的简单数学运算构造出一个诊断指标，并划定各分期下指标对应的范围以实现分期诊断，如肝纤维化分期诊断中常用的 FIB-4（fibrosis-4）指数（Haukeland et al.，2008）和天门冬氨酸氨基转移酶与血小板比值指数（aminotransferase-to-platelet ration index，APRI）（Vallet-Pichard et al.，2007）。基于特征筛选的线性分类方法首先筛选出与慢性病分期具有强相关性的特征，其次基于这些特征建立线性分类模型对慢性病分期进行诊断。机器学习算法利用复杂结构将输入信息非线性地自适应映射到输出信息，具有较强的非线性分类能力，也被频繁应用于疾病诊断（Wu and Zhou，2017；Cai et al.，2018；Suo et al.，2018；Wang et al.，2019；Khamparia et al.，2020）。进化计算算法是一种结构不确定的诊断方法，该算法通过迭代集成一系列的表现优良但结构不同的分类器实现对分期诊断表现的迭代提升。因为进化计算算法能够实现全局优化，且分类结果稳健，被广泛用于构建基于特征筛选的分类模型(Li et al., 2019；Hu et al., 2021；Xue et al., 2020；Wang et al., 2023；Xue et al., 2022)。

无论这些分类模型的结构是否简单或固定,当前分类模型的问题在于试图在一个统一的特征空间中对患者进行分期诊断,即在所有分期下均使用了相同的特征组合。为了提高整体的分类准确率,这些方法所制定的特征筛选规则注重整体特征的筛选,从而忽视了局部特征的筛选。

但是,大多数慢性病的发病机制是复杂的。Yoon 等(2017)指出慢性病不同分期下的影响因素可能不同,进而导致适用的检测方法也不同。他们通过特征筛选找到了与各方法最相关的特征,根据病人特征采取不同的检测方法,提升了乳腺癌分期诊断的准确率。类似地,不同慢性病分期的发病原理可能存在差异,进而影响对应的无创性检测指标的水平,使得该分期下的这些无创性指标水平与其他分期下存在显著差异。因此,提高当前分期诊断准确率的关键是找到每一个分期下的这些无创性指标,即各分期下的局部特征。

针对当前研究的局限,本章提出了一种基于整体特征和局部特征的慢性病分期诊断模型。该模型分两阶段进行诊断,两阶段分别基于筛选出的整体特征和局部特征进行分期诊断,最后模型融合两阶段的诊断结果并形成最终的诊断结果。通过充分利用无创性检查指标中的整体特征和局部特征,两阶段分期诊断模型能够有效提升诊断准确率。

5.2　慢性病无创性分期诊断方法相关研究

长期慢性病状态监测过程中,准确的慢性病无创性分期诊断是对患者的病情实现精准治疗和控制的前提。慢性病无创性分期诊断研究主要关注如何筛选出不准确的无创性医学指标中的有效信息并实现更准确的慢性病分期诊断,相关研究可以大致分为三类:无创性医学分期指标方法、结构确定性分类方法以及进化计算方法。其中,结构确定性分类方法又可根据分类器性质分为基于特征筛选的线性分类方法和机器学习算法。

5.2.1　无创性医学分期指标方法

无创性医学分期指标方法主要利用患者的少数几个基础特征(主要来自无创性检测和个人信息),通过简单的数学公式构建出一个新的医学指标,并根据不同的阈值范围对患者的疾病分期进行诊断。例如,在肝纤维化的分期诊断中,最常用的是 FIB-4 指数(Haukeland et al., 2008)和 APRI(Vallet-Pichard et al., 2007)。尽管这些指标易于计算,但诊断表现受阈值影响较大,且诊断准确性和用于衡量诊断稳健性的受试者工作特征曲线下面积(area under receiver operating characteristic curve, AUROC)极其有限。根据相关文献总结，对于慢性肝炎患者，FIB-4 和 APRI 诊断肝硬化的 AUROC 不高于 0.85，诊断显著性肝纤维化时的 AUROC 则更不理想(Sebastiani et al., 2011; Lee et al., 2016; Li et al., 2018b)。为了提高分类表现，线性回归和非线性的机器学习等多元分类算法被应用于慢性病诊断。

5.2.2　结构确定性分类方法

结构确定性分类方法可以进一步分为基于特征筛选的线性分类方法和机器学习算法。

基于特征筛选的线性分类方法筛选出与慢性病分期具有强相关性的特征，并基于这些特征建立线性分类模型对慢性病分期进行诊断。特征筛选是决定分类器表现的关键，特征与慢性病分期之间的相关性通常用互信息来描述。互信息是信息论中用以衡量两个随机变量之间依赖程度的度量，它综合考虑了两个变量之间的相关性以及这种相关性的稳定性，其中相关性的稳定性用变量之间的熵来衡量(Peng et al., 2005)。由于互信息的概念与随机变量的熵的概念有着复杂的联系，因此连续变量的熵估计是互信息估计的必要前提。目前，连续变量的熵存在两种估算方法：一种是利用专业经验或行业标准对连续变量进行离散化(Yoon et al., 2017)，另一种则基于连续变量在一定范围(称为窗宽)内满足一定的先验分布的假设，通过估计连续变量的后验分布来估计该变量的熵(Kraskov et al., 2004; González-López et al., 2020)。无论采取哪种熵估计方法，连续变量的离散化操作以及对于变量的先验分布假设和窗宽的选择都具有主观性，因此互信息估计是不准确的。

机器学习算法将患者的特征作为输入信息，并通过复杂的结构将输入信息非线性地自适应映射到输出信息上，如 K 近邻(k-nearest neighbors, KNN)算法(Gou et al., 2012)、朴素贝叶斯分类(Wang et al., 2014b)、SVM(Liu et al., 2017)、DT 算法(Kuang et al., 2020)和人工神经网络(Chen et al., 2019)等。机器学习算法具有较强的非线性分类能力，因此越来越多地被应用于慢性病的诊断。然而，高维及小样本的慢性病数据可能导致不拟合问题，因此，结构简单的机器学习方法更常用于慢性病诊断。Cai 等(2018)将极限学习机算法应用于慢性丙型肝炎患者的肝脏炎症和纤维化的分期诊断。极限学习机只包含一层隐藏层，学习速度快，但是尽管考虑了患者的多种血清学指标和个人信息，该算法的诊断准确性仍不到70%。Wang 等(2019)提出了深度学习弹性成像放射学算法，该算法利用卷积神经网络提取剪切波弹性图像中的有效信息，并据此对慢性乙型肝炎患者的肝纤维化状态进行诊断。Suo 等(2018)应用卷积神经网络对新患者的病历记录的有效信息进行提取，通过与已有样本对应信息进行对比生成相似性信息，并根据患者的相似性信息构建个性化的风险评估系统。Khamparia 等(2020)堆叠两层自动编码器网络来诊断慢性肾病分期。此外，随着慢性病诊断信息的爆炸式增长，数据在高维空间中变得越来越稀疏，训练成本变高，多元分类模型的欠拟合概率上升。因此，基于特征筛选的机器学习算法被应用于慢性病的诊断。例如，女性宫颈癌诊断方面，Wu 和 Zhou(2017)提出了一种基于主成分分析的向量学习机(support vector machine-principle component analysis，SVM-PCA)算法，该算法先利用主成分分析法进行特征降维，之后基于降维后的特征利用 SVM 进行宫颈癌分期诊断。主成分分析法通过对特征空间进行正交变换，构造一个新的低维度新空间，且每个维度上新特征的方差较大。因此，主成分分析能实现特征降维但并不能保证新特征和标签之间的强相关性。

无论哪一类结构确定性分类方法，高维度的多源诊断数据导致样本在整个特征空间中的分布非常稀疏，因此对特征中的有效信息进行筛选并降维是实现准确诊断的关键。但是，目前用于特征筛选的互信息估算存在较强的主观性。

5.3　基于整体特征与局部特征的两阶段诊断模型

5.3.1　基本思路

慢性病无创性分期诊断是一个基于特征筛选的多元分类过程。针对以往研究仅注重整体特征忽略局部特征在分期诊断中的有效性，本章提出了一种基于整体特征与局部特征的慢性病分期诊断模型 PSBSR，以提高慢性病分期诊断的准确率。该模型的基本思路如下。

(1)考虑到整体特征对于各个分期的整体识别能力，以各无创性指标与患者实际所处的慢性病分期之间的相关性系数作为相关信息衡量标准，以各无创性指标之间的相关性系数作为冗余信息衡量标准,通过最大相关性–最小冗余度规则对各指标进行筛选形成整体特征集。

(2)阶段一中，基于整体特征集建立线性分类模型，并得到患者在各个分期下的诊断概率。

(3)慢性病的致病机制影响部分无创性指标水平。各分期下，慢性病的致病机制可能不同，进而导致受该分期下致病机制影响的那些指标水平与其他分期下的对应水平存在显著差异，这些指标有助于识别特定分期下的慢性病患者。考虑到以上因素，从无创性指标中剔除已筛选出的整体特征，以各指标水平在某一分期下与其他分期下的分布相似度为衡量标准，筛选出相似度较低的指标形成该分期下的局部特征集。

（4）阶段二中，基于各分期下的局部特征集建立线性分类模型，并得到患者在各个分期下的诊断概率。该线性分类模型的特点在于每个诊断分期下利用的局部特征存在差异，相当于每个诊断分期下在一个独立的特征空间中对患者处于该分期的概率进行诊断。根据定义，局部特征在特定分期下是有效信息，而在其他分期下则是噪声。通过在各诊断分期下分别建立包含当前分期下的局部特征的特征空间，阶段二的线性分类模型保证了局部特征的有效利用。

（5）PSBSR 模型采用融合函数对两阶段中各分期下对应的诊断概率进行融合，得到最终的慢性病分期诊断结果。

5.3.2 节至 5.3.8 节将分别对模型中的整体特征与局部特征的定义、筛选规则、两阶段中独立的分类模型、诊断结果的融合函数等进行详细介绍。

5.3.2　模型描述

慢性病患者 n 是样本集 $N = (1, 2, \cdots, N)$ 中的第 n 个样本。每个样本 n 都具有相同的 M 维特征集 $F \equiv (F_1, F_2, \cdots, F_M)$。在特征集中，每个特征 $F_m (m = 1, 2, \cdots, M)$ 对应无创性检查的第 m 个特征。每个样本 n 具有独特的特征值集合，$f(n) = (f_1^n, f_2^n, \cdots, f_M^n)$。在特征值集合中，每个元素 $f_i^n (i = 1, 2, \cdots, M)$ 对应样本 n 在特征 F_i 上的值。每个样本 n 被标记为状态 $j \in J = \{1, 2, \cdots, J\}$，其中每个标签对应慢性病的每个分期。经组织活检诊断的分期结果被称为真实状态，标记为 $s(n)$；基于分类模型的分期结果被称为诊断状态，记为 $\hat{s}(n)$。慢性病诊断问题是一个单标签分类问题，即每个样本仅被标记为一个状态。子群体 j 是所有被标记为状态 $j (j \in J)$ 的样本的集合。因此，样本集 N 是所有子群体的集合。根据分类模型，每个样本 n 以概率 $p^j(n)$ 被诊断为状态 j。如果概率 $p^j(n)$ 在概率集 $p(n) = \left(p^1(n), p^2(n), \cdots, p^J(n) \right)$ 中最大，则样本 n 被诊断为状态 j。

5.3.3　PSBSR 模型诊断过程

本章提出了一种两阶段的基于整体特征和局部特征的 softmax 回归（softmax regression，SR）模型 PSBSR，PSBSR 模型的流程图如图 5-1 所示。PSBSR 模型的诊断由 5 个部分组成：①整体特征筛选；②阶段一基于整体特征集的分类模型；③每个诊断状态下的局部特征筛选；④阶段二基于每个状态下的局部特征集的分类模型；⑤两阶段诊断结果的融合。

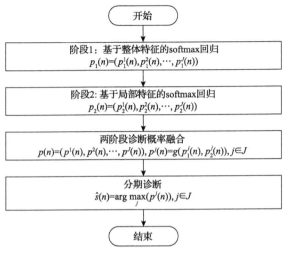

图 5-1　PSBSR 模型流程

　　由于 PSBSR 模型是基于整体特征和局部特征的两阶段模型,因此在此之前本章需要事先对两种特征以及两阶段中的诊断结果进行如下定义。

　　整体特征是与慢性病所有状态具有强相关性的特征。局部特征是与某一种慢性病状态强相关但与其他慢性病状态弱相关的特征。两个阶段的诊断概率集,概率集中的概率分别以下标 1 和 2 标注为 $p_1(n) = \left(p_1^1(n), p_1^2(n), \cdots, p_1^J(n) \right)$ 和 $p_2(n) = (p_2^1(n), p_2^2(n), \cdots, p_2^J(n))$。

　　对于样本集 N,首先筛选出整体特征并组成整体特征集 $P \subseteq F$,并基于整体特征集 P 建立阶段一的分类模型。基于阶段一的分类模型,每个样本 n 都有一个诊断概率集 $p_1(n)$,其为阶段一所诊断的样本 n 在所有状态下的概率分布。

　　阶段二中,局部特征筛选之前,从特征集 F 中剔除整体特征集 P 中的特征。在每个诊断状态 C 下,根据各特征与状态 C 和其他状态的相关性来筛选相应的局部特征。因此,每个诊断状态 C 下都有一个独特的局部特征集 $SF_C \subseteq F$。这些局部特征只能准确区分状态 C 和其他状态,因此阶段二在每个诊断状态 C 上分别基于不同的局部特征集 SF_C 构建以每个维度到质心的欧几里得距离作为输入的 SR 模型。事实上,阶段二的 SR 模型类似于加权 K 均值聚类模型,只是权重系数不限于正数,且各权重系数的总和也不限于 1。类似地,在阶段二的分类模型中,每个样本 n 都有一个概率集 $p_2(n)$。

　　为了得到两阶段多元分类模型的最终结果,本章采用融合函数 $g(\cdot)$(如加权相加函数)对两阶段中相同诊断状态 j 下的概率 $p_1^j(n)$ 和 $p_2^j(n)$ 进行融合,对融合后的概率集归一化处理后得到最终概率 $p^j(n)$。根据最终的概率集 $p(n)$,样本 n 被诊断为 $p(n)$ 中概率最大的状态 j。

5.3.4 整体特征筛选

在信息论中，互信息被广泛用于特征筛选。特征和标签之间的互信息被定义为相关性，特征与特征之间的互信息被定义为冗余度。特征筛选的目的是消除特征的噪声和冗余信息，因此最大化相关性–最小化冗余度规则（Karakaya et al.，2016）在特征筛选领域被广泛使用。

但是，互信息涉及连续特征的熵估计，其计算非常复杂。两个变量之间的线性相关系数代表了两个变量之间的相互线性依赖关系（Lee Rodgers and Nicewander，1988），线性相关系数可以代替互信息并应用于特征筛选领域。尽管利用线性相关系数代替互信息会使得阶段一无法筛选出与标签非线性相关性强的特征，但局部特征筛选不考虑与标签的线性相关性关系，这些特征可能在阶段二被筛选出来。因此，在整体特征筛选时用线性相关系数取代互信息并不会造成与标签存在较强非线性相关的特征的漏选，即不存在有效信息损失。本章应用线性相关系数 $\rho_{F_k,F_l}(k,l \leqslant M)$ 来描述两个特征 F_k 和 F_l 的相关性，其表达式如下：

$$\rho_{F_k,F_l} = \begin{cases} \dfrac{\text{cov}(F_k,F_l)}{\sqrt{\text{var}(F_k)\text{var}(F_l)}}, & F_k \text{ 和 } F_l \text{ 均为连续变量} \\[4mm] 1 - \dfrac{J \cdot \sum\limits_{i=1}^{N}\left[R(f_k^i) - R(f_l^i)\right]^2}{N \cdot (N^2 - 1)}, & \text{其他情况} \end{cases} \tag{5-1}$$

式中，$\text{cov}(F_k,F_l)$ 为变量 F_k 和 F_l 的协方差；$\text{var}(\cdot)$ 为方差的计算公式；N 为样本数，$R(f_k^i)$ 和 $R(f_l^i)$ 分别是样本 i 对应的特征值 f_k^i 和 f_l^i 在样本集中按照升序排列的位次。当 F_k 和 F_l 都是连续特征时，则相关系数计算为皮尔逊相关系数；否则，相关系数计算为斯皮尔曼相关系数。

在特征集合 $S \subset F$ 中，对于特征 $i \in S$，将特征 i 与标签 j 之间的相关系数视为相关性，特征 i 和集合 S 中的任意其他特征 l 之间的相关系数被视为冗余。在最大化相关性–最小化冗余度规则下，特征 i 的评分值 r_i 计算为

$$r_i = \left|\rho_{i,j}\right| - \sum_{l \neq i, l \in S}\left|\rho_{i,l}\right|, i \in S \tag{5-2}$$

本章使用 Liu 和 Tang（2014）提出的后向迭代筛选算法来进行特征筛选，本章将其主要思路总结如下。

（1）初始化未排序的特征集为 $S = F = [F_1, F_2, \cdots, F_M]$，排序后的特征集为 $R = \varnothing$。

(2)计算集合 S 中每个特征 i 的评分值 r_i，从集合 S 中剔除评分值最低的特征并将其移动至集合 R 中第一位的位置，即 $R = [i^*, R]$，$S = S \setminus i^*$。

(3)重复步骤(1)和(2)，直到所有特征均排序完毕。因此，R 中的位置越靠前，特征 i 包含的相关信息越多，冗余信息越少。

对特征进行排序后，本章选择前 N_1 个特征来构建最佳整体特征集 P^*。

5.3.5 阶段一中的 SR 模型

在阶段一和阶段二中，本章均使用 SR 模型对患者在各分期下的概率进行诊断。SR 模型是用于二元分类问题的逻辑回归模型在多元分类问题上的拓展。对于样本 n，其诊断状态 k 下的特征集为 F_k。基于 SR 模型，样本 n 在状态 k 下的诊断概率计算如下：

$$p_1^k(n) = \frac{\exp\left(\sum_{i \in F_k} w_i^k f_i^n + b^k\right)}{\sum_{l \in J} \exp\left(\sum_{i \in F_l} w_i^l f_i^n + b^l\right)} \tag{5-3}$$

式中，$w_i^k (k = 1, 2, \cdots, |J|)$ 为诊断状态 k 下特征 i 的可训练权重参数。

为了便于区分，本章用 $PF^* \equiv (PF_0^*, \cdots, PF_{|J|-1}^*)$ 和 $SF^* \equiv (SF_0^*, \cdots, SF_{|J|-1}^*)$ 分别表示最优整体特征集和最优局部特征集，不同下标的特征集分别表示不同诊断状态下最优的特征集。在阶段一的诊断中，$F_k = PF_k^*$，在阶段二的诊断中 $F_k = SF_k^*$。阶段一和阶段二中的 SR 模型的主要区别在于，阶段一中不同诊断状态下的整体特征集相同，而阶段二中不同诊断状态下的局部特征集不同，即 $\forall j, k \in J, j \neq k$，$PF_j^* = PF_k^* = P^*$，$SF_j^* \neq SF_k^*$。

5.3.6 局部特征筛选

根据定义，整体特征与所有慢性病状态强相关，而局部特征与慢性病状态弱相关，因此在局部特征筛选之前，需要将特征集 F 中的整体特征删除，从而备选特征集更新为 $F = F \setminus P$。

根据局部特征的定义，对于诊断状态 j，其局部特征在子群体 j 中相似度较高，而在子群体 j 与其他子群体之间相似度较低。

在本章中，假设子群体中的所有连续特征均呈正态分布。这个假设是合理的，因为慢性病患者在相同状态下通常具有相同或类似的发病机制。μ_j^i 和 σ_j^i 分别表示子群体 j 中特征 i 的均值和标准差。本章中，对于状态 j 下的任何连续特征 i，假设其服从正态分布，平均值为 μ_j^i，标准差为 σ_j^i。那么，对于子群体 j 中的特征 i，其概率密度函数 $f(x)$ 为

$$f(x) = \frac{1}{\sqrt{2\pi}\sigma_j^i}\exp\left[-\frac{(x-\mu_j^i)^2}{2\sigma_j^{i2}}\right] \tag{5-4}$$

以上及接下来的式子中的 π 为圆周率。

对于两个不同的子群体 j 和 k 来说，特征 i 的概率密度曲线（probability density curve，PDC）下的重叠面积越大，两个子群体在特征 i 上的分布越相似。因此，本章将两个子群体在特征 i 上的相似度定义为特征 i 在子群体中的 PDC 的重叠区域。两条 PDC 的交点 x^* 满足：

$$\frac{1}{\sqrt{2\pi}\sigma_j^i}\exp\left[-\frac{(x^*-\mu_j^i)^2}{2\sigma_j^{i2}}\right] = \frac{1}{\sqrt{2\pi}\sigma_k^i}\exp\left[-\frac{(x^*-\mu_k^i)^2}{2\sigma_k^{i2}}\right] \tag{5-5}$$

如图 5-2 所示，两条 PDC 之间的交点个数与特征 i 的标准差有关。当标准差相同时，即 $\sigma_j^i = \sigma_k^i$，两条 PDC 之间只有一个交点。而当标准差不同时，两条 PDC 之间存在两个交点。

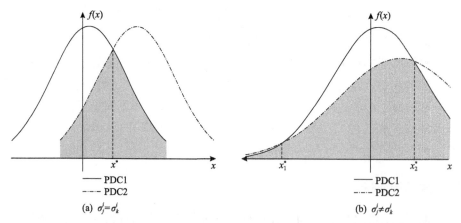

(a) $\sigma_j^i = \sigma_k^i$ (b) $\sigma_j^i \neq \sigma_k^i$

图 5-2　均值满足 $\mu_j^i < \mu_k^i$ 的两条 PDC（PDC1 和 PDC2）下的重叠面积

交点可以表示为

$$x^* = \begin{cases} \dfrac{\mu_j^i + \mu_k^i}{2}, & \sigma_j^i = \sigma_k^i \\[2mm] \dfrac{\mu_k^i\sigma_j^{i2} - \mu_j^i\sigma_k^{i2} \pm A}{\sigma_j^{i2} - \sigma_k^{i2}}, & \sigma_j^i \neq \sigma_k^i \end{cases} \tag{5-6}$$

其中，

$$A = \sigma_j^i \sigma_k^i \sqrt{(\mu_j^i - \mu_k^i)^2 + 2(\sigma_j^{i2} - \sigma_k^{i2})(\ln \sigma_j^i - \ln \sigma_k^i)} \tag{5-7}$$

在图 5-2 中，两个子群体在特征 i 上的均值满足 $\mu_j^i < \mu_k^i$。当标准差 $\sigma_j^i = \sigma_k^i$ 时，重叠面积为 PDC2 位于交点 x^* 左侧的曲线下面积 (area under the curve，AUC) 与 PDC1 位于交点 x^* 右侧的 AUC 之和。当 $\sigma_j^i \neq \sigma_k^i$ 时，重叠面积包含两种可能的情况：$\sigma_j^i < \sigma_k^i$ 和 $\sigma_j^i > \sigma_k^i$。在如图 5-2(b) 所示的 $\sigma_j^i < \sigma_k^i$ 的情况下，重叠区域可以被交点 x_1^* 和 $x_2^*(x_1^* < x_2^*)$ 分为三个部分：①标准差更大的 PDC2 在 x_1^* 左侧的 AUC；②标准差更小的 PDC1 在 x_1^* 和 x_2^* 之间的 AUC；③PDC2 在 x_2^* 右侧的 AUC。因此，两个子群体在特征 i 上的分布相似度可以计算为

$$\text{Sim}_i(j,k) = \begin{cases} 1 + (-1)^{\mathbb{I}\{\mu_j^i < \mu_k^i\}} \cdot A_1, & \sigma_j^i = \sigma_k^i \\ 1 + (-1)^{\mathbb{I}\{\sigma_j^i < \sigma_k^i\}} \cdot A_2, & \sigma_j^i \neq \sigma_k^i, x_1^* < x_2^* \end{cases} \tag{5-8}$$

其中，$\mathbb{I}\{\mu_j^i < \mu_k^i\}(\mathbb{I}\{\sigma_j^i < \sigma_k^i\})$ 为取值为 0 或 1 的指示函数，如果 $\mu_j^i < \mu_k^i(\sigma_j^i < \sigma_k^i)$，则指示函数取值为 1，否则取值为 0，同时：

$$A_1 = \Phi\left(\frac{x^* - \mu_j^i}{\sigma_j^i}\right) - \Phi\left(\frac{x^* - \mu_k^i}{\sigma_k^i}\right) \tag{5-9}$$

$$A_2 = \Phi\left(\frac{x_2^* - \mu_j^i}{\sigma_j^i}\right) + \Phi\left(\frac{x_1^* - \mu_k^i}{\sigma_k^i}\right) - \Phi\left(\frac{x_1^* - \mu_j^i}{\sigma_j^i}\right) + \Phi\left(\frac{x_2^* - \mu_k^i}{\sigma_k^i}\right) \tag{5-10}$$

式 (5-9) 和式 (5-10) 中，$\Phi(\cdot)$ 是概率密度的累积分布函数。

至此，某个特征在任意两个子群体中的分布相似度均可以计算。当子群体数量超过 2 时，本章定义子群体 j 与剩余子群体在特征 i 上分布的相似度指数为子群体 j 与任何其他子群体 k 在特征 i 上分布的相似度的最大值，即

$$\text{Si}_i^j = \max_k \text{Sim}_i(j,k), \quad k \in \boldsymbol{J} \setminus \{j\} \tag{5-11}$$

相似度指数 Si_i^j 越小，说明子群体 j 在特征 i 上的分布与任何其他子群体 k 的相似度越低，分布差异性越大。在特征 i 上，Si_i^j 越小，子群体 j 中局部特征在群体 j 内部分布的高相似性和子群体间低相似性，可以在样本集的样本中识别出子群体 j 中的样本。因此，单个子群体中的局部特征对于识别该子群体中的样本有

较大帮助。

因此，每个诊断状态 j 下的局部特征筛选分为以下两个步骤。

(1)计算更新后的特征集 F 中每个特征 i 的相似度指数，即 Si_i^j，并将这些特征以其各自的相似度指数按升序排列。

(2)设定每个状态下的局部特征个数为 N_2，取排序特征集中的前 N_2 个特征，构造状态 j 下的局部特征集，即 SF_j。

每个状态下的局部特征数量 N_2 对于阶段二的分类表现有较大影响。如果 N_2 太大，则难以识别子群体 j 的特征也会被包含在局部特征集中，而这些特征实际上是分类模型中的噪声。如果 N_2 太小，分类模型不能提取出足够多的可分离性高的特征作为有效信息。因此，N_2 太大或太小均会使得阶段二的分类表现变差。数据实验进一步证明了每种诊断状态下局部特征数量的影响。

5.3.7 阶段二中的 SR 模型

由于单个子群体 j 与其他子群体在局部特征上的空间分布相似度较低，聚类算法是在样本集中的样本中识别子群体 j 中的样本的良好选择。在 K 均值聚类和模糊 c-means 聚类(Lin and Chen，2021)等聚类算法中，每个子群体中都有一个名为质心的典型样本，质心是该子群体的几何中心。对于一个样本，如果它到子群体 j 质心的距离比到任何其他子群体质心的距离短，那么它就被归类到子群体 j。

本章中，每个诊断状态 j 下都有唯一的局部特征集 SF_j，基于这些局部特征可以构造一个子空间 j。这些不同子空间中的特征不能对其他标签下的子群体进行有效识别，因此不能将所有诊断状态下的整体特征聚合形成一个更高维度的空间并对各标签下的样本进行准确识别。为此，本章提出了一种可应用于不同的子空间的聚类算法。

与其他聚类算法一样，子空间 j 有一个质心，其在子空间 j 中的位置为子群体 j 在子空间 j 中各维度上的平均值。在子空间 j 的各维度上，子群体 j 和其他子群体之间的空间分布差异性较大，能很好地区分。因此，在每个子空间中，样本到子空间中各自质心的距离为

$$d_j(n) = \sum_{i \in SF_j} w_i^j (f_i^n - \mu_i^j)^2 + b^j \tag{5-12}$$

与欧几里得距离的计算不同，本章应用线性回归模型来计算该距离。考虑到不同特征的范围和标准差可能存在很大差异，线性回归模型旨在减轻不同特征的计量尺度差异对距离计算的影响。阶段二中，对于任何样本 n，根据样本 n 到不

同子空间中对应子群体质心的距离，其被诊断为状态 j 的 softmax 概率符合：

$$p_2^j(n) = \frac{\exp[d_j(n)]}{\sum\limits_{k \in J} \exp[d_k(n)]} \tag{5-13}$$

通过计算不同子空间中不同线性回归模型的样本到不同群组质心的距离，本章提出了一种 SR 模型来实现不同子空间中的聚类。

5.3.8 两阶段分类模型的最终结果

对于任何样本 n，阶段一和阶段二的分类模型分别给出了其属于状态 j 的概率 $p_1^j(n)$ 和 $p_2^j(n)$。为了得到最终的分类结果，需要找到一个综合考虑两个阶段结果的函数。在本章中，两个阶段中同一诊断状态 j 的概率通过融合函数 $g(\cdot)$ 融合为最终结果。正如假设 1 中所假设的，融合函数是关于两阶段诊断概率的非减函数。

假设 1：$p_1^j(n)$ 和 $p_2^j(n)$ 分别是阶段一和阶段二中样本 n 的队列 $j(j \in J)$ 的概率。融合函数 $g(p_1^j(n), p_2^j(n))$ 关于阶段一和阶段二的诊断概率非减，即

$$\frac{\partial g(p_1^j(n), p_2^j(n))}{\partial p_1^j(n)} \geqslant 0, \frac{\partial g(p_1^j(n), p_2^j(n))}{\partial p_2^j(n)} \geqslant 0 \tag{5-14}$$

假设 1 很直观，因为两阶段的分类模型都有助于解决多元分类问题。为了证明 PSBSR 模型的鲁棒性，本章考虑了不同形式的融合函数获得最终分类结果，并将具有不同融合函数的 PSBSR 模型的分类表现与其他分类模型进行了比较。本章考虑了以下三种形式的融合函数。

（1）加权相加。加权相加形式的融合函数的诊断状态 j 下的最终概率为

$$p^j(n) = \omega p_1^j(n) + (1 - \omega) p_2^j(n) \tag{5-15}$$

式中，ω 和 $1 - \omega$ 分别为阶段一和阶段二的概率权重系数。这种情况下最终概率不需要额外标准化操作，因为如式（5-16）所证明的，加权相加后所有诊断状态下的最终概率之和为 1。

$$\sum_{j=1}^{|J|} p_1^j(n) = \omega \sum_{j=1}^{|J|} + (1 - \omega) \sum_{j=1}^{|J|} p_2^j(n) = \omega + (1 - \omega) = 1 \tag{5-16}$$

融合后最终的概率向量为 $p(n) = \left(p^0(n), \cdots, p^{|J|-1}(n) \right)$，最终概率最大的诊断状态即为 PSBSR 模型的结果。分类结果与权重 ω 有关，合理的权重可以提升模型的

分类表现，本章将以最小化训练集中的损失函数（如交叉熵损失函数）为目标函数，利用梯度下降算法来搜寻最优权重 ω。

（2）相乘。利用乘法形式的融合函数进行诊断时，诊断状态 j 下的最终概率为

$$g(p_1^j(n), p_2^j(n)) = p_1^j(n) \cdot p_2^j(n) \tag{5-17}$$

（3）取最小值。利用该融合函数进行诊断时诊断状态 j 下的最终概率为

$$g(p_1^j(n), p_2^j(n)) = \min\{p_1^j(n), p_2^j(n)\} \tag{5-18}$$

在相乘和取最小值两种形式的融合函数下，最终的概率均需要额外进行归一化处理，处理后样本 n 在诊断状态 j 下的最终概率为

$$p^j(n) = \frac{g(p_1^j(n), p_2^j(n))}{\sum\limits_{k \in J} g(p_1^k(n), p_2^k(n))} \tag{5-19}$$

如式（5-20）所示，取最终概率向量中最终概率最大的诊断状态作为 PSBSR 模型的结果，诊断过程结束。

$$\hat{s}(n) = \arg\max_j(p^j(n)), \quad j \in J \tag{5-20}$$

5.4　肝纤维化数据实验及分析

慢性病毒性肝炎是全球最流行的传染病之一，据世界卫生组织统计，2015 年全球约有 2.57 亿患者受到影响，且感染人数仍处于上升趋势（World Health Organization，2017）。截止到 2006 年，在中国仅慢性乙型肝炎（chronic hepatitis B，CHB）感染者就超过 9000 万（Wang et al.，2014a）。

肝纤维化是慢性病毒性肝炎最常见的并发症。当前世界范围内最受认可的 METAVIR 评分系统（Bedossa and Poynard，1996）将其分为从 F0 到 F4 的 5 种分期，分别代表无纤维化、轻度纤维化、显著性纤维化、进展性纤维化和代偿性肝硬化。此外，状态 F5 代表失代偿性肝硬化。非肝硬化肝脏易于控制且可逆，而肝硬化是一种不可逆转的状态，可能引发肝细胞癌和肝功能衰竭等危及生命的疾病（Chang et al.，2010）。因此，有效控制肝纤维化进展是慢性病毒性肝炎的预后治疗的关键。

准确的分期诊断对于慢性肝炎患者非常重要。病理学上，正确诊断显著性纤维化（评分 ≥ F2）、进展性纤维化（评分 ≥ F3）和肝硬化（评分 ≥ F4）对采取有针对性的治疗方案也很有帮助。与其他慢性病一样，肝穿刺是肝纤维化测量的金标准。但是，在肝纤维化长期监测过程中，血清学标志物检测却是广泛使用的方法，尽

管其准确性并不高。为了证明 PSBSR 模型能够提高分类表现，本章将不同的分类模型和相关医学分类指标应用于中国 CHB 患者的肝纤维化分期诊断中。

5.4.1 实验数据

本章的临床数据采集自 2017 年 10 月至 2019 年 12 月浙江大学医学院附属第一医院感染科。其间采集样本 557 份，对应 557 位接受肝穿刺检查的 CHB 患者。每位患者均在一周内进行了肝穿刺检查和多项相同的无创性检查，本章假设在此期间(即一周)血清学标志物水平的变化可以忽略不计。每个样本记录了患者的 66 项特征，包括个人信息(年龄和性别)、血常规检查、肝肾脂糖电解质检查、心肌酶谱常规检查、凝血功能检查、肝纤维化四项标志物检查、铜蓝蛋白水平和肿瘤标志物检查，以及肝活检检查。经肝穿刺诊断的纤维化状态被认为是患者真实的纤维化状态。整个样本集中缺失值超过 20% 的特征以及特征值缺失超过 20% 的样本均被剔除。经过数据预处理之后，最终本章从 557 个样本中选取出 517 个(93%)作为实验数据。对于标记为 j 的样本 n，如果其特征 i 上的特征值存在缺失，则用子群体 j 中特征 i 的平均值来填充该缺失值。为了保证实验结果的稳健性，每个分类模型的结果都经过十折交叉验证。具体描述性统计见表 5-1。

表 5-1 肝纤维化数据集描述性统计

纤维化状态	样本数	男/女样本数	平均年龄/岁
0	73	43/30	38.90
1	107	63/44	37.97
2	53	31/22	38.87
3	25	14/11	40.16
4	96	71/25	51.89
5	163	116/47	54.63

为了消除各种特征衡量尺度差异对分类模型表现的影响，本章预先利用 RobustScaler 归一化方法对所有特征进行归一化。对于样本 n 在特征 $i \in F$ 上的特征值 f_i^n，经 RobustScaler 归一化后变为

$$f_i^n = \begin{cases} \dfrac{Q_1(i) - 1.5\mathrm{IQR}_i - \mathrm{MED}_i}{\mathrm{IQR}_i}, & f_i^n < Q_1(i) - 1.5\mathrm{IQR}_i \\[2mm] \dfrac{Q_3(i) + 1.5\mathrm{IQR}_i - \mathrm{MED}_i}{\mathrm{IQR}_i}, & f_i^n > Q_3(i) + 1.5\mathrm{IQR}_i \\[2mm] \dfrac{f_i^n - \mathrm{MED}_i}{\mathrm{IQR}_i}, & 其他情况 \end{cases} \tag{5-21}$$

式中，MED_i 和 IQR_i 为特征 i 的中位数和四分位距，$Q_1(i)$ 和 $Q_3(i)$ 为特征 i 的第一和第三四分位数。与 z-score 归一化相比，RobustScaler 归一化可以保证归一化后的数据呈正态分布。

5.4.2　分类表现衡量指标

在肝纤维化分期诊断中，本章用准确率和诊断平均绝对误差(mean absolute error，MAE)对分期诊断的表现进行衡量。其中，MAE 衡量诊断状态与实际状态之间的平均误差，计算见式(5-22)。在慢性病诊断中，需要避免较大的 MAE，因为它会导致严重的错误治疗。

$$MAE = \frac{\sum\limits_{n \in N} |\hat{s}(n) - s(n)|}{N} \qquad (5\text{-}22)$$

在重大和晚期纤维化与肝硬化二元分类诊断中，本章采用准确率、敏感性和特异性来衡量不同分类模型和分类指标的表现。准确率反映了模型正确诊断疾病具体分期状态的能力。敏感性是正确诊断为阳性的患者数量与所有阳性患者数量的比值，它反映了疾病的检出能力。特异性是正确诊断为阴性的患者数量与所有阴性患者数量的比值，它反映了正确检出无疾病的能力。三者计算公式分别为

$$accuracy = \frac{TP + TN}{TP + FP + TN + FN} \qquad (5\text{-}23)$$

$$sensitivity = \frac{TP}{TP + FN} \qquad (5\text{-}24)$$

$$specificity = \frac{TN}{TN + FP} \qquad (5\text{-}25)$$

其中，TP、TN、FP 和 FN 分别表示真阳性、真阴性、假阳性和假阴性患者的数量，真阳性为正确诊断为阳性，假阳性则是错误诊断为阳性。

5.4.3　模型超参数设置

为了证明 PSBSR 模型在二元分类和多元分类问题上的有效性，数值实验分为两部分：肝纤维化的多元分类分期诊断以及针对显著性纤维化、进展性纤维化和肝硬化的二元分类诊断。为了与当前的三类分类器模型对比，在肝纤维化的分期诊断中，本章应用了 PSBSR 模型和其他 9 个基准分类器。其中，SR 和基于主成分分析的逻辑回归(logistic regression-principle components analysis，LR-PCA)是线性分类模型，KNN 是稳定的机器学习分类器，SVM-PCA 模型和堆叠式自编码网

络(stacked autoencoder network，SAN)是具有特征提取能力的机器学习分类器，粒子群优化(particle swarm optimization，PSO)算法和基于特征筛选的头脑风暴算法（feature selection-classification based on the brain storm optimization，FS-CBSO）(Li et al.，2018a)分别是不包含特征筛选和包含特征筛选的进化计算模型，基于粒子群算法的支持向量机(particle swarm optimization-support vector machine，PSO-SVM)和基于粒子群算法的 K 近邻算法(particle swarm optimization-k-nearest neighbors，PSO-KNN)是结合进化计算的机器学习分类器，其中特征筛选由粒子群算法实现，SVM 和 KNN 负责基于筛选出的特征实现分期诊断。在二元分类诊断中，除以上 10 个分类器模型外，本书研究还额外应用了 FIB-4 和 APRI 这两个医学指标。FIB-4 指数是一个结合 CHB 患者的年龄、天冬氨酸转氨酶（aspartate transaminase，AST）、丙氨酸转氨酶(alanine transaminase，ALT)和血小板计数(platelet count，PLT)等 4 个基础指标的医学诊断指标，APRI 指数则是患者 AST 与 PLT 的比值，两者计算公式分别为

$$\text{FIB score} = \frac{\text{Age} \times \text{AST}}{\text{PLT} \times \sqrt{\text{ALT}}} \tag{5-26}$$

$$\text{APRI score} = \frac{\text{AST}}{\overline{\text{AST}} \times \text{PLT}} \tag{5-27}$$

式中，$\overline{\text{AST}}$ 为 AST 正常水平的上限，根据不同的检测设备其上限有所不同，本章中该值为 40 单位每升。

在比较这些分类模型和医学指标的分类表现之前，需要提前设定 PSBSR 模型中的 3 个超参数，分别为阶段一的整体特征数量 N_1、阶段二的局部特征数量 N_2 以及融合函数的具体形式。为了证明 PSBSR 模型的表现对于这些超参数的变化具有鲁棒性，并确定模型中的最佳超参数，本章进行了 3 个对比实验，每个对比实验均是关于肝纤维化分期诊断的三折交叉验证实验。在每个对比实验中，本章控制另外 2 个超参数不变，每次仅设置 1 个可变超参数。

本节先分析阶段一的整体特征数量 N_1 对阶段一分类模型表现的影响。在关于 N_1 的对比实验中，本章设置 N_1 以步长为 1 的速度从 2 增加到 10，在不同的 N_1 设置下，阶段一的分类结果如表 5-2 所示。

表 5-2 不同整体特征数量下的 PSBSR 模型阶段一分类结果

N_1	分期诊断		显著性纤维化诊断			进展性纤维化诊断			肝硬化诊断		
	ACC	MAE	ACC	SEN	SPE	ACC	SEN	SPE	ACC	SEN	SPE
2	0.3530	0.9903	0.8076	0.8067	0.8093	0.8362	0.7484	0.9412	0.8496	0.7654	0.9325
3	0.4156	0.9125	0.8114	0.8185	0.7980	0.8437	0.7763	0.9247	0.8647	0.8118	0.9175

续表

N_1	分期诊断		显著性纤维化诊断			进展性纤维化诊断			肝硬化诊断		
	ACC	MAE	ACC	SEN	SPE	ACC	SEN	SPE	ACC	SEN	SPE
4	0.4217	0.9218	0.8000	0.8154	0.7716	0.8494	0.8039	0.9043	0.8649	0.8271	0.9030
5	0.4427	0.8656	0.8006	0.8245	0.7563	0.8763	0.8425	0.9167	0.8690	0.8423	0.8953
6	0.4619	0.8159	0.8003	0.8274	0.7502	0.8781	0.8424	0.9209	0.8862	0.8500	0.9218
7	0.4429	0.8252	0.8116	0.8390	0.7610	0.8820	0.8600	0.9087	0.8787	0.8423	0.9144
8	0.4468	0.8363	0.7929	0.8363	0.7124	0.8802	0.8532	0.9129	0.8730	0.8308	0.9144
9	0.4371	0.8311	0.7946	0.8509	0.6901	0.8803	0.8705	0.8924	0.8843	0.8577	0.9108
10	0.4524	0.8440	0.7967	0.8393	0.7176	0.8612	0.8531	0.8712	0.8804	0.8692	0.8919

注：ACC，准确率；MAE，平均绝对误差；SEN，敏感性；SPE，特异性

在阶段一的肝纤维化分期诊断中，N_1 为 6 时准确率最高，MAE 最小，分别达到 0.4619 和 0.8159。在显著性纤维化的诊断中，敏感性随着整体特征数目的增加而呈总体上升的趋势，而在肝硬化的诊断中，敏感性与整体特征的数量之间呈现出正相关趋势。

当整体特征集 P 中的特征太多或太少时，模型的分类表现均会变差，因为当 N_1 太小时，部分相关信息没有被筛选出，而当 N_1 太大时，包含的冗余信息过多。

接下来，本章分析每个局部特征集中的局部特征数量 N_2 对阶段二的分类模型表现的影响。在关于 N_2 的对比实验中，N_1 设置为最优值 6，N_2 设置为 2 到 10。对比结果如表 5-3 所示。

表 5-3　不同局部特征数量下的 PSBSR 模型阶段二元分类结果

N_2	分期诊断		显著性纤维化诊断			进展性纤维化诊断			肝硬化诊断		
	ACC	MAE	ACC	SEN	SPE	ACC	SEN	SPE	ACC	SEN	SPE
2	0.3916	1.0956	0.6803	0.8127	0.4334	0.8306	0.7836	0.8879	0.8441	0.8235	0.8653
3	0.3877	1.0544	0.6995	0.8098	0.4938	0.8399	0.7937	0.8961	0.8495	0.8156	0.8835
4	0.3954	0.9802	0.7240	0.7950	0.5918	0.8533	0.7760	0.9459	0.8740	0.7925	0.9548
5	0.3994	0.9753	0.7263	0.7951	0.5984	0.8535	0.7901	0.9292	0.8840	0.8269	0.9397
6	0.4335	0.8859	0.7549	0.8334	0.6087	0.8594	0.8112	0.9166	0.8973	0.8462	0.9473
7	0.4546	0.8857	0.7551	0.8305	0.6149	0.8518	0.8080	0.9042	0.8857	0.8385	0.9319
8	0.4371	0.8668	0.7703	0.8394	0.6418	0.8555	0.8290	0.8870	0.9010	0.8693	0.9321
9	0.4200	0.9046	0.7570	0.8366	0.6083	0.8558	0.8328	0.8836	0.9030	0.8578	0.9469
10	0.4145	0.9386	0.7321	0.8071	0.5928	0.8425	0.8117	0.8793	0.8917	0.8425	0.9394

在肝纤维化分期诊断中，准确率随局部特征数量增加呈现倒 "U" 形关系，当 N_2 设置为 7 时阶段二元分类模型的准确率达到最高（0.4546）。而 MAE 则与局

部特征数量呈"U"形关系，当 N_2 设置为 8 时 MAE 达到最小(0.8668)。

在显著性纤维化、进展性纤维化和肝硬化的二元分类诊断中，N_2 为 8 时的准确率分别高于 N_2 为 7 时的准确率。此外，在显著性纤维化和肝硬化诊断中，N_2 为 8 时的准确率、敏感性和特异性均高于 N_2 为 7 时的对应衡量指标。

诊断准确率与局部特征数量 N_2 之间的凹函数关系以及 MAE 与 N_2 之间的凸函数性质都是合理的，因为当每个子空间中的局部特征数量太少时，相关信息被剔除，而当局部特征过多时，与分类无关的冗余信息甚至噪声过多。

接着，本节探讨了不同形式的融合函数对 PSBSR 模型分类表现的影响。融合函数采用加权相加、相乘、取最小值的形式，根据上述两个对比实验，N_1 和 N_2 分别设置为 6 和 8。PSBSR 模型的最终分类结果如表 5-4 所示，同时为了证明 PSBSR 模型的鲁棒性，研究采用方差分析(analysis of variance，ANOVA)检验对十折交叉验证实验中各融合函数下模型的平均分类表现差异进行了检验，主要结果如下。

表 5-4 融合函数不同时的 PSBSR 模型分类结果

融合函数	分期诊断		显著性纤维化诊断			进展性纤维化诊断			肝硬化诊断		
	ACC	MAE	ACC	SEN	SPE	ACC	SEN	SPE	ACC	SEN	SPE
加权相加	0.4789	0.7746	0.8004	0.8275	0.7504	0.8819	0.8392	0.9331	0.9029	0.8692	0.9363
相乘	0.4846	0.7574	0.8099	0.8364	0.7606	0.8818	0.8356	0.9371	0.9106	0.8769	0.9439
取最小值	0.4753	0.7891	0.7834	0.8304	0.6961	0.8820	0.8497	0.9208	0.9106	0.8846	0.9363

根据 ANOVA 检验，在 3 种不同形式的融合函数下，模型对显著性和进展性纤维化的诊断准确率、敏感性和特异性，同时肝硬化和肝纤维化分期诊断的准确率均没有显著差异。肝纤维化分期诊断中，当融合函数采用乘法形式时，MAE 明显小于其他两种形式的融合函数，同时准确率最高。因此，本节将 PSBSR 模型的融合函数设置为乘法的形式。

5.4.4 肝纤维化分期诊断和二元分类诊断实验

最后，本章分别利用 10 个不同的分类器和两个医学指标完成肝纤维化分期诊断。根据相关研究和肝纤维化数据集中的特征数量，表 5-5 中列出了每个模型的所有参数设置，其中训练 epoch 设置为 1000 以保证每个线性分类器的收敛性，其余参数设置参考相关文献。

表 5-5　各分类模型参数设置

模型	参数设置
PSBSR	整体特征个数 6，局部特征个数 8，融合函数：乘法，最大迭代次数 1 000
LR-PCA	学习率 0.001，最大迭代次数 1 000
SR	学习率 0.001，最大迭代次数 1 000
SVM-PCA	核函数：径向基函数，最大迭代次数 1 000
SAN	自动编码器个数 2，自动编码器 1 中的节点个数 12，自动编码器 2 中的节点个数 8
KNN	邻居个数 20
PSO（Wang et al.，2007）	解决方案规模 $N_p = 20$，最大速度 $N_p / 3$，最大惯性权重 1.4，最小惯性权重 0.4，加速度常数 $c_1 = c_2 = 2$，最大迭代次数 10 000
FS-CBSO	群体规模 100，最大迭代次数 10 000，聚类概率 $P = P_{cluster} = 0.8$，$P_{one} = P_{two} = 0.5$，聚类类别数 2
PSO-SVM	种群规模 $N_p = 20$，最大速度 $N_p / 3$，最大惯性权重 1.4，最小惯性权重 0.4，加速度常数 $c_1 = c_2 = 2$，核函数：径向基函数，最大迭代次数 100
PSO-KNN	种群规模 $N_p = 20$，最大速度 $N_p / 3$，最大惯性权重 1.4，最小惯性权重 0.4，加速度常数 $c_1 = c_2 = 2$，最大迭代次数 100

　　各分类器在肝纤维化分期诊断中的分类表现如表 5-6 所示，表 5-7 显示了所有分类器和医学指标的二元诊断结果，结果如下。

表 5-6　各分类器在肝纤维化分期诊断上的十折交叉验证结果

模型	准确率		MAE	
	均值	标准差	均值	标准差
PSBSR	0.5205	0.0674	0.6650	0.0982
LR-PCA	0.4643[**]	0.0729	0.7314[*]	0.0971
SR	0.4800[*]	0.0646	0.7251[*]	0.0738
SVM-PCA	0.3192[***]	0.0979	2.1207[***]	0.2960
SAN	0.3757[***]	0.1168	1.0012[***]	0.2402
KNN	0.4820	0.0666	0.8291[***]	0.1298
PSO	0.2456[***]	0.0563	1.5053[***]	0.3336
FS-CBSO	0.2786[***]	0.0431	1.6958[***]	0.1989
PSO-SVM	0.3754[***]	0.0999	1.6828[***]	0.2560
PSO-KNN	0.4798[**]	0.0263	0.8120[***]	0.1130

注：MAE，平均绝对误差，即所有样本的诊断分期与真实分期之间的误差绝对值的平均值
*表示 80%置信水平；**表示 90%置信水平；***表示 99%置信水平

表5-7 各诊断模型在肝纤维化二元分类诊断上的十折交叉验证结果

诊断		表现	PSBSR	LR-PCA	SR	SVM-PCA	SAN	KNN	PSO	FS-CBSO	PSO-SVM	PSO-KNN	FIB-4	APRI
显著性肝纤维化诊断	ACC	均值	0.8204	0.8278	**0.8280**	0.6515	0.7914	0.7817	0.7195	0.6461	0.7193	0.7836	0.6615	0.6053
		标准差	0.0598	**0.0361**	0.0385	0.0854	0.0715	0.0703	0.0797	0.0635	0.0586	0.0507	0.0715	0.0511
	SEN	均值	0.7471	0.8389	0.8366	**1.0000**	0.7648	0.6927	0.6310	0.5448	0.9549	0.7254	0.4886	0.4133
		标准差	0.0856	0.0606	0.0482	**0.0000**	0.1287	0.0794	0.1339	0.0421	0.0535	0.0715	0.0765	0.0699
	SPE	均值	0.9633	0.7934	0.7941	0.0000	0.7968	0.9591	0.8981	0.8345	0.2834	0.9037	**0.9895**	0.9670
		标准差	0.0442	0.1765	0.1611	**0.0000**	0.2559	0.0464	0.1076	0.0941	0.0898	0.0919	0.0316	0.0371
进展性肝纤维化诊断	ACC	均值	**0.9053**	0.8994	0.8918	0.5490	0.8436	0.8649	0.7177	0.6868	0.6633	0.8724	0.7563	0.6884
		标准差	**0.0248**	0.0296	0.0412	0.0654	0.0602	0.0433	0.0986	0.0613	0.0635	0.0310	0.0592	0.0540
	SEN	均值	0.8639	0.8850	0.8794	**1.0000**	0.8401	0.7802	0.5205	0.5172	0.9824	0.7967	0.5712	0.4678
		标准差	0.0553	0.0474	0.0473	**0.0000**	0.1132	0.0693	0.1622	0.0497	0.0179	0.0500	0.0871	0.0920
	SPE	均值	0.9557	0.9145	0.9075	0.0000	0.8343	0.9768	0.9681	0.8910	0.2748	0.9729	**0.9818**	0.9536
		标准差	0.0528	0.0632	0.0687	**0.0000**	0.1660	0.0393	0.0541	0.0732	0.1023	0.0387	0.0292	0.0333
肝硬化诊断	ACC	均值	**0.9304**	0.9265	0.9247	0.5008	0.8474	0.9054	0.6691	0.6732	0.6229	0.9110	0.7891	0.7231
		标准差	**0.0198**	0.0283	0.0249	0.0747	0.0572	0.0525	0.1323	0.0701	0.0747	0.0406	0.0705	0.0759
	SEN	均值	0.9237	0.9134	0.9219	**1.0000**	0.8711	0.8501	0.3741	0.4282	0.9895	0.8645	0.6154	0.5031
		标准差	0.0331	0.0556	0.0445	**0.0000**	0.1036	0.0800	0.1852	0.0414	0.0164	0.0651	0.1070	0.1186
	SPE	均值	0.9360	0.9411	0.9267	0.0000	0.8080	0.9712	**0.9814**	0.9183	0.2585	0.9675	0.9682	0.9463
		标准差	0.0483	0.0479	0.0571	**0.0000**	0.1503	0.0382	0.0297	0.0675	0.0961	0.0299	0.0295	0.0325

注：表中加粗数值为每一列的最优值

在肝纤维化分期诊断中，PSBSR 模型的准确率为 0.5205，显著高于除 KNN 模型之外的其他基准分类器，且标准差较低，表明 PSBSR 模型的性能稳健。与其他 9 个基准模型相比，PSBSR 模型将诊断准确率提高了 8.0%~86.8%。在肝纤维化分期诊断中，PSBSR 模型的 MAE（0.6650）在 80% 置信水平下显著小于任何其他分类模型，并将分期诊断的误差提高了 8.3%~68.6%，这意味着 PSBSR 模型能够降低故障诊断率。SVM-PCA 模型倾向于将所有样本诊断为肝硬化，这意味着 SVM-PCA 模型不具备分期诊断的能力。

在进展性肝纤维化和肝硬化的诊断中，PSBSR 模型以最高的准确率和最小的标准差优于其他分类器和指标，这意味着 PSBSR 模型能够更准确地检测进展性肝纤维化和肝硬化患者。

总的来说，在显著性肝纤维化、晚期肝纤维化和肝硬化的诊断中，PSBSR 模型在两个指标中均占主导地位，准确率明显更高。

与其他分类模型相比，尽管 PSBSR 模型只利用了所有特征中的部分特征，却比其他模型分类表现更好。这是因为在其他基准模型的特征筛选和特征提取过程中，由于与其他分类标签相关性较弱，可用于识别某些特定子群体的特征被剔除。而 PSBSR 模型在对与所有标签相关性较强的整体特征进行筛选后，额外对与某一标签相关性较强的局部特征进行了筛选，模型提取的局部特征中的相关信息可以辅助整体特征实现更好的分类表现。

总之，在肝纤维化多元分类诊断问题中，无论是在肝纤维化分期诊断中，还是在晚期纤维化和肝硬化的诊断中，结合整体特征和局部特征的相关信息，都可以获得更好的分类表现。

所有分类器中，PSBSR、SVM-PCA、LR-PCA、SAN 和 SR 等 5 个模型均会生成样本在各诊断状态下的概率分布，并根据该概率分布对样本进行分类。为了进一步证实 PSBSR 模型的稳健性，图 5-3 绘制了上述 5 个模型分别在诊断显著性纤维化、进展性纤维化和肝硬化时的受试者操作特征（receiver operator characteristic，ROC）曲线。ROC 曲线的 AUC 越大，则表明模型的二元分类表现越稳健。尽管 PSBSR 模型的 AUC 并不是最高的，但在 3 种不同二元诊断中的 AUC 均稳定维持在 0.85~1.0 的范围内，这意味着 PSBSR 模型在二元分类上依然具有鲁棒性。

总的来说，PSBSR 模型无论是在肝分期诊断还是在显著性/进展性纤维化、肝硬化的诊断中均占据 2 个衡量指标的优势，且准确率均显著高于 2 个医学指标。此外，PSBSR 模型在肝纤维化分期诊断中优于其他基准分类模型，实现了最高的准确度和最小的 MAE。并且在显著性纤维化、进展性纤维化和肝硬化的诊断中，PSBSR 模型的准确率始终是最高的，这表明同时考虑群体和局部特征相关信息的分类模型可以在这些诊断中取得更好的分类性能。此外，PSBSR 模型有助于提高进展性纤维化和肝硬化的诊断准确率。

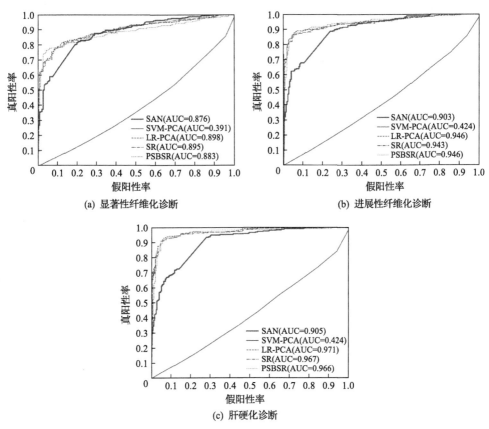

(a) 显著性纤维化诊断　　　　　　　(b) 进展性纤维化诊断

(c) 肝硬化诊断

图 5-3　不同分类模型各二元诊断中的 ROC 曲线

5.5　本 章 小 结

对慢性病患者的疾病进行准确的分期诊断是后续开展慢性病干预、并发症风险预警的重要前提。在长期用于慢性病状态监测的无创性检查指标中，整体特征和局部特征分别具有识别所有分期的患者和患者处于特定分期的能力。这些特征均是有助于分期诊断的有效信息。为提高慢性病无创性分期诊断的准确率，本章提出了一种基于特征和局部特征的两阶段分期诊断模型 PSBSR。该模型的创新性主要体现在以下三个方面。

（1）与现有的仅注重整体特征筛选的分期诊断模型相比，该模型通过两阶段特征筛选与分期诊断的方式综合利用了整体特征与局部特征，在基于整体特征的分期诊断基础上，分别利用基于各分期下的局部特征建立的分期模型进一步降低误诊的可能性。

（2）该模型提出了一种同时适用于离散和连续特征的整体特征筛选算法。在整体特征筛选中，相较于需要对连续性特征进行离散化处理或预先主观假设其分布的互信息，该模型利用连续特征的线性相关系数作为相关性衡量指标，使得连续特征和离散特征的相关性均可测量，且这种方法更加客观和准确。基于大多数无创性检查指标都是连续性指标，本章提出的整体特征筛选算法在临床诊断中更加实用。

（3）该模型提出了一种基于各分期下的局部特征的线性回归分类方法。该方法保证了患者被诊断为某一分期的概率仅与该分期下的局部特征有关，而与其他分期下的局部特征无关。

肝纤维化分期诊断的实验结果表明，本章提出的 PSBSR 模型能够有效提升慢性病分期诊断的准确率。

参 考 文 献

Bedossa P, Poynard T. 1996. An algorithm for the grading of activity in chronic hepatitis C. Hepatology, 24(2): 289-293.

Cai J X, Chen T T, Qiu X. 2018. Fibrosis and inflammatory activity analysis of chronic hepatitis C based on extreme learning machine. 2018 9th International Conference on Information Technology in Medicine and Education (ITME), October 19-21, 2018, Hangzhou. New York: IEEE: 177-181.

Chang Chien Y W, Chen Y L. 2010. Mining associative classification rules with stock trading data: a GA-based method. Knowledge-Based Systems, 23(6): 605-614.

Chang T T, Liaw Y F, Wu S S, et al. 2010. Long-term entecavir therapy results in the reversal of fibrosis/cirrhosis and continued histological improvement in patients with chronic hepatitis B. Hepatology, 52(3): 886-893.

Chen M Z, Challita U, Saad W, et al. 2019. Artificial neural networks-based machine learning for wireless networks: a tutorial. IEEE Communications Surveys & Tutorials, 21(4): 3039-3071.

Coleto-Alcudia V, Vega-Rodríguez M A. 2020. Artificial bee colony algorithm based on dominance (ABCD) for a hybrid gene selection method. Knowledge-Based Systems, 205: 106323.

Dorigo M, Birattari M, Stutzle T. 2006. Ant colony optimization. IEEE Computational Intelligence Magazine, 1(4): 28-39.

El Majdouli M A, Rbouh I, Bougrine S, et al. 2016. Fireworks algorithm framework for big data optimization. Memetic Computing, 8: 333-347.

González-López J, Ventura S, Cano A. 2020. Distributed selection of continuous features in multilabel classification using mutual information. IEEE Transactions on Neural Networks and Learning Systems, 31 (7): 2280-2293.

Gou J P, Yi Z, Du L, et al. 2012. A local mean-based k-nearest centroid neighbor classifier. The Computer Journal, 55 (9): 1058-1071.

Haukeland J W, Schreiner L T, Lorgen I, et al. 2008. ASAT/ALAT ratio provides prognostic information independently of Child-Pugh class, gender and age in non-alcoholic cirrhosis. Scandinavian Journal of Gastroenterology, 43 (10): 1241-1248.

Hu Y, Zhang Y, Gong D W. 2021. Multiobjective particle swarm optimization for feature selection with fuzzy cost. IEEE Transactions on Cybernetics, 51 (2): 874-888.

Hua Z S, Xiao D, Zhang Z, et al. 2023. A Two-phase population and subspace feature-based multi-classification model to improve chronic disease diagnosis. International Journal of Information Technology & Decision Making, 22 (3): 889-916.

Hua Z S, Yu H T, Hua Y. 2018. Adaptive ensemble fault diagnosis based on online learning of personalized decision parameters. IEEE Transactions on Industrial Electronics, 65 (11): 8882-8894.

Huang L, Liao L, Wu C H. 2015. Evolutionary model selection and parameter estimation for protein-protein interaction network based on differential evolution algorithm. IEEE/ACM Transactions on Computational Biology and Bioinformatics, 12 (3): 622-631.

Karakaya G, Galelli S, Ahipaşaoğlu S D, et al. 2016. Identifying (quasi) equally informative subsets in feature selection problems for classification: a max-relevance min-redundancy approach. IEEE Transactions on Cybernetics, 46 (6): 1424-1437.

Khamparia A, Saini G, Pandey B, et al. 2020. KDSAE: chronic kidney disease classification with multimedia data learning using deep stacked autoencoder network. Multimedia Tools and Applications, 79: 35425-35440.

Kraskov A, Stögbauer H, Grassberger P. 2004. Estimating mutual information. Physical Review E: Statistical, Nonlinear, and Soft Matter Physics, 69 (6): 066138.

Kuang W, Chan Y L, Tsang S H, et al. 2020. Machine learning-based fast intra mode decision for HEVC screen content coding via decision trees. IEEE Transactions on Circuits and Systems for Video Technology, 30 (5): 1481-1496.

Lee H W, Kang W, Kim B K, et al. 2016. Red cell volume distribution width-to-platelet ratio in assessment of liver fibrosis in patients with chronic hepatitis B. Liver International, 36 (1): 24-30.

Lee Rodgers J, Nicewander W A. 1988. Thirteen ways to look at the correlation coefficient. The American Statistician, 42 (1): 59-66.

Li C Q, Song Z S, Fan J H, et al. 2018a. A brain storm optimization with multi-information interactions for global optimization problems. IEEE Access, 6: 19304-19323.

Li J, Mao R C, Li X L, et al. 2018b. A novel noninvasive index for the prediction of moderate to severe fibrosis in chronic hepatitis B patients. Digestive and Liver Disease, 50(5): 482-489.

Li K, Chen R Z, Fu G T, et al. 2019. Two-archive evolutionary algorithm for constrained multiobjective optimization. IEEE Transactions on Evolutionary Computation, 23(2): 303-315.

Lin Y X, Chen S C. 2021. A centroid auto-fused hierarchical fuzzy c-means clustering. IEEE Transactions on Fuzzy Systems, 29(7): 2006-2017.

Liu B, Xiao Y S, Cao L B. 2017. SVM-based multi-state-mapping approach for multi-class classification. Knowledge-Based Systems, 129: 79-96.

Liu X M, Tang J S. 2014. Mass classification in mammograms using selected geometry and texture features, and a new SVM-based feature selection method. IEEE Systems Journal, 8(3): 910-920.

Peng H C, Long F H, Ding C. 2005. Feature selection based on mutual information criteria of max-dependency, max-relevance, and min-redundancy. IEEE Transactions on Pattern Analysis and Machine Intelligence, 27(8): 1226-1238.

Sebastiani G, Castera L, Halfon P, et al. 2011. The impact of liver disease aetiology and the stages of hepatic fibrosis on the performance of non-invasive fibrosis biomarkers: an international study of 2411 cases. Alimentary Pharmacology & Therapeutics, 34(10): 1202-1216.

Suo Q L, Ma F L, Yuan Y, et al. 2018. Deep patient similarity learning for personalized healthcare. IEEE Transactions on NanoBioscience, 17(3): 219-227.

Tan T Y, Zhang L, Neoh S C, et al. 2018. Intelligent skin cancer detection using enhanced particle swarm optimization. Knowledge-Based Systems, 158: 118-135.

Vallet-Pichard A, Mallet V, Nalpas B, et al. 2007. FIB-4: an inexpensive and accurate marker of fibrosis in HCV infection. comparison with liver biopsy and fibrotest. Hepatology, 46(1): 32-36.

Wang F S, Fan J G, Zhang Z, et al. 2014a. The global burden of liver disease: the major impact of China. Hepatology, 60(6): 2099-2108.

Wang K, Lu X, Zhou H, et al. 2019. Deep learning radiomics of shear wave elastography significantly improved diagnostic performance for assessing liver fibrosis in chronic hepatitis B: a prospective multicentre study. Gut, 68(4): 729-741.

Wang P, Xue B, Liang J, et al. 2023. Differential evolution-based feature selection: a niching-based multiobjective approach. IEEE Transactions on Evolutionary Computation, 27(2): 296-310.

Wang X Y, Yang J, Teng X L, et al. 2007. Feature selection based on rough sets and particle swarm optimization. Pattern Recognition Letters, 28(4): 459-471.

Wang X Z, He Y L, Wang D D. 2014b. Non-naive Bayesian classifiers for classification problems with continuous attributes. IEEE Transactions on Cybernetics, 44(1): 21-39.

World Health Organization. 2017. Global hepatitis report, 2017. Geneva: World Health Organization.

Wu W, Zhou H. 2017. Data-driven diagnosis of cervical cancer with support vector machine-based approaches. IEEE Access, 5: 25189-25195.

Xue Y, Tang Y H, Xu X, et al. 2022. Multi-objective feature selection with missing data in classification. IEEE Transactions on Emerging Topics in Computational Intelligence, 6(2): 355-364.

Xue Y, Zhao Y, Slowik A. 2020. Classification based on brain storm optimization with feature selection. IEEE Access, 9: 16582-16590.

Yoon J, Davtyan C, van der Schaar M. 2017. Discovery and clinical decision support for personalized healthcare. IEEE Journal of Biomedical and Health Informatics, 21(4): 1133-1145.

6 基于纵向数据的慢性病并发症个性化预测

慢性病是一个长期的慢性退化过程，随着器官受损的累积影响，慢性病在发展过程中可能引起另一种疾病或症状的发生，被称为慢性病并发症。虽然慢性病在得到控制的情况下对患者的生活影响较小，但慢性病引发的并发症会给患者造成各种器官损害以及增加医疗负担。

针对这类问题，本章提出了一种基于纵向数据的慢性病并发症个性化预测方法(游雨暄，2022)。所提出的方法从慢性病患者群体数据与个体纵向监测数据中分别提取共性特征与个性化特征，通过结合共性特征与个性化特征建立了一种GMPC 模型来预测慢性病并发症的未来发展状态，并构造了一种两阶段估计方法来对预测模型中的未知参数进行估计，以减少在纵向数据预测中直接输入历史数据可能造成的滞后性。在实验部分，本章以糖尿病肾病的预测为例，通过两个公开数据集验证了GMPC模型相比于现有的基于截面数据的静态预测模型与基于纵向数据的动态预测模型具有更高的预测准确率。

本章结构如下：6.1 节介绍了慢性病的几种常见并发症；6.2 节介绍了现有的慢性病并发症预测方法研究；6.3 节提出了基于 GMPC 模型的慢性病患者并发症个性化预测方法；6.4 节使用糖尿病数据集验证了本章提出的预测模型的有效性；6.5 节对本章内容进行了总结。

6.1 问 题 背 景

慢性病是一个长期的慢性退化过程，随着器官受损的累积影响，慢性病在发展过程中可能引起另一种疾病或症状的发生，被称为慢性病并发症。

糖尿病是已知并发症最多的一种疾病。糖尿病的并发症按照发病的快慢分为急性并发症与慢性并发症两大类。急性并发症包括糖尿病酮症酸中毒、乳酸性酸中毒等，其发病原因主要是由于胰岛素活性重度缺乏及升糖激素升高引起糖、脂肪和蛋白质代谢紊乱，以致机体水、电解质和酸碱平衡失调。慢性并发症是指发病缓慢、器官长期受损导致的并发症，常见的慢性并发症主要包括：①大血管并发症，如脑血管、心血管和下肢血管的病变等；②微血管并发症，如肾脏病变和眼底病变；③神经病变，如负责感官的感觉神经病变，司理内脏、血管和内分泌功能的自主神经病变等。

与糖尿病患者相似，高血压患者在高血压疾病的长期影响下，患者的一种或多种器官也可能发生慢性受损，在脑部、心脏、肾脏、眼底等部位出现并发症。这些并发症不仅给慢性病患者带来致残风险，也会极大地影响慢性病患者的生活质量。

6.2　慢性病并发症预测方法研究

对慢性病患者采用并发症风险预测工具，可以预测慢性病患者未来患并发症的可能性，帮助慢性病患者明确病情发展趋势，识别出高风险的慢性病患者以及时采取针对性干预治疗，预防并发症的发生。

慢性病并发症预测研究是指对慢性病患者未来是否可能发生并发症进行预测。慢性病并发症预测方法根据输入数据类型的不同可以分为两类：基于截面数据（某个时间点的测量数据）的慢性病并发症静态预测方法，以及基于纵向数据（多次测量结果形成的纵向时间序列）的慢性病并发症动态预测方法，这两类预测方法的代表性模型将在 6.2.1 节与 6.2.2 节分别介绍。

6.2.1　基于截面数据的慢性病并发症静态预测方法

随着大数据分析在电子健康记录中的应用，一些人工智能方法已应用于慢性病并发症或其他疾病的风险预测中。逻辑回归、DT、SVM 等方法受限于样本之间互相独立的前提假设，主要基于患者的截面数据进行预测。根据截面数据的特点，本章将这些基于截面数据的预测方法简称为静态预测方法，这些方法的主要思路和代表性研究成果如下。

（1）逻辑回归。逻辑回归是一种广义线性回归模型，主要思路是通过 Logistic 函数将线性回归预测值转为[0,1]区间内的概率预测值，可应用于疾病诊断、概率预测等。国际糖尿病联盟推荐的糖尿病患者冠心病风险预测方法（Stevens et al., 2001）采用了逻辑回归模型，该方法将糖尿病患者的年龄、是否抽烟、糖化血红蛋白年均值等数据输入逻辑回归模型来得出该患者在未来某段时间内患冠心病的概率。Ravizza 等（2019）提出的糖尿病患者肾病风险预测模型也采用了逻辑回归模型，从 IBM Explorys 数据库约 41.8 万名糖尿病患者的电子病历中筛选出年龄、体重指数、肾小球滤过率等 6 个临床特征输入逻辑回归模型中，来预测糖尿病患者并发肾病的概率。

（2）DT。DT 采用树型结构，利用属性值构造分支节点，在分支节点上根据样本的属性值与标签的规律构造 if-then-else 规则来判断样本进入哪个分支，不断划分直至达到叶节点后得到分类或预测结果。集成多棵 DT 的结果可以进一步提高分类结果的准确性，集成模型包括随机森林、梯度提升决策树等。DT 模型的优势在于通过树结构得到的分类结果易于解读，具有可解释性。Yang 等（2015）利用了糖尿病患者的血清蛋白质组学特征与肾病的相关关系，开发了 DT 模型来预测糖尿病患者的肾病风险。冯沁祺等(2021)利用了糖尿病患者的年龄、肌酐等多种指标训练了梯度提升决策树模型来预测糖尿病患者的视网膜病变风险。

(3)SVM。SVM 是一种基于超平面分割的分类方法，通过寻找最大间隔超平面(以最大间隔把两类样本分开的超平面)来得到各样本的分类结果。对于线性不可分的问题，SVM 通过非线性的核函数将各样本映射到高维特征空间中，再在高维特征空间中寻找最优的分割超平面。Cho 等(2008)对比了逻辑回归与 SVM 在糖尿病肾病预测中的效果，实验结果显示 SVM 具有更高的准确性，可以在实际确诊前提前 2～3 个月预测糖尿病肾病的发病。

除了逻辑回归、DT、SVM 方法以外，神经网络(Zarkogianni et al.，2018)、多任务学习(Lin et al.，2017；Talaei-Khoei et al.，2019)等方法也已经应用到了慢性病并发症的预测中。例如，Zarkogianni 等(2018)基于神经网络模型，选用了性别、患糖尿病时长、体重指数等 8 个指标输入到神经网络模型中来预测糖尿病患者五年内患心血管病的概率。

以上方法成功地提高了并发症的早期发现率。然而，受限于样本之间互相独立的前提假设，只能基于患者的截面数据进行预测。基于截面数据的预测方法的局限性在于截面数据不能准确反映出患者的疾病发展过程，可能导致病情误判。

6.2.2 基于纵向数据的慢性病并发症动态预测方法

在长期治疗过程中，慢性病患者的生化指标通常在复查时定期测量，这些定期测量的数据称为纵向数据。与截面数据相比，纵向数据更准确、更全面，因为其可以反映患者的疾病进展和潜在疾病隐患(曾波等，2020)。根据纵向数据的特点，本章将基于纵向数据的预测方法简称为动态预测方法。

近年来，越来越多的研究者开始关注基于纵向数据的慢性病动态预测，使用的纵向数据分析方法主要包括以下几种。

(1)广义估计方程。Liang 和 Zeger(1986)提出的广义估计方程假设不同时间点测量的数据之间存在一定的相关结构(称为相关矩阵)，通过选择合适的相关矩阵来对协变量(自变量)与目标变量(因变量)的关系进行估计。广义估计方程已被广泛用于医疗与健康领域中纵向数据的分析处理，包括对慢性病影响因素的分析(李永泉等，2014)、对连续体检记录的分析(汤如等，2015)以及对患者器官功能受损情况的分析(Wu et al.，2017)。

(2)广义线性混合模型。McCulloch 和 Searle(2000)提出的广义线性混合模型通过分层的方法将纵向数据重构为个体内数据与个体间数据，再进行协变量与目标变量之间的相关关系的估计。在医疗与健康管理领域，广义线性混合模型已被应用于预测帕金森病患者的活动度(Wang et al.，2017)、肝硬化患者的凝血酶指标等(孙申，2019)。

(3)广义混合树模型。Fokkema 等(2018)通过在 DT 模型的每个节点上应用广义线性混合模型建立了广义混合树模型。该模型可以有效结合 DT 分类模型的可解释性优势与广义线性混合模型处理纵向数据的优势。类似地，其他学者(Speiser et al.，2019；Speiser et al.，2020)也提出了将 DT 模型与广义线性混合模型相结合的方法，并将其应用于医疗与健康领域中的分类或预测问题。例如，Ngufor 等(2019)利用糖尿病患者的人口统计数据、糖化血红蛋白初始值、并发症以及用药情况构造了广义混合树模型，并用于预测糖尿病患者的糖化血红蛋白是否会超过控制目标。

以上慢性病动态预测方法综合利用了患者的纵向数据，提高了预测的准确率。然而，该类方法仍然存在两方面的局限性。一方面，慢性病患者并发症的发展特征可能既有群体层面的相似性，也有个体层面的差异，而现有预测模型缺乏将这两者结合考虑。另一方面，现有研究使用广义线性混合模型或其他纵向数据分析模型进行预测的过程中没有考虑到历史时间的协变量相对于未来时间的反应变量的滞后效应，直接输入历史数据进行预测可能会影响预测结果的准确性。

6.3 GMPC 模型

6.3.1 基本思路

本章提出了一种基于纵向数据的 GMPC 模型，来实现慢性病并发症的个性化预测。该模型的基本思路如下。

(1)以患者未来的并发症状态为模型的反应变量，以患者在过去某一段时间内的历史监测指标和历史并发症筛查结果为协变量。

(2)考虑监测指标之间与患者未来并发症状态间的关系除了具有群体的共性特征，还可能存在个性化特征。患者的共性特征与未来并发症状态的相关系数假设为固定值，而患者的个性化特征与未来并发症状态的相关系数假设为随机分布并对每个患者各不相同。结合共性特征与个性化特征一起用于建立未来并发症状态与历史监测指标之间的相关关系模型。

(3)针对使用历史数据预测未来状态可能产生的滞后效应，构造两阶段估计过程，利用上一个时间点的反应变量的预测值来对下一个时间点的反应变量进行预测。

(4)按照二分类输出方法或有序多分类输出方法得到最终的预测标签。

6.3.2 节至 6.3.5 节将分别解释模型中的反应变量与协变量的定义、共性特征与个性特征的定义以及模型的参数估计与结果输出方法。

6.3.2　反应变量与协变量

在慢性病并发症预测研究中，反应变量即模型的预测目标，为慢性病患者未来某一段时间内的并发症发生或发展状况。将慢性病患者 i 未来某一时间 t 的并发症情况用 $y_{i,t}$ 表示。当预测患者未来具体的并发症分期时，$y_{i,t}$ 为有序多分类变量。以慢性病并发症中的糖尿病肾病为例，糖尿病肾病可分为五期，则 $y_{i,t} = \{0,1,2,3,4,5\}$ 分别表示未患糖尿病肾病、糖尿病肾病 1 期、糖尿病肾病 2 期、糖尿病肾病 3 期、糖尿病肾病 4 期、糖尿病肾病 5 期。当预测未来是否发生并发症时，患糖尿病肾病 1 期至 5 期都归类为患糖尿病肾病，则 $y_{i,t}$ 为二分类变量。用 1 表示患者未来会患并发症，用 0 表示患者未来不会患并发症，如式 (6-1) 所示：

$$y_{i,t} = \begin{cases} 1 \ (\text{患者}i\text{在时刻}t\text{会患并发症}) \\ 0 \ (\text{患者}i\text{在时刻}t\text{不会患并发症}) \end{cases} \tag{6-1}$$

二分类问题是多分类问题的一个特例，多分类问题可以转化为多个二分类问题进行处理，因此在建模过程中主要以二分类问题为例进行公式表示。

在慢性病并发症预测研究中，协变量为患者在过去某一段时间内的历史监测指标数据。这些指标包括了不随时间变化的或者只进行了一次测量的静态指标，如性别、家族史等静态指标，也包括了随时间变化的需要重复测量的动态指标，如糖尿病肾病需要监测的尿白蛋白排泄率指标，这些动态指标从患者的纵向数据中提取。为了简洁，用 $x_{i,t}$ 表示患者 i 在 t 时的各项指标的数值组成的向量。假设一共有 p 种指标，则 $x_{i,t}$ 为 p 维向量，如式 (6-2) 所示：

$$x_{i,t} = [x_{i,t}^1, x_{i,t}^2, \cdots, x_{i,t}^p]^{\mathrm{T}} \tag{6-2}$$

在预测问题中，协变量 $x_{i,t}$ 是历史数据，对应的是过去时间，而反应变量 $y_{i,t}$ 是预测目标，对应的是未来时间，两者存在时间差。因此，协变量与反应变量的这种对应关系是一种滞后时间的对应关系。假设历史协变量和历史反应变量的时间跨度为 H，需要预测的反应变量的时间跨度为 F。两者之间的时间前后关系如图 6-1 所示。

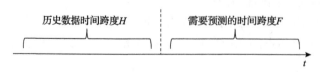

图 6-1　历史数据时间跨度与需要预测的时间跨度

反应变量的时间跨度参数 F 代表了并发症在未来某个时间段的状态，而不是仅在未来某个时间点上的状态。反应变量的时间跨度 F 还决定了协变量与反应变量之间的对应关系。需要预测的未来时间跨度越长，就需要建立滞后期越长的对应关系，且需要满足 $F \leqslant H$，即未来反应变量的时间跨度不能超过可用历史数据的时间跨度。例如，当利用患者过去三期的历史数据（历史数据的时间跨度 $H = 3$）向后预测未来一期的并发症情况（反应变量的时间跨度 $F = 1$）时，协变量与反应变量的对应关系是滞后 1 期的，即构建 $[x_{i,1}, y_{i,1}] \to y_{i,2}$，$[x_{i,2}, y_{i,2}] \to y_{i,3}$ 以及 $[x_{i,3}, y_{i,3}] \to y_{i,4}$ 的对应关系。另一种情况，如果需要预测的是未来三期的并发症情况（反应变量的时间跨度 $F = 3$），则协变量与反应变量的对应关系是滞后 3 期的，即构建 $[x_{i,1}, y_{i,1}] \to y_{i,4}$，$[x_{i,2}, y_{i,2}] \to y_{i,5}$ 以及 $[x_{i,3}, y_{i,3}] \to y_{i,6}$ 的对应关系。将这种滞后的对应关系一般化，可以用式（6-3）表示：

$$(x_{i,t}, y_{i,t}) \to y_{i,t+F}, \quad t = 1, 2, \cdots, H \tag{6-3}$$

6.3.3 共性特征与个性化特征结合

慢性病患者的并发症发展规律同时具有群体水平的相似性和个体水平的差异性。因此，GMPC 模型中，假设患者的历史指标与患者未来并发症状态间的关系除了具有群体的共性特征以外，部分动态指标在患者个体的并发症发展过程中还可能存在个性化特征。

假设协变量 $x_{i,t}$ 中，存在 q 个患者的动态指标与未来并发症情况的关系具有个性化特征，组成向量 $z_{i,t}$，如下所示：

$$z_{i,t} = [z_{i,t}^1, z_{i,t}^2, \cdots, z_{i,t}^q]^{\mathrm{T}} \tag{6-4}$$

定义反应变量 $y_{i,t+F}$ 为 1 的概率为 $\mu_{i,t+F}$。$\mu_{i,t+F}$ 为[0,1]范围内的数值，通过 logit 函数将[0,1]范围内的数值转化为线性回归预测值，如式（6-5）所示：

$$\mu_{i,t+F} = \mathrm{Prob}(y_{i,t+F} = 1)$$
$$\mathrm{logit}(\mu_{i,t+F}) = \log \frac{\mu_{i,t+F}}{1 - \mu_{i,t+F}} \tag{6-5}$$

根据患者监测指标与未来并发症状态之间的群体相似性，设 β 为协变量 $(x_{i,t} + y_{i,t})$ 与反应变量 $y_{i,t+F}$ 之间的固定相关系数，β 对于不同的患者是相同的，反映出患者之间的群体相似性。此外，设 b_i 为具有个性化特征的监测指标 $z_{i,t}$ 与反应变量 $y_{i,t+F}$ 之间的相关系数，对于不同的患者 i，这些个性化特征与反应变量之间的相关系数 b_i 是不同的，反映出患者之间的个体差异性。由于患者之间的个性差异具有随机性，b_i 可假设为服从均值为 0 且方差为 G 的正态分布，即 $b_i \sim N(0, G)$。将以上共性特征与个性化特征对反应变量预测值的影响相叠加，

$\text{logit}(\mu_{i,t+F})$ 与协变量的关系表示为

$$\text{logit}(\mu_{i,t+F}) = (x_{i,t} + y_{i,t})^{\text{T}}\beta + z_{i,t}^{\text{T}}b_i \qquad (6\text{-}6)$$

6.3.4　两阶段估计方法

GMPC 的待估参数集为 $\Theta = [\beta, G, b_i]$。参数估计方法包括伪似然法以及贝叶斯估计法。伪似然法通过构造近似于真实分布的函数对参数进行统计推断。Breslow 和 Lin(1995)指出伪似然法得到的参数估计值是有偏的，且这种偏差在二分类问题中会加大。因此，在实验中主要采用贝叶斯估计法进行参数估计。贝叶斯估计法的基本思想是利用先验信息和样本信息推断出参数的后验概率分布，并以后验概率分布为基础应用蒙特卡罗模拟方法进行抽样，再进行参数估计。$\Theta = [\beta, G, b_i]$ 的具体估计过程包括以下四步。

(1)假设 b_i 已知(随机生成一个初始值)，通过已有的反应变量值和协变量值以及 b_i 建立后验分布，估计得到 $\hat{\beta}$。

(2)利用后验分布方法推出 b_i 的分布方差 $\hat{G}$。

(3)将第 1 步和第 2 步得到的 $\hat{\beta}$ 和 $\hat{G}$ 结合已知的反应变量值以及协变量值建立后验分布来估计得到一个新的 $\hat{b}_i$ 估计值。

(4)将第 3 步得到的 $\hat{b}_i$ 代入第 1 步，再重复第 1~4 步进行迭代，直至所有参数收敛或达到最大迭代步数。

将估计的参数值代入式(6-6)，计算出反应变量的估计值 $\hat{y}_{i,t+F}$（$t = 1,2,\cdots,$ H）。以上属于 GMPC 的第一次估计过程，如图 6-2 中的第 1 步所示。在第一次

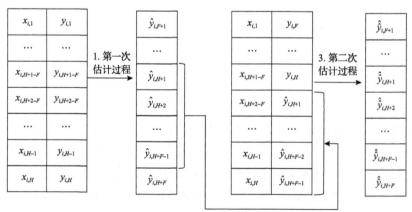

图 6-2　二次估计过程

估计过程中，协变量 $(x_{i,t}+y_{i,t})$ 相对于反应变量是滞后 F 个时间单位的。这种滞后效应将会影响预测效果，且滞后时间越长，对预测准确率的影响越大。

为了减少第一次估计过程中的滞后效应，需要输入与未来反应变量最接近的未来数据，即反应变量前一个时间单位的数据来预测。对于前期的反应变量 $y_{i,t}$（$F+1 \leqslant t \leqslant H+1$），其对应的前一个时间单位的数据 $y_{i,t}$（$F \leqslant t \leqslant H$）是已知的，$y_{i,t}$（$F \leqslant t \leqslant H$）的值包含在已知的历史数据集 $y_{i,1}, y_{i,2}, \cdots, y_{i,H}$ 里，因此在第二次估计过程中可以使用已有历史数据集中的 $y_{i,t}$（$F \leqslant t \leqslant H$）作为预测 $y_{i,t}$（$F+1 \leqslant t \leqslant H+1$）时的输入变量。然而，对于后期的反应变量 $y_{i,t}$（$H+2 < t \leqslant H+F$），其对应的前一个时间单位的数据 $y_{i,t}$（$H+1 \leqslant t \leqslant H+F-1$）是未知的，不包含在历史数据里，因此在第二次估计过程中分别将第一次估计过程中得到的前一个时间单位的反应变量估计值作为预测 $y_{i,t}$（$H+1 \leqslant t \leqslant H+F-1$）时的输入变量，建立预测链式模型，如图 6-2 中的第 2 步所示。

重新建立第二次的估计模型之后，同样使用贝叶斯估计法重新估计出模型参数 $\Theta = [\beta, G, b_i]$，如图 6-2 中的第 3 步所示。GMPC 模型将第二次估计模型得到的参数估计值作为最终的参数估计值。

6.3.5 二分类输出与有序多分类输出

将最终的参数估计值代入到 6.3.3 节的式(6-6)中，再通过输入协变量来获得输出的慢性病患者预测标签 $\hat{y}_{i,t+F}$（$t=1,2,\cdots,H$）。预测标签的输出有两种：二分类标签与有序多分类标签。

二分类标签即患者是否会患上并发症。如果 $\mu_{i,t+F} = \text{Prob}(y_{i,t+F}=1)$ 的值大于一个指定的判断阈值 p，则判断该患者未来会患上并发症，该判断阈值一般设为 0.5，如式(6-7)所示：

$$\hat{y}_{i,t+F} = \begin{cases} 1, & \mu_{i,t+F} \geqslant p \\ 0, & \mu_{i,t+F} < p \end{cases} \tag{6-7}$$

有序多分类标签即患者所属的并发症分期。用 $y_{i,t}=\{0,1,\cdots,k\}$ 分别表示未患并发症、并发 1 期至并发症 k 期。由于未患并发症、并发症 1 期至并发症 k 期属于由轻微至严重的有序多分类标签，采用 Frank 和 Hall（2011）提出的有序多分类变量的输出方法，分为以下几个步骤：①对于有序变量 $y_{i,t}=\{0,1,\cdots,k\}$ 的多分类问题，将其转化为以下 k 个二分类问题，包括该样本的标签是否大于 0，该样本的标签是否大于 1，……，该样本的标签是否大于 $k-1$。②分别对这 k 个二分类问题进行求解，得到该样本是否大于某一个标签 j 的概率 $\text{Prob}(y_{i,t+F} > j)$，$j \in \{0,$

$2,\cdots,k-1\}$。③利用上一步得到的一系列概率值，计算该样本属于某一个标签 j 的概率。计算方法如下所示：

$$
\mathrm{Prob}(y_{i,t+F}=j)=\begin{cases}1-\mathrm{Prob}(y_{i,t+F}>j), & j=0\\ \mathrm{Prob}(y_{i,t+F}>j-1)\times(1-\mathrm{Prob}(y_{i,t+F}>j)), & 1<j<k\\ \mathrm{Prob}(y_{i,t+F}>j-1), & j=k\end{cases} \quad (6\text{-}8)
$$

具有最大概率值的输出标签即为该样本的最终预测标签。

6.3.6　理论分析

GMPC 模型中的 $\varTheta=[\beta,G,b_i]$ 的二次估计过程均采用贝叶斯估计法。以下命题说明了该方法的理论性质。

命题 1：$\varTheta=[\beta,G,b_i]$ 经过有限次参数迭代后，最终将达到一个稳定的收敛状态。

证明：该命题证明过程中需要用到马尔可夫链收敛定理，即如果一个马尔可夫链具有非周期性（条件 1）和连通性（条件 2）且具有细致平稳条件的概率转移矩阵（条件 3），即对于状态分布 $p(x^1)$ 和 $p(x^2)$，存在一个转移矩阵 $Q(x^1\to x^2)$ 和 $Q(x^2\to x^1)$ 并满足 $P(x^1)Q(x^1\to x^2)=P(x^2)Q(x^2\to x^1)$（条件3），则不论初始状态是什么，经过足够多次概率转移后，都会达到一个稳定的状态。

GMPC 模型对 $\varTheta=[\beta,G,b_i]$ 的估计过程满足达到马尔可夫稳定状态所需的三个条件。首先，在 GMPC 模型对 $\varTheta=[\beta,G,b_i]$ 的估计过程中，第 1 次迭代后得到的参数组估值为 $\varTheta^1=[\hat{\beta}^1,\hat{G}^1,\hat{b_i}^1]$，第 2 次迭代后得到的参数组估值为 $\varTheta^2=[\hat{\beta}^2,\hat{G}^2,\hat{b_i}^2]$，第 n 次迭代后得到的参数组估值为 $\varTheta^n=[\hat{\beta}^n,\hat{G}^n,\hat{b_i}^n]$，这种迭代过程 $\varTheta^1\to\varTheta^2\to\cdots\to\varTheta^n$ 可以看成一个非周期的马尔可夫链，满足非周期性（条件 1）。其次，$\varTheta^1$，$\varTheta^2,\cdots$，$\varTheta^n$ 这些状态之间任一个状态通过有限次转移都可以达到另一个状态，因此满足连通性（条件 2）。最后，每一次迭代过程 $\varTheta^i\to\varTheta^{i+1}$ 都是在固定其他所有参数的情况下，通过后验分布来更新某一个参数实现的，包含以下三步状态转移过程：$[\hat{\beta}^i,\hat{G}^i,\hat{b_i}^i]\to[\hat{\beta}^i,\hat{G}^{i+1},\hat{b_i}^i]\to[\hat{\beta}^{i+1},\hat{G}^{i+1},\hat{b_i}^i]\to[\hat{\beta}^{i+1},\hat{G}^{i+1},\hat{b_i}^{i+1}]$。以 $[\hat{\beta}^{i+1},\hat{G}^{i+1},\hat{b_i}^i]\to[\hat{\beta}^{i+1},\hat{G}^{i+1},\hat{b_i}^{i+1}]$ 为例，在这一步转移中，通过后验分布公式可得

$$
P([\hat{b_i}^i,\hat{\beta}^{i+1},\hat{G}^{i+1}])P(\hat{b_i}^{i+1}\mid\hat{\beta}^{i+1},\hat{G}^{i+1})=P([\hat{b_i}^{i+1},\hat{\beta}^{i+1},\hat{G}^{i+1}])P(\hat{b_i}^i\mid\hat{\beta}^{i+1},\hat{G}^{i+1}) \quad (6\text{-}9)
$$

将条件分布概率看作概率转移矩阵，则式（6-9）可以转换为细致平稳条件的形式，即 $P(x^1)Q(x^1\to x^2)=P(x^2)Q(x^2\to x^1)$，因此满足细致平稳条件。同理 $\varTheta^i\to\varTheta^{i+1}$ 中每一步转移都满足细致平稳条件，则 $\varTheta^1\to\varTheta^2\to\cdots\to\varTheta^n$ 也满足细致平稳

条件(条件 3)。

综上，在参数估计过程同时满足马尔可夫链收敛定理的三个条件下，$\Theta=[\beta,G,b_i]$ 经过多次参数迭代后最终将达到一个稳定的收敛状态。该命题也为 GMPC 模型的收敛性提供了理论保证。

6.4 糖尿病肾病风险预测数值实验

本章选择了慢性病并发症中的一种常见疾病——糖尿病肾病作为具体案例，来验证 GMPC 模型在慢性病并发症预测中的有效性。糖尿病肾病也被称为糖尿病性肾小球硬化症，是一种由微血管病变引起的糖尿病常见并发症之一。糖尿病肾病患者从患病初期到终末期肾衰竭，一般会经历五个发展阶段：1 期-肾小球高滤过和肾脏肥大期；2 期-正常白蛋白尿期；3 期-早期糖尿病肾病期；4 期-临床糖尿病肾病期；5 期-终末期肾衰竭。近年来的研究(Zhang et al., 2016)显示，21.3%的糖尿病患者会并发慢性肾病，并且糖尿病引发的肾病病例已超过了肾炎引起的肾病病例，成为终末期肾病的首位病因。由于糖尿病肾病患者存在复杂的代谢紊乱，病程一旦发展到中后期，往往比一般肾病的治疗更加棘手，因此及时干预对于糖尿病肾病患者意义重大。

本章采用了多种数据集进行验证实验。本章先是对 GMPC 模型进行了内部交叉验证，分别从横向和纵向两个分析角度，来对比模型在训练集以外病例组成的横向测试集(命名为测试集 A)以及在训练集病例未来记录组成的纵向测试集(命名为测试集 B)上的预测效果。除了内部交叉验证以外，本章也在外部独立验证测试集(命名为测试集 C)上对 GMPC 的预测效果进行了分析。

6.4.1 数据集

本章选用了美国糖尿病学会提供的糖尿病控制与并发症试验(diabetes control and complications trial, DCCT)数据集(Diabetes Control and Complications Trial Research Group et al., 1993)作为模型训练与交叉测试数据集。DCCT 研究是美国糖尿病学会关于糖尿病强化治疗的研究，由美国和加拿大的十多个糖尿病中心参加，为期十年。DCCT 数据集总共包括 1441 位糖尿病患者 10 年的随访数据。试验初始时，对每个患者的基本数据进行全面记录，之后每年对患者进行数据更新和并发症的检测。由于时间较长，部分患者中途停止了随访，共有 705 位患者完成了 6 年的随访。模型训练中，主要使用第 1~3 年的患者健康数据作为协变量，第 3~6 年的糖尿病肾病状态作为反应变量。

6.4.2 指标筛选

DCCT 与糖尿病肾病相关的数据集中指标多达 226 个，包括初始时患者的性别、年龄、病程是否大于五年、体重指数、糖化血红蛋白、是否患高血压、是否患有视网膜病变，以及每年监测的尿白蛋白排泄率、肌酐、肌酐清除率、收缩压、舒张压、肾病分期等动态指标。

由于指标数过多，需要先划出一部分较相关的指标，再进行进一步筛选。纳入筛选范围的指标包括 Ravizza 等(2019)关于糖尿病肾病研究中使用的指标，以及专家建议的可能与糖尿病肾病发病率相关的指标。一共选出了 DCCT 数据集中的 12 个糖尿病肾病相关指标做进一步筛选，包括：初始时年龄、初始时体重指数、性别、初始时是否抽烟、有无肾病家族史、有无糖尿病肾病家族史、初始时糖化血红蛋白、有无高血压、初始时病程是否大于 5 年、是否进行强化降糖治疗、初始时是否患有视网膜病变、尿白蛋白排泄率。

在指标筛选中，由于纵向数据集中各条记录之间存在时序相关性，一般的逻辑回归等特征筛选方法不能适用，本章采用了面向纵向数据集的 K-M 生存分析(Kaplan and Meier，1958)方法进行指标筛选。K-M 生存分析研究患者的生存时间和相关因素之间的关系。K-M 生存分析一般以死亡或者其他标志性事件作为结局。在对糖尿病肾病预测的研究中，本实验以糖尿病患者确诊了糖尿病肾病作为结局事件，来研究糖尿病患者从试验开始到发生糖尿病肾病的时间的分布规律，并检验患者的各个指标是否与发生糖尿病肾病时间的早晚显著相关。

通过 K-M 生存各指标的显著性检验结果如表 6-1 所示，通过卡方值和自由度可以计算出显著性 p 值。以 p 值小于 0.05 为显著阈值，发生糖尿病肾病时间的早晚主要与以下 8 个指标显著相关：患者年龄、体重指数、糖化血红蛋白、有无高血压、病程是否大于 5 年、是否进行强化降糖治疗、是否患有视网膜病变以及尿白蛋白排泄率是否大于 30。从卡方值的大小来看，最相关的指标是尿白蛋白排泄率是否大于 30(Chi-Square=176.876)，若该指标大于 30，则表示患者已出现白蛋白尿。该指标的显著性远高于其他指标，同时该指标也是早期肾病的关键诊断依据(Caramori et al.，2000)。

表 6-1　K-M 生存分析各指标显著性检验结果

指标	卡方值	自由度	p 值
年龄	36.097	2	0.000[***]
体重指数	7.012	2	0.030[*]
性别	0.375	1	0.540
是否抽烟	1.285	2	0.526

续表

指标	卡方值	自由度	p 值
有无肾病家族史	0.053	1	0.818
有无糖尿病肾病家族史	0.417	1	0.518
糖化血红蛋白	38.229	2	0.000***
有无高血压	27.528	1	0.000***
病程是否大于 5 年	38.183	1	0.000***
是否进行强化降糖治疗	14.823	1	0.000***
是否患有视网膜病变	27.321	1	0.000***
尿白蛋白排泄率是否大于 30	176.876	1	0.000***

*表示 $p<0.05$；***表示 $p<0.001$

根据指标显著性检验结果，本章从 DCCT 数据集中筛选出来的模型输入指标包括患者年龄、体重指数、糖化血红蛋白、有无高血压、病程是否大于 5 年、是否进行强化降糖治疗、是否患有视网膜病变，以及尿白蛋白排泄率是否大于 30。输出指标即患者是否患有糖尿病肾病以及糖尿病肾病分期。在预测中对所有指标都输入纵向数据可能会导致过采样与过拟合问题。为了避免该问题，本章选取少数较为关键的指标作为纵向数据输入，而其他指标作为截面数据输入。在本实验选择的指标中，年龄、病程、尿白蛋白排泄率这些主要的动态指标采用了每年更新一次的纵向数据，而其他指标只采用了患者初始时收集的检测数据。需要说明的是，基于该组指标构建的预测模型仅适用于糖尿病肾病的预测。对于其他的慢性病并发症，需采用同样的方法首先提取出与该疾病显著相关的指标作为协变量输入模型，才能构建出适用该疾病的预测模型。

6.4.3 对比方法与评价指标

本实验中选取了相关文献中采用的六种预测模型作为对比方法，包括现有的三种基于截面数据的静态预测模型以及三种基于纵向数据的动态预测模型。对比的基于截面数据的静态预测模型包括如下内容。

（1）SVM（Cho et al.，2008）。该方法是一种基于超平面分割的分类方法，通过寻找最大间隔超平面(以最大间隔把两类样本分开的超平面)来得到慢性病患者患上并发症的风险高低预测结果。

（2）DT（Yang et al.，2015）。该方法采用树型结构，利用属性值构造分支节点，在分支节点上根据样本的属性值与标签的规律构造 if-then-else 规则来判断样本进入哪个分支，不断划分直至达到叶节点后得到慢性病患者患上并发症的风险高低预测结果。

(3)逻辑回归(logistic regression，LR)(Ravizza et al.，2019)。该方法是一种广义线性回归模型，通过 Logistic 函数将慢性病患者患上并发症的线性回归预测值转为[0,1]区间内的概率预测值。

除了以上三种方法以外，随机森林、人工神经网络以及基于纵向数据的循环神经网络等也是常用的预测方法，但没有被选入本章的对比实验中。主要原因在于这些方法需要大量的样本进行模型拟合，而本章的两个实验数据集样本量分别是 705 与 5238，数量相对有限，因此不适用于人工神经网络、随机森林等需要大量样本来拟合的预测模型。

对比的基于纵向数据的动态预测模型包括如下内容。

(1)广义估计方程(generalized estimating equations，GEE)(Liang and Zeger，1986)。该方法假设不同时间点测量的数据之间存在一定的相关结构，通过选择合适的相关矩阵来对协变量与目标变量的关系进行估计，再通过输入慢性病患者的历史数据得到慢性病患者的未来并发症状态预测结果。

(2)广义线性混合模型(generalized linear mixed model，GLMM)(McCulloch and Searle，2000)。该方法通过分层的方法将纵向数据重构为个体内数据与个体间数据，再进行协变量与目标变量之间的相关关系的估计，从而通过输入慢性病患者的历史数据得到慢性病患者的未来并发症状态预测结果。

(3)广义线性混合树模型(generalized linear mixed model trees，GLMMTree)(Fokkema et al.，2018)。该方法是 DT 与 GLMM 的集成模型，可以有效结合 DT 可解释性优势与 GLMM 处理纵向数据的优势。

SVM、DT 以及 LR 的输入参数通过 Grid Search 方法与交叉验证得到，具体过程是通过遍历参数集中的每一个可能的参数组合输入模型，在训练集上进行交叉验证，评估在每一个参数组合下该模型的准确性评分，选择准确性评分最高的参数组合作为最终模型的输入参数。本实验通过 Grid Search 方法得到 SVM 的输入参数为{Kernel=rbf, C=50, gamma=1}，DT 的输入参数为{Criterion=gini, Maximum depth=15, Minimum impurity decrease=0, Minimum samples split=6}，逻辑回归的输入参数为{Penalty = L2 norm, C=50}。其他参数为 Python Sklearn 包中的默认参数设置。

本实验采用的评价指标如下。

(1)AUC、敏感性(Sensitivity)、特异性(Specificity)。这些是用于二分类问题的常用指标。Sensitivity 是指所有阳性样本被预测为阳性的比例(也被称为 Recall)。Specificity 是指所有阴性样本被预测为阴性的比例。AUC 是 ROC 曲线(不同阈值下以敏感性为纵坐标，1-特异性为横坐标绘制的曲线)下的面积，是 Sensitivity 与 Specificity 的综合指标，Sensitivity 和 Specificity 同时越接近于 1 时，AUC 值越接近于 1。

（2）MAE。该指标常用于多分类预测问题（预测具体并发症分期），通过计算所有样本的预测标签与真实标签之间的误差绝对值的平均值得到。

6.4.4 内部交叉验证过程与实验结果

为了避免实验结果的随机性，本实验采用了内部交叉验证的方法进行模型训练和验证。交叉验证是评估模型有效性和泛化能力的一种常用方法，可以验证模型对训练集以外的其他患者群体的并发症情况的预测精度。

内部交叉验证实验的整体思路如图 6-3 所示，包括以下 6 个步骤。

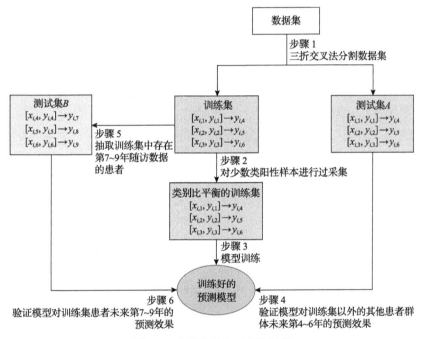

图 6-3　内部交叉验证实验过程

步骤 1：三折交叉法分割数据集。将数据集随机分成三份，轮流将其中两份作为训练集，一份作为测试集，将三次测试的结果的均值作为对模型精度的估计。在 DCCT 数据集有第 1 至 6 年完整记录的 705 位病例中，随机选取 470 位病例作为训练集，235 位病例作为训练集以外病例组成的测试集 A。本实验使用的纵向数据集属于分层数据集，即数据集由 705 个病例组成，而每个病例又由 6 条记录组成，需要避免随机分割数据集时属于同一个病例的记录被分到不同的数据集组。为了解决该问题，需要使用针对分层数据的交叉验证法，采用 Python 3.6 中的 GroupKFold 函数可以实现。

步骤 2：对训练集中的少数类阳性样本进行过采集。DCCT 数据集中，第一年约有 6.5%的病例患糖尿病肾病，在第 10 年随访结束时，有 18.4%的病例患上了糖尿病肾病。因此，数据集中阴性样本数与阳性样本数的比例非常不平衡。这种类别不平衡会使得模型在训练时更偏向于样本数较多的类别，极端情况甚至会出现把所有样本全都预测为阴性。采用过采集和欠采集的方法可以解决类别不平衡问题，欠采集的方法主要通过丢弃大量的阴性样本实现类别平衡，而过采集方法主要通过复制来增加阳性样本数来实现类别平衡(Oskouei and Bigham，2017)。由于欠采集可能存在丢失信息的风险，本实验采用过采集来解决类别不平衡问题。在步骤 1 产生的三个不同训练集中，阴性样本数与阳性样本数的比例为 3∶1 至 4∶1，则可以将训练集中的阳性样本复制分别使其增加 2 倍或 3 倍，使得两个类别处在较为均衡的状态。

步骤 3：利用训练集进行模型训练。训练时采用了患者六年的随访数据，以患者第 1~3 年的数据作为历史数据，来预测患者第 4~6 年是否会患糖尿病肾病以及糖尿病肾病分期。

步骤 4：将测试集 A 输入训练好的预测模型，验证模型对训练集以外的其他患者群体未来第 4~6 年的预测效果。

步骤 5：抽取训练集中存在第 7~9 年随访数据的患者，生成测试集 B。以训练集中患者第 4~6 年的数据作为历史数据，来预测患者第 7~9 年是否会患糖尿病肾病以及糖尿病肾病分期。

步骤 6：将测试集 B 输入训练好的预测模型，验证模型对训练集患者未来第 7~9 年的预测效果。

由于本实验采用三折交叉重复验证，在步骤 4 和步骤 6 输出的实验结果是三次重复实验的平均值。其中，AUC 的平均值是指通过合并三次重复实验得到的平均 ROC 曲线后再计算得到的 AUC 值，而 Sensitivity、Specificity 以及对分期预测的 MAE 的平均值是指三次实验的算术平均值。

GMPC 与三种静态预测模型在测试集 A 上的预测结果如表 6-2 所示。静态预测模型使用某一年的数据来预测未来某一时间点的结果。表 6-2 显示的是 GMPC 与静态预测模型分别对患者第 4 年(未来第一年)的并发症预测结果。在预测是否会患并发症上，GMPC 的 AUC、Sensitivity、Specificity 均高于对比的静态预测模型 SVM、DT、LR。具体来看，相比于常用的 LR 预测模型，GMPC 的 AUC 提高了 5.7 个百分点。在预测并发症分期上，GMPC 的 MAE 也在对比方法中取得了最小误差值。实验结果说明了 GMPC 模型相比于静态预测模型具有更高的预测精度。

表 6-2　GMPC 与现有静态预测模型在测试集 *A* 上的对比

预测模型	预测是否会患并发症				预测并发症分期的误差
	AUC	AUC 与 GMPC 的差值	Sensitivity（判断阈值为 0.5 时）	Specificity（判断阈值为 0.5 时）	MAE
GMPC	88.1%	\	57.5%	95.8%	0.157
SVM	72.3%	−15.8%	31.6%	88.3%	0.357
DT	64.2%	−23.9%	38.9%	89.9%	0.294
LR	82.4%	−5.70%	48.4%	93.9%	0.194

注：减号表示该模型的 AUC 低于 GMPC

　　GMPC 与其他三种动态预测模型在测试集 *A* 上的预测结果如表 6-3 所示。在预测是否会患并发症方面，相比于其他三种动态预测模型，GMPC 模型的 AUC 在未来第一年、未来第二年、未来第三年都取得了最高值。GMPC 模型的 Specificity 也在第一年和第二年取得了最高值，在第三年 (94.2%) 与最高值 (94.7%) 之间的差也仅有 0.5 个百分点。在预测并发症分期方面，相比于其他三种动态预测模型，GMPC 在未来第一年、未来第二年、未来第三年都取得了最小的误差 MAE。整体来看，GMPC 模型在各项指标上都要优于现有的纵向数据分析方法。因此，基于两次估计过程的 GMPC 模型能有效提升基于纵向数据的动态预测模型在慢性病并发症预测上的准确性。

表 6-3　GMPC 与现有动态预测模型在测试集 *A* 上的对比

目标时间	预测模型	预测是否会患并发症				预测并发症分期的误差
		AUC	AUC 与 GMPC 的差值	Sensitivity（判断阈值为 0.5 时）	Specificity（判断阈值为 0.5 时）	MAE
未来第一年	GMPC	88.1%	\	57.5%	95.8%	0.157
	GEE	82.4%	−5.63%	44.2%	92.8%	0.190
	GLMM	83.3%	−4.79%	45.6%	94.7%	0.218
	GLMMTree	77.1%	−10.90%	41.5%	90.4%	0.451
未来第二年	GMPC	86.8%	\	48.4%	95.1%	0.206
	GEE	82.2%	−4.57%	44.1%	93.1%	0.214
	GLMM	86.0%	−0.80%	46.3%	95.1%	0.236
	GLMMTree	80.0%	−6.78%	50.0%	92.3%	0.460
未来第三年	GMPC	84.2%	\	52.3%	94.2%	0.213
	GEE	78.7%	−5.45%	37.8%	93.6%	0.226
	GLMM	82.9%	−1.35%	49.3%	94.7%	0.231
	GLMMTree	77.3%	−6.86%	45.1%	90.9%	0.492

注：减号表示该模型的 AUC 低于 GMPC

测试集 B 由训练集患者第 7～9 年的纵向数据组成。由于静态预测模型只利用患者的截面数据，因而不能在测试集 B 上进行对比。GMPC 与其他三种动态预测模型在测试集 B 上的预测结果如表 6-4 所示。在预测是否会患并发症方面，相比于其他三种动态预测模型，GMPC 模型的 AUC、Specificity 在预测未来第一年、未来第二年上都取得了最高值。在预测未来第三年上，GMPC 模型的 AUC（91.3%）相比该时间点上的 AUC 最高值（92.0%）之间的差值也仅有 0.7 个百分点。在预测并发症分期方面，相比于其他三种动态预测模型，GMPC 模型的误差 MAE 在预测未来第一年、未来第二年、未来第三年上都取得了最低值。在测试集 B 上的实验结果再次验证了考虑了患者的个体性差异以及使用两次估计过程的 GMPC 模型在预测慢性病并发症上的有效性。

表 6-4　GMPC 与现有动态预测模型在测试集 B 上的对比

目标时间	预测模型	预测是否会患并发症				预测并发症分期的误差
		AUC	AUC 与 GMPC 的差值	Sensitivity（判断阈值为 0.5 时）	Specificity（判断阈值为 0.5 时）	MAE
未来第一年	GMPC	89.6%	\	76.2%	93.7%	0.258
	GEE	78.7%	−10.90%	59.2%	87.5%	0.357
	GLMM	82.1%	−7.53%	57.9%	89.0%	0.426
	GLMMTree	79.8%	−9.86%	68.3%	84.2%	0.468
未来第二年	GMPC	93.4%	\	75.5%	91.2%	0.109
	GEE	87.6%	−5.84%	75.5%	88.0%	0.267
	GLMM	92.1%	−1.40%	78.6%	89.5%	0.286
	GLMMTree	81.1%	−12.30%	70.0%	83.5%	0.423
未来第三年	GMPC	91.3%	\	75.7%	91.1%	0.135
	GEE	88.8%	−2.46%	75.5%	89.9%	0.296
	GLMM	92.0%	+0.70%	82.1%	91.4%	0.322
	GLMMTree	82.4%	−8.87%	64.9%	85.6%	0.458

注：减号表示该模型的 AUC 低于 GMPC，加号表示该模型的 AUC 高于 GMPC

6.4.5　外部验证过程与实验结果

为了验证 GMPC 的可推广性，本实验在一个独立队列 MESA 数据集（称为测试集 C）上对 GMPC 及其对比方法进行了实验。MESA 数据集包括了来自美国六个社区的 6814 位普通人的 4 年健康随访记录。实验中，将 MESA 数据集第 1～2 年的健康随访记录输入已在 DCCT 数据集上训练好的模型，再将输出结果与 MESA 数据集第 3～4 年的糖尿病肾病状态做验证。

GMPC 与现有静态预测模型在测试集 C 上的对比结果如表 6-5 所示。由于 MESA 数据集中没有提供具体的并发症分期数据，因此没有 MAE 的评价结果。 GMPC 的 AUC、Sensitivity 均优于其他方法，GMPC 的 Specificity 与最高结果 (96.5%)也只有 0.7 个百分点的差距，再次验证了利用 GMPC 模型相比现有的静态预测模型的有效性。

表 6-5　GMPC 与现有静态预测模型在测试集 C 上的对比

预测模型	预测是否会患并发症			
	AUC	AUC 与 GMPC 的差值	Sensitivity（判断阈值为 0.5 时）	Specificity（判断阈值为 0.5 时）
GMPC	87.1%	\	69.6%	95.8%
SVM	52.5%	−34.6%	1.92%	88.8%
DT	57.7%	−29.4%	38.1%	73.3%
LR	81.8%	−5.3%	41.6%	96.5%

注：减号表示该模型的 AUC 低于 GMPC

GMPC 与现有动态预测模型在测试集 C 上的对比结果如表 6-6 所示，GMPC 在所有方法中的 AUC 都取得了最高值。GEE 和 GLMM 出现了将所有样本都预测为不会患病的极端情况，导致 Sensitivity 为 0 而 Specificity 为 100.0%。综上，在外部独立的测试集 C 上的实验结果显示，与现有的基于纵向数据的动态预测模型 GEE 和 GLMM 相比，GMPC 模型通过两次估计过程的预测要更为准确，并且具有泛化性，可用于新病例的预测。

表 6-6　GMPC 与现有动态预测模型在测试集 C 上的对比

目标时间	预测模型	预测是否会患并发症			
		AUC	AUC 与 GMPC 的差值	Sensitivity（判断阈值为 0.5 时）	Specificity（判断阈值为 0.5 时）
未来第一年	GMPC	87.1%	\	69.6%	95.8%
	GEE	50.0%	−37.1%	0.0	100.0%
	GLMM	50.0%	−37.1%	0.0	100.0%
	GLMMTree	62.9%	−24.2%	65.1%	60.7%
未来第二年	GMPC	64.7%	\	49.0%	89.4%
	GEE	50.0%	−14.7%	0.0	100.0%
	GLMM	50.0%	−14.7%	0.0	100.0%
	GLMMTree	64.1%	−0.6%	67.3%	60.0%

注：减号表示该模型的 AUC 低于 GMPC

利用 McNemar 配对检验(McNemar，1947)对 GMPC 和对比的动态预测模型之间的预测准确率(正确预测的样本占总体的百分比)差异的显著性进行进一步检验。McNemar 检验基于配对卡方检验，可用于分析两种预测模型对同一组样本的预测结果是否具有统计学上的差异。McNemar 检验结果如表 6-7 所示，在测试集 A、测试集 B 和测试集 C 上，GMPC 都取得了最高的平均准确率。并且，GMPC 与其他模型在测试集 A、测试集 B 和测试集 C 上的准确率都有显著提升（$p<0.01$ 或 $p<0.001$），仅在测试集 A 上 GMPC 的准确率（90.1%）相比于 GLMM（89.1%）的提升并不明显。GMPC 相比于 GLMM 在测试集 A 上提升不明显的可能原因是测试集 A 的样本属于训练集之外的新样本，GMPC 在测试集 A 的预测中只利用到了共性特征进行预测，而没有使用到个性化特征。

表 6-7　GMPC 相比于现有动态预测模型的准确率变化的显著性检验结果

预测模型	测试集 A（n=705×3）		测试集 B（n=423×3）		测试集 C（n=5238×3）	
	准确率（判断阈值为 0.5）	GMPC 相比于该模型准确率变化的显著性（McNemar 检验 p 值）	准确率（判断阈值为 0.5）	GMPC 相比于该模型准确率变化的显著性（McNemar 检验 p 值）	准确率（判断阈值为 0.5）	GMPC 相比于该模型准确率变化的显著性（McNemar 检验 p 值）
GMPC	90.1%	\	88.9%	\	87.9%	\
GEE	86.9%	0.000***	84.6%	0.000***	85.5%	0.000***
GLMM	89.1%	0.142	86.5%	0.008**	85.5%	0.000***
GLMMTree	85.7%	0.000***	81.2%	0.000***	61.2%	0.000***

注：n=705×3 表示该测试集中有 705 个患者样本，并且各患者分别有第 1 年、第 2 年、第 3 年的三个标签
表示 $p<0.01$；*表示 $p<0.001$

最后，通过对以上各测试集上的实验结果进行进一步的对比分析，得到以下结论。

（1）GMPC 模型在测试集 B 上的 AUC 要高于在测试集 A 上的 AUC。将 GMPC 在测试集 A 与测试集 B 上的实验结果对比，可以发现 GMPC 模型在测试集 B 上的 AUC（89.6%、93.4%、91.3%）要高于在测试集 A 上的 AUC（88.1%、86.8%、84.2%）。其原因在于测试集 B 是由训练集中病例的未来时间的记录组成，测试集 B 中的病例是包含在训练集之中的，因此在对测试集 B 中病例的预测过程中，GMPC 除了可以利用共性特征以外，还可以利用只适用于每个病例个体的个性化特征。而测试集 A 的病例完全不属于训练集中的病例，只利用到了共性特征。该结果进一步说明了考虑慢性病患者的个体效应能有效预测出高并发症风险的患者。此外，尽管 GMPC 模型在对不属于训练集中的新病例（测试集 A）的预测过程中，无法利用患者的个性化特征，只利用了共性特征，但 GMPC 模型预测糖尿病肾病的 AUC 依然都要高于现有的 GEE、GLMM 及 GLMMTree 模型，该结果说明 GMPC 模型通过两次估计过程对共性规律的预测要更为准确，因此对新病例的预

测具有更高的适用性，在实践应用中具有可推广价值。

（2）GMPC 在外部测试集 C 上的表现与测试集 A 接近。将测试集 A 与测试集 C 的实验结果进行对比分析，测试集 A 来自 DCCT 数据集，该数据集由在糖尿病试验中选择的患者组成。与测试集 A 不同，测试集 C 是从一个独立的数据集 MESA 获得的，由来自社区的普通人群组成。与在 DCCT 数据集中的糖尿病患者群体上预测出慢性肾病患者相比，在 MESA 数据集中的普通人群上预测出慢性肾病患者更为困难。因此，测试集 C 上 GEE 和 GLMM 的 Sensitivity（0）明显低于测试集 A 上 GEE 和 GLMM 的 Sensitivity（37.8%～49.3%）。相比之下，测试集 C 上 GMPC 的 Sensitivity（49.0%～69.6%）与测试集 A 上 GMPC 的 Sensitivity（48.4%～57.5%）接近。因此在外部独立验证数据集上的实验说明了 GMPC 相比 GEE、GLMM 具有更好的外推性。

6.4.6 实验参数对预测准确率的影响

GMPC 主要的影响参数为反应变量的时间跨度 F 以及判断阈值 P，本章进一步探究了不同参数对 GMPC 以及各动态预测模型准确率的影响，得到了以下两方面的结果。

（1）与其他方法相比，反应变量时间跨度的增加对 GMPC 的影响较小。

反应变量的时间跨度 F 对 GMPC 以及各动态预测模型预测精度的影响如图 6-4 所示。反应变量的时间跨度 F 的长短直接决定着协变量相比于反应变量的滞后长度。以测试集 A 上的实验结果为例，大多数动态预测模型（GEE 和 GLMM）的 AUC 随着反应变量的时间跨度的增加而减小，因此在预测中需要控制反应变量的时间跨度，即不能预测时间距离现在较远的未来并发症状态。相比之下，反应变量的时间跨度的增加对 GMPC 的影响并不明显，GMPC 在所有比较方法中保持了最高

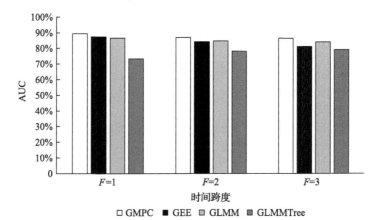

图 6-4 反应变量的时间跨度对于各动态预测模型 AUC 的影响

的准确度，证明了 GMPC 模型的两阶段估计在解决协变量和反应变量之间的时间滞后问题上的有效性。因此，在数据的时间滞后性对 GMPC 预测准确度影响较小的结论基础上，决策者在 GMPC 预测中可以利用慢性病患者更多的历史数据，来预测较远时间距离的未来并发症状态。

（2）当判断阈值增大时，GMPC 在 Sensitivity 方面的优势变得更加明显，而当判断阈值减小时，GMPC 在 Specificity 方面的优势变得更加明显。

判断阈值 p 对 GMPC 以及各动态预测模型的 Sensitivity 和 Specificity 的影响如图 6-5 所示。在二分类问题中，将概率值转化为 0-1 标签需要预先设定一个判断阈值，如果大于该阈值则输出为 1，否则输出为 0。对于某一些倾斜的概率分布，0.5 可能不是最合适的判断阈值。以测试集 A 上的结果为例，从总体上看，GMPC 在不同判断阈值下的 Sensitivity 和 Specificity 在所有对比方法中都处于或接近最高值，验证了 GMPC 相比于其他预测方法的高准确性。具体看 GMPC 下的规律，GMPC 的 Sensitivity 随着判断阈值的增加而降低，而 Specificity 随着判断阈值的增加而增加。因此，在慢性病预测中，如果决策单位的医疗资源充足，希望识别出更多的高风险患者，应该设置低于 0.5 的判断阈值，以提高模型的 Sensitivity；而如果决策单位的医疗资源有限，希望减少被错误识别的高风险患者，应该设置高于 0.5 的判断阈值，以提高模型的 Specificity。

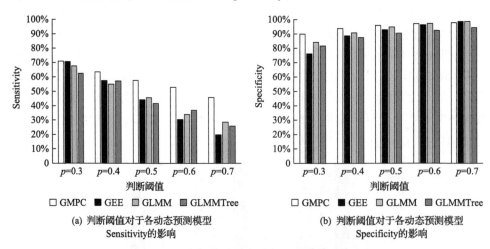

(a) 判断阈值对于各动态预测模型 Sensitivity的影响　　(b) 判断阈值对于各动态预测模型 Specificity的影响

图 6-5　判断阈值对于各动态预测模型的影响

6.5　本　章　小　结

针对纵向数据的特点以及并发症致病因素的个体差异，本章提出了基于 GMPC 模型的慢性病并发症个性化预测方法。该方法的创新之处体现在三个方面。

（1）与已有的静态预测方法仅利用患者的截面数据相比，该方法的特点是利用了患者的纵向监测数据，纵向数据可以更全面反映出慢性病患者的并发症发生与发展状态变化。

（2）该方法考虑了患者的历史监测指标与未来并发症状态之间的相关关系除了具有群体中相似的共性规律以外还可能存在个体化的差异。通过纵向数据分析将个体退化过程中表现出来的个体差异性提取出来，并与总体样本退化的共性规律有效结合，以提高慢性病并发症预测的准确性。

（3）该方法考虑了反应变量之间的前后链接关系，设计了两次估计过程，以避免基于纵向数据的动态预测方法中直接使用历史时间数据预测未来数据可能产生的滞后效应。

在两个公开数据集上的数值实验证明了该方法相比于现有基于截面数据的静态预测方法与现有基于纵向数据的动态预测方法具有更高的准确率以及在外部数据集上的泛化性。与较常用的逻辑回归风险预测方法相比，所提出方法预测的糖尿病患者未来是否会患肾病的 AUC 提升了 5.7 个百分点。

参 考 文 献

冯沁祺, 彭博雅, 李雅儒, 等. 2021. 基于机器学习的 2 型糖尿病视网膜病变预测模型研究. 中国中医药信息杂志, 28(6): 22-28.

李永泉, 付蓉, 刘美娜, 等. 2014. 慢性病影响因素广义估计方程分析. 中国公共卫生, 30(1): 23-25.

孙申. 2019. 基于一组肝硬化数据的线性混合模型与广义线性混合模型预测效果对比. 科技经济市场, (5): 4-5.

汤如, 张金萍, 刘畅, 等. 2015. 利用连续健康体检资料构建疾病预测模型. 中国医院, 19(3): 5-6.

游雨暄. 2022. 慢性病并发症的个性化预测与动态干预策略研究. 杭州: 浙江大学.

曾波, 刘思峰, 白云, 等. 2020. 基于灰色系统建模技术的人体疾病早期预测预警研究. 中国管理科学, 28(1): 144-152.

Breslow N E, Lin X. 1995. Bias correction in generalised linear mixed models with a single component of dispersion. Biometrika, 82(1): 81-91.

Caramori M L, Fioretto P, Mauer M. 2000. The need for early predictors of diabetic nephropathy risk: is albumin excretion rate sufficient?. Diabetes, 49(9): 1399-1408.

Cho B H, Yu H, Kim K W, et al. 2008. Application of irregular and unbalanced data to predict diabetic nephropathy using visualization and feature selection methods. Artificial Intelligence in Medicine, 42(1): 37-53.

Diabetes Control and Complications Trial Research Group, Nathan D M, Genuth S, et al. 1993. The effect of intensive treatment of diabetes on the development and progression of long-term complications in insulin-dependent diabetes mellitus. The New England Journal of Medicine, 329(14): 977-986.

Fokkema M, Smits N, Zeileis A, et al. 2018. Detecting treatment-subgroup interactions in clustered data with generalized linear mixed-effects model trees. Behavior Research Methods, 50(5): 2016-2034.

Frank E, Hall M. 2001. A simple approach to ordinal classification//de Raedt L, Flach P. Proceedings of the 12th European Conference on Machine Learning. Berlin: Springer: 145-156.

Kaplan E L, Meier P. 1958. Nonparametric estimation from incomplete observations. Journal of the American Statistical Association, 53: 457-481.

Liang K Y, Zeger S L. 1986. Longitudinal data analysis using generalized linear models. Biometrika, 73(1): 13-22.

Lin Y K, Chen H, Brown R A, et al. 2017. Healthcare predictive analytics for risk profiling in chronic care: a Bayesian multitask learning approach. MIS Quarterly, 41(2): 473-495.

McCulloch C E, Searle S R. 2000. Generalized, Linear, and Mixed Models. New York: John Wiley & Sons.

McNemar Q. 1947. Note on the sampling error of the difference between correlated proportions or percentages. Psychometrika, 12(2): 153-157.

Ngufor C, van Houten H, Caffo B S, et al. 2019. Mixed effect machine learning: a framework for predicting longitudinal change in hemoglobin A1c. Journal of Biomedical Informatics, 89: 56-67.

Oskouei R J, Bigham B S. 2017. Over-sampling via under-sampling in strongly imbalanced data. International Journal of Advanced Intelligence Paradigms, 9(1): 58-66.

Ravizza S, Huschto T, Adamov A, et al. 2019. Predicting the early risk of chronic kidney disease in patients with diabetes using real-world data. Nature Medicine, 25(1): 57-59.

Speiser J L, Wolf B J, Chung D, et al. 2019. BiMM forest: a random forest method for modeling clustered and longitudinal binary outcomes. Chemometrics and Intelligent Laboratory Systems, 185: 122-134.

Speiser J L, Wolf B J, Chung D, et al. 2020. BiMM tree: a decision tree method for modeling clustered and longitudinal binary outcomes. Communications in Statistics: Simulation and Computation, 49(4): 1004-1023.

Stevens R J, Kothari V, Adler A I, et al. 2001. The UKPDS risk engine: a model for the risk of coronary heart disease in Type II diabetes (UKPDS 56). Clinical Science, 101(6): 671-679.

Talaei-Khoei A, Tavana M, Wilson J M. 2019. A predictive analytics framework for identifying patients at risk of developing multiple medical complications caused by chronic diseases.

Artificial Intelligence in Medicine, 101: 101750.

Wang M, Li Z, Lee E Y, et al. 2017. Predicting the multi-domain progression of Parkinson's disease: a Bayesian multivariate generalized linear mixed-effect model. BMC Medical Research Methodology, 17(1): 1-10.

Wu H Q, Zhang Y, Long J D. 2017. Longitudinal beta-binomial modeling using GEE for overdispersed binomial data. Statistics in Medicine, 36(6): 1029-1040.

Yang Y, Zhang S, Lu B, et al. 2015. Predicting diabetic nephropathy by serum proteomic profiling in patients with type 2 diabetes. Wiener Klinische Wochenschrift, 127(17/18): 669-674.

Zarkogianni K, Athanasiou M, Thanopoulou A C, et al. 2018. Comparison of machine learning approaches toward assessing the risk of developing cardiovascular disease as a long-term diabetes complication. IEEE Journal of Biomedical and Health Informatics, 22(5): 1637-1647.

Zhang L X, Long J Y, Jiang W S, et al. 2016. Trends in chronic kidney disease in China. The New England Journal of Medicine, 375(9): 905-906.

7 考虑慢病及其与并发症相关性的
个性化筛查决策

考虑到慢病与其并发症的病情发展存在相关性，本章研究多周期慢病并发症的筛查决策问题(Xiao et al.，2024)：在每个筛查周期上，通过慢性病诊断了解病人的慢病病情后，基于多种疾病之间的相关性关系做出是否对病人进行并发症筛查决策。

第 5 章对长期慢性病(并发症)状态监测中的无创性分期诊断方法实现了优化。尽管如此，可用于长期状态监测的诊断方法仍然是不完全准确的，这些诊断方法被认为是不完美的。长期的不准确慢性病诊断形成不准确的慢性病监测。基于这些不完美的慢性病和并发症诊断方法，本章将探讨如何有效地利用不准确的历史筛查数据为慢性病患者制定并发症筛查策略，以平衡患者的并发症风险与医疗支出。

慢性病与并发症之间存在相关性关系，进而导致并发症风险受到慢性病状态的影响，传统的单种疾病管理模型不能对这种相关性关系进行刻画，从而不能对患者的个性化并发症风险进行准确估计。并且，慢性病筛查也是不准确的，现有的个性化并发症筛查研究均是基于已知的慢性病状态，不适用于不准确慢性病筛查的情况。为了解决以上问题，本章提出了一种基于不准确慢性病监测数据的PCSD 模型。该模型采用强化学习中的 POMDP 框架，在患者的慢性病筛查时刻进行的前提下，以各筛查时刻患者的并发症筛查决策作为决策变量，以患者的慢性病状态与并发症状态作为状态变量，建立了患者慢性病与并发症两种疾病的状态转移模型。再利用不准确的慢性病筛查结果和并发症决策对应的并发症筛查结果对患者在各状态下的概率分布进行贝叶斯估计得到患者的信念状态，最后根据患者的信念状态得到患者各筛查时刻的最优并发症筛查决策。

另外，针对 POMDP 模型面临的求解计算量随信念状态维数、迭代次数呈指数级增长问题，本章利用患者初始信念状态相同、慢性病及并发症发展进程缓慢等性质，提出了一种基于距离的信念状态树(distance-based belief state tree，DBBST)的目标函数估算算法以实现 PCSD 模型快速准确求解。本章以肝纤维化筛查不准确情况下的肝细胞癌筛查为案例进行了模拟实验，实验结果表明 PCSD 模型可以在肝纤维化状态不完全可见的情况下对患者的肝细胞癌风险进行准确个性化估计并生成个性化筛查策略，进而相较于现有的周期性或非周期性筛查策略提升了患者的期望长期回报。

本章结构安排如下：7.1 节介绍了问题背景；7.2 节综合性阐述了当前个性化并发症筛查策略研究；7.3 节基于不准确慢性病监测数据提出了 PCSD 模型以为患者制定个性化的并发症筛查策略，并介绍了模型的目标函数；7.4 节探讨总结了 PCSD 模型的结构性质；7.5 节提出了一种 DBBST 算法对模型的目标函数进行估算求解；7.6 节通过对因丙型肝炎病毒（hepatitis C virus，HCV）感染导致的肝纤维化患者的肝细胞癌筛查仿真实验，验证了 PCSD 模型得到的个性化并发症筛查策略的优越性以及 DBBST 算法的收敛性和稳健性；7.7 节对本章研究内容进行了总结分析。

7.1 问题背景

作为疾病检出的唯一途径，慢性病筛查是决策者对慢性病患者开展后续治疗的重要依据和前提。慢性病状态与慢性病治疗效果之间成反比关系，因此慢性病筛查的主要目的是实现筛查成本与治疗效果之间的平衡。一方面，过高的筛查频率有助于及时检出疾病并保证治疗的有效性，同时也会造成低患病风险群体的筛查成本浪费；另一方面，过低的筛查频率能节约筛查成本，但是对高患病风险群体存在因检出疾病不及时造成治疗效果不佳的问题。因此，根据不同个体的患病风险对个体采取个性化并发症筛查有助于实现筛查成本与治疗效果之间的最优平衡。

以往的大多数疾病筛查研究专注于基于慢性病风险的个性化慢性病筛查（Ayer et al.，2012；Ayer et al.，2016），但是这种仅专注于一种慢性病的慢性病管理方式因慢性病共病的普遍存在而受到质疑。

慢性病共病被定义为至少两种慢性病并存于单个个体。对于慢性病患者，他们具有成为慢性病共病患者的风险，因为慢性病病情的累积性发展可能导致并发症的出现，如心血管疾病导致冠状动脉疾病（Benjamin et al.，2017），或人乳头瘤病毒感染导致宫颈癌（Castellsagué，2008）等。相较于慢性病，并发症具有更快的恶化速度和更高的致死率，因此并发症筛查对于慢性病患者而言至关重要。但是，个性化并发症筛查策略主要有两个难点。

首先，并发症风险是复杂、动态变化的。并发症风险一方面受患者年龄影响，另一方面受慢性病状态影响，慢性病状态越严重，并发症风险越高。这两个因素使得并发症状态非平稳动态变化，且在考虑并发症风险时需要同时考虑与之关联的慢性病状态。此外，慢性病筛查的不准确性增加了并发症风险估计的难度。因此，当前少数基于已知慢性病状态的并发症筛查策略（Chen et al.，2018；Hajjar and Alagoz，2023）也无法充分利用慢性病之间的相互依赖性信息并适应非平稳动态的并发症风险。

其次，计算复杂度。POMDP 框架常用于对状态不可观测的顺序决策问题的建模，且广泛应用于慢性病动态筛查等医疗决策领域。求解 POMDP 的经典方法是后向值迭代算法（Smallwood and Sondik，1973）。由于并发症筛查需要同时考虑慢性病和并发症状态，状态空间维度大大增加，值迭代过程面临维数灾难。并且，非平稳动态的慢性病和并发症状态转移使得模型的目标函数值是时变的，这使得各时刻患者的最优筛查决策情况也是时变的，进一步导致了值迭代过程中的迭代灾难。受维数灾难和迭代灾难的影响，精准的值迭代算法面临巨大计算量的挑战。

为解决以上问题，本章以最大化患者各个决策时刻起到死亡的期望长期回报为目标，构建了 PCSD 模型以为患者制定个性化的并发症筛查策略。该模型基于慢性病及并发症之间的相关性关系对慢性病患者的慢性病及并发症非平稳状态转移建模，并以慢性病状态和并发症状态作为患者的状态变量。利用当前决策时刻的不准确慢性病筛查结果和上一时刻的并发症决策对应的并发症筛查结果，对患者在各状态下的概率分布进行贝叶斯估计，最后依此做出最优并发症筛查决策，最大化每个决策时刻患者的期望长期回报。

7.2　个性化并发症筛查方法相关研究

慢性病持续伤害患者的同一脏器，随着慢性病的持续恶化，慢性病患者可能会出现并发症。相较于慢性病，并发症恶化速度更快且致死率更高。并且，并发症治疗效果与检出的及时性密切相关，并发症发现越及时，治疗费用越低，治疗效果越好。因此，对慢性病患者进行并发症筛查是提高慢性病患者并发症发病后治疗效果的关键。在保证并发症检出及时性的同时，患者也需要考虑并发症发病前的并发症筛查费用。因此，个性化并发症筛查根据慢性病患者的并发症风险动态调整并发症筛查决策，以平衡患者在并发症发病前的筛查费用以及并发症发病后的检出及时性和治疗效果。个性化并发症筛查属于慢性病动态管理中的一部分，本节主要对现有的慢性病动态管理方法以及求解方法相关研究进行回顾。

7.2.1　慢性病动态管理

慢性病动态管理引起了运筹学和管理科学领域的广泛关注，它主要通过制定随机模型对不同管理决策下慢性病的病情动态变化进行模拟，并通过动态规划和强化学习等算法动态调整优化筛查决策、治疗方案等管理决策以实现对慢性病患者的健康管理优化。其中，动态规划是指以管理决策变量为健康管理目标函数的参数，并对每个决策时刻的目标函数进行规划求解的方法。强化学习是指决策者根据感知的外界环境状态变化以及不同决策下外界环境反馈的回报值来动态调整决策以获取最高长期回报的方法。根据信息可靠性，强化学习方法可分为环境状态完全可见的 MDP(Puterman，1994)以及环境状态不完全可见的 POMDP (Littman，2009)。

　　根据考虑的慢性病数量和对应的信息可靠性差异，本节将慢性病动态管理相关文献分为如表 7-1 所示的完全信息下的单种慢性病管理、不完全信息下的单种慢性病管理、完全信息下的慢性病共病管理、不完全信息下的慢性病共病管理等四个主要分支，接下来本节对这些分支中的研究进行梳理。

表 7-1　慢性病动态管理研究分类

研究类别信息	单种慢性病管理	慢性病共病管理
完全信息	完全信息下的单种慢性病管理，主要研究方法：MDP 模型，如 Shechter 等(2008)、Alagoz 等(2004)	完全信息下的慢性病共病管理，主要研究方法：POMDP 模型、动态规划，如 Chen 等(2018)、Hajjar 和 Alagoz(2023)
不完全信息	不完全信息下的单种慢性病管理，主要研究方法：POMDP 模型、动态规划，如 Ayer 等(2012)、Zhang 等(2012)	不完全信息下的慢性病共病管理，预期主要研究方法：POMDP 模型，尚无相关研究

　　首先，大多数慢性病动态管理研究是考虑完全信息和单一慢性病开展的。这类研究假设慢性病分期诊断是完全准确且随时进行的，即每一时刻患者的慢性病状态完全可知。在这种情况下，MDP 模型常被用于描述不同管理决策下的慢性病进展以及对应的回报值，回报值一般为慢性病患者的 QALY。在每个决策时刻，MDP 模型动态调整不同慢性病状态下的患者的管理决策以最优化患者的剩余 QALY 等管理目标。例如，申请者能够获取到的肝脏供体质量和病情完全已知的情况下，Alagoz 等(2004)根据肝脏供体的质量以及肝移植决策对肝移植申请者的病情发展情况的影响，借助 MDP 模型指导申请者根据自己的病情和当前获取到的肝脏供体质量选择接受或拒绝立即进行肝移植；Sandıkçı 等(2008)研究了供体获取优先度排序完全公开透明的情况下，肝移植申请者如何根据自己的供体获取优先度以及当前获取的供体质量选择是否接受肝移植；在艾滋病患者病情已知的情况下，Shechter 等(2008)借助 MDP 模型调整不同病情的患者的治疗起始时间，以平衡治疗的潜在负面影响以及因治疗不及时可能造成的不可逆转损害。对于 MDP 在医疗管理决策中应用的详细回顾可以参考 Schaefer 等(2005)。

　　其次，不完全信息在长期慢性病管理中更为常见，如青光眼眼压检查、X 射线等检查均是不完全准确的。在这种情况下，决策者无法通过检查直接得到患者的慢性病状态，他们只能估计患者在所有慢性病状态下的概率分布，这个概率分布被称为患者的信念状态。相较于有限数量的慢性病状态，信念状态是在维数为慢性病状态数量的高维空间中的连续点。因此，不完全信息使得患者的状态由有限个疾病状态延展为连续的信念状态，最佳决策的情况也变得复杂。考虑到无创性筛查的不准确性，Ayer 等（2012）和 Zhang 等（2012）借助 POMDP 模型分别研究了乳腺癌和前列腺癌在长期不准确监测情况下如何适时地利用不准确监测信息对患者的癌症风险进行估计并适时实施准确的穿刺检查。考虑到患者对医嘱的依从性差异且患者的依从性无法观测，Ayer 等（2016）借助一个以患者依从性以及乳腺癌风险为状态的 POMDP 模型为不同的依从性程度以及乳腺癌风险的女性制定乳腺癌筛查策略，其中患者的依从性是根据患者的赴约行为估计的。Sandıkçı 等（2013）借助 POMDP 模型研究肝移植申请者在仅移植优先度区间可知而具体优先度排名未知的情况下，如何做出最优的肝移植决策。除 POMDP 模型以外，Helm 等（2015）和 Kazemian 等（2019）首先利用卡尔曼滤波器对青光眼患者的个性化病情发展趋势进行预测，其次采取动态规划算法对青光眼的干预和筛查策略进行了实时优化。

　　以上文献均为考虑单种慢性病的慢性病动态管理研究，目前代表性的慢性病共病管理研究有 Chen 等（2018）以及 Hajjar 和 Alagoz（2023）。他们均基于已知的慢性病状态以及并发症受慢性病状态的影响，一定程度上优化了并发症筛查策略。以肝纤维化及其并发症肝细胞癌为研究背景，Chen 等（2018）根据肝纤维化发展群体规律以及不同肝纤维化状态下的肝细胞癌发展群体规律，建立了一个以各肝纤维化状态患者的期望长期回报最大化为目标函数的混合整数规划模型，为不同肝纤维化状态下的患者制定了不同的分层筛查策略。并且，为了兼顾实施的简单性以及各肝纤维化状态群体的长期回报，各分层策略为筛查周期最多可以变化 M 次的 M-switch 策略，这种策略介于周期性策略和个性化策略之间。同样在慢性病状态完全可见的背景下，Hajjar 和 Alagoz（2023）建立了一个嵌入 POMDP 模型的马尔可夫链模型以实现并发症的个性化筛查决策。其中，马尔可夫链中对应的状态为完全可见的慢性病状态，而马尔可夫链上的每个状态下嵌入了一个以并发症筛查决策为决策变量的 POMDP 模型，以实现根据患者个性化的慢性病状态变化动态调整并发症筛查决策。

　　综合以上慢性病动态管理文献综述，目前尚无在慢性病信息不完全背景下考虑慢性病与并发症之间的相关性关系的并发症个性化筛查策略研究。

7.2.2　POMDP 求解算法

　　POMDP 是一种广泛使用的状态不完全可见情况下的顺序决策框架。正如7.2.1 节所提到的，不完全信息使得患者的状态由有限的健康状态延展为无限的信念状态，在高维的信念状态空间中的最优决策情况也变得尤为复杂。因此，POMDP模型的目标函数求解始终是其应用于实际问题的障碍。POMDP 模型求解可分为精确求解方法和近似求解方法两类。

精确求解方法主要基于 Smallwood 和 Sondik (1973) 提出的 POMDP 目标函数的分段线性凸函数性质。利用这一性质，目标函数可以表达为各信念状态与某一个 α 向量的数量积，且通过目标函数的贝尔曼方程表达式可以对 α 向量不断进行迭代更新直至收敛，这种精确求解方法被称为值迭代算法 (Smallwood and Sondik，1973)。由于只有能够使得整个状态空间上任一信念状态上的目标函数最优的 α 向量才需要保留，学者们后续对值迭代算法进行了改良，形成了一系列诸如穷举枚举算法 (Monahan，1982)、计算几何方法 (Zhang，2010) 和增量剪枝算法 (Cassandra et al.，2013) 等新的精确求解算法。但是，这些精确求解算法中 α 向量数量随信念状态空间维度的增长而呈指数级增长，即存在维数灾难问题。

为缓和维数灾难问题，学者们提出了许多基于网格的近似解决方案来降低计算复杂度 (Kavaklioglu and Cevik，2022)。这些近似解法有的利用在各维度上固定间隔或可变间隔的网格将整个信念状态空间离散化为网格上的信念状态并考虑这些离散点上的目标函数求解 (Lovejoy，1991；Hauskrecht，1997；Zhou and Hansen，2001)，有的只考虑整个信念状态空间中可以到达的信念状态并考虑它们的目标函数求解 (Shani，2010)，有的基于蒙特卡罗方法近似求解目标函数 (Thrun，1999)，有的对模型的目标函数进行了基函数近似 (Zhang，2022)。上述算法均针对状态转移和回报均不受时间影响的平稳动态情况。

非平稳动态情况下，状态转移及目标函数均与时间有关。针对这种非平稳动态情况，目前主流的 POMDP 精确解法分两步：首先，在每个决策点向后迭代更新 α 向量 (Smallwood and Sondik，1973)；其次，根据 Monahan (1982) 引入的线性规划算法 (Eagle，1984) 剔除在任一信念状态下均不占优的向量。这种精确解法计算度非常复杂，在维数灾难的基础上，α 向量的数量还会随着迭代次数呈指数级增长，即存在迭代灾难问题。维数灾难和迭代灾难问题严重限制了 POMDP 模型在非平稳动态优化问题中的应用。

综上所述，平稳动态的 POMDP 模型的求解方法计算量受到维数灾难的限制，而非平稳动态的 POMDP 模型的求解方法计算量受到维数灾难和迭代灾难的共同影响。当前的 POMDP 求解方法均无法适用于需要同时考虑慢性病和并发症状态的、疾病转移为非平稳动态的并发症个性化筛查策略的求解。

7.3　个性化并发症筛查模型

7.3.1　基本思路

基于不准确慢性病监测数据的个性化并发症筛查是一个面向决策者 (专业医生、护理人员等) 的动态决策过程。每次并发症筛查决策开始前，决策者会根据从上一决策点的筛查决策到当前决策点的筛查决策之前这一段时间内获取的慢性病和并发症诊断信息对患者的健康状态进行判断，并以此作为当前并发症筛查决策的依据。因此，当前的患者健康状态、并发症筛查决策以及下一时刻的慢性病筛查结果会影响下一时刻的健康状态和并发症筛查决策。

本章根据长期慢性病状态监测下的并发症筛查过程的特点，做出以下基本假设。

(1)慢性病和并发症筛查均是不准确的，从而决策者无法通过筛查直接获取慢性病患者的健康状态，他们只能通过不准确的筛查结果对患者在每种健康状态下的概率分布进行推断，这种概率分布在本书中被称为患者的信念状态。在长期的慢性病或并发症状态监测中，无创性检查广泛使用，但是目前没有任何一种无创性检查可以实现完全准确的分期诊断。

(2)慢性病和并发症的自然恶化趋势是不可逆的，且慢性病发展明显慢于并发症。在相邻的筛查决策之间，慢性病状态转移只有维持在现有阶段、进展到下一期以及导致患者死亡三种可能情况，而并发症状态可能转移至任意更差的状态。

在以上假设的限定下，本节选择了强化学习中常用的 POMDP(Littman，2009)进行问题建模。POMDP 是面向状态不完全可见的顺序决策问题的常用模型之一，在医疗资源调度、慢性病动态筛查等多个医疗决策领域得到应用(Sandıkçı et al.，2013；Ayer et al.，2016；Hajjar and Alagoz，2023)。本章中患者的健康状态是不完全可见的，因为患者健康状态的诊断结果是不完全准确的。

POMDP 最大的特点是环境状态不完全可见，也就是说在每个决策点 t，决策者虽然不能直接观察到环境状态(State) s，但是会对当前的环境状态(State) s 的概率分布进行推断，该概率分布被称为信念状态 π_t。在经典 POMDP 框架中，决策者在一系列决策点 t 上，根据当前的信念状态 π_t，从可选的行为集合中选择一个行为 a_t 作为决策，决策执行后，决策者会观察到一个对应的观测值 o_t，同时系统会反馈一个与当前的信念状态、观测结果、行为相对应的回报值 $r_t(\pi, a_t, o_t)$。观测值 o_t 不能准确反映环境状态，但决策者会根据该观测值对下一决策点上的信念状态 π_{t+1} 进行更新。在下一决策点 $t+1$ 上，决策者会根据更新后的 π_{t+1} 采取新的行为 a_{t+1}。类似于 MDP 模型(Puterman，1994)，POMDP 同样具有无后效性，即下一决策点上可能转移到各状态的概率只与当前所处的状态、采取的行为以及观测值有关，而与历史轨迹、历史行为以及历史观测无关。

经典的 POMDP 框架中，决策者在相邻决策之间只有一个观测结果。但在本章中，除上一次并发症筛查决策对应的并发症观测结果以外，相邻决策之间还存在一个当前决策点上的慢性病筛查结果。这种跨决策点的观测结果对信念状态更新存在影响。为解决这个问题，本章对经典的 POMDP 框架进行了相应改造，提出了 PCSD 模型。PCSD 模型的总体思路如图 7-1 所示，其与经典的 POMDP 的主要区别在于相邻决策点之间存在一组包含上一决策点上的并发症观测结果和当前决策点上的慢性病筛查结果的跨决策点观测结果，以及并发症状态转移概率受慢性病影响。患者的状态空间由患者的慢性病状态与并发症状态共同组成，患者的信念状态则是在所有状态下的概率分布，慢性病状态转移概率与患者的年龄有关，是一个非平稳变化过程；并发症状态转移概率同时受患者的年龄和慢性病状态两方面因素的影响，也是一个非平稳变化过程；决策空间包含进行并发症筛查和不进行筛查两种可能的行为；每个决策点上的观测结果包括慢性病筛查结果以及并发症筛查决策对应的并发症观测结果；回报值与患者的年龄、状态、筛查决策对应的筛查成本、并发症确诊后的治疗成本等多种因素相关。PCSD 模型以最大化各决策点上患者的期望长期回报为目标函数，进而求解不同信念状态的慢性病患者在各决策点上的最优并发症筛查决策。

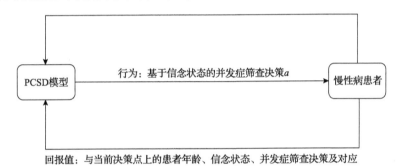

图 7-1　基于不准确慢性病监测的个性化并发症筛查模型 PCSD 基本思路

为了便于区分，本章后续内容中使用上标或下标 C 和 I 分别代表慢性病和并发症。表 7-2 总结了所有符号及含义。7.3.2 节至 7.3.8 节将分别对相邻时刻之间的 PCSD 模型中的状态空间、决策空间、信念状态迭代更新规则、慢性病及并发症的状态转移概率、观测概率、回报值以及模型目标函数进行具体描述。

表 7-2　PCSD 模型相关符号以及含义

符号	含义	符号	含义
$\equiv$	根据定义恒等于	ω	患者为单位 QALY 的 WTP
t	决策点 $t \in \{0,1,\cdots,T\}$	c_t	t 到 $t+1$ 时刻的期望支出
$\mathcal{A}$	决策空间 $\mathcal{A} \equiv \{W,S\}$	r_t	t 到 $t+1$ 时刻的期望回报
a_t	并发症筛查决策	R_t	t 时刻接受治疗的患者的期望总回报
N_C	慢性病分期状态数目	λ	折扣因子，$\lambda \in (0,1]$
N_I	并发症分期状态数目	q_t	t 到 $t+1$ 时刻的 QALY

续表

符号	含义	符号	含义
$\mathcal{H}_C$	慢性病状态空间 $\mathcal{H}_C \equiv \{1, \cdots, N_C\}$	s_t	π_{t+1} 之前的信号，$s_t \equiv (o_t^I, o_{t+1}^C)$
$\mathcal{H}_I$	并发症状态空间 $\mathcal{H}_I \equiv \{0, \cdots, N_I\}$	V_t	t 时刻的期望总回报
h_t^C	t 时刻慢性病状态，$h_t^C \in \mathcal{H}_C$	ε	距离阈值
h_t^I	t 时刻并发症状态，$h_t^I \in \mathcal{H}_I$	m_t	t 时刻的自然死亡率
h_t	t 时刻健康状态，$h_t = (h_t^C, h_t^I)$	c_s	US 检测单次费用
Δ	$N_C(N_I+1)$ 维信念空间	c_d	MRI 检测单次费用
π_t	t 时刻患者的信念状态 $\pi_t \in \Delta$	c_f	相邻时刻之间的肝纤维化相关支出
$\mathcal{O}_C$	慢性病观测空间，$\mathcal{O}_C \equiv \{C_+, C_-\}$	o_t^I	t 时刻并发症观测值，$o_t^I \in \mathcal{O}_I$
$\mathcal{O}_I$	并发症观测空间，$\mathcal{O}_I \equiv \{I_+, I_-\}$	$\|x\|_\infty$	ℓ_∞ 范数，$\max_i |x_i|, \forall x \in \mathbb{R}^n$
o_t^C	t 时刻慢性病观测值，$o_t^C \in \mathcal{O}_C$	$\|x\|_2$	ℓ_2 范数，$\sqrt{x_1^2 + \cdots + x_n^2}, \forall x \in \mathbb{R}^n$
sens_s	超声成像检测敏感性	sens_d	MRI 检测敏感性
spec_s	超声成像检测特异性	spec_d	MRI 检测特异性
Death	死亡状态	QoL	生活质量因子

注：US 全称是 ultrasonography，超声波

7.3.2 决策点

本节假设决策点 $t \in \{1, 2, \cdots, T\}$，其中 T 既是治疗期的边界，同时也代表筛查结束，因为此后不再考虑对患者进行治疗，再对患者病情进行监测只会造成经济损失。以肝细胞癌为例，患者在 40 岁到 100 岁之间接受肝细胞癌监测，最小临床监测间隔为 3 个月，因此有 241 个决策点，即 $T = 241$。

7.3.3 行为

在每个决策点 t 上，决策者可以选择的行为 $a_t \in \mathcal{A} \equiv \{S, W\}$，其中行为空间 $\mathcal{A}$ 包含两个行为，行为 S 表示对并发症进行筛查，W 表示此时不考虑对并发症进行筛查。由于本章包含慢性病与并发症两种疾病，为了便于区分，本章将行为称为并发症筛查决策。

7.3.4 状态和状态转移概率

为了同时获取两种疾病的信息，本章将患者病情的严重程度定义为健康状态

$h_t \equiv (h_t^C, h_t^I) \in \mathcal{H} \equiv \mathcal{H}_C \times \mathcal{H}_I$，其中慢性病状态空间 $\mathcal{H}_C \equiv \{1, 2, \cdots, N_C\}$ 包含所有可能引发并发症的状态，并发症状态空间 $\mathcal{H}_I \equiv \{0, 1, \cdots, N_I\}$。值越高表示健康状况越严重。以慢性丙型肝炎（chronic hepatitis C，CHC）感染者为例，本章定义慢性病肝纤维化的状态空间 $\mathcal{H}_C = \{$进展性纤维化(1)，代偿性肝硬化(2)，失代偿性肝硬化(3)$\}$，并发症肝细胞癌的状态空间 $\mathcal{H}_I = \{$无癌症(0)，小型肿瘤(1)，中型肿瘤(2)，大型肿瘤(3)$\}$，如果 $h_t^I = 0$，则表明患者未患癌症。当检测到并发症时，立即对患者进行治疗。此外，本章添加了一个额外的状态 Death 来表示死亡。因此，整个状态空间是 $\mathcal{H} \cup \{\text{Death}\}$。

　　患者的病情严重程度动态变化，涉及复杂的依赖性结构。本章将这种动态变化建模为非齐次马尔可夫链。对于 $h_t, h_{t+1} \in \mathcal{H}$，转移概率 $\Pr_t(h_{t+1} | h_t)$ 是在 t 时刻从健康状态 h_t 转移到健康状态 h_{t+1} 的概率。为了体现疾病之间的依赖性，转移概率可以展开为 $\Pr_t(h_{t+1} | h_t) = \Pr_t(h_{t+1}^I | h_t, h_{t+1}^C) \Pr_t(h_{t+1}^C | h_t)$。遵循 Chen 等(2018)的假设，慢性病的状态变化与并发症无关，并且并发症的状态转移只受当前的慢性病状态 h_t^C 影响，而与下一时刻慢性病状态 h_{t+1}^C 无关，因此两种疾病的状态转移概率分别可表示为 $\Pr_t(h_{t+1}^C | h_t) = \Pr_t(h_{t+1}^C | h_t^C)$，$\Pr_t(h_{t+1}^I | h_t, h_{t+1}^C) = \Pr_t(h_{t+1}^I | h_t)$。其中，并发症转移概率 $\Pr_t(h_{t+1}^I | h_t)$ 包含了慢性病和并发症之间的依赖性。患者的病情严重程度可能会在接下来的一段时间内恶化，甚至导致死亡。t 时刻健康状态为 h_t 的患者在下一时刻之前死亡的概率为

$$\Pr_t(\text{Death} | h_t) = 1 - \sum_{h_{t+1} \in \mathcal{H}} \Pr_t(h_{t+1} | h_t) \tag{7-1}$$

　　随时间变化的转移概率考虑了慢性病的动态性质，其中死亡率与年龄相关，并且恶化速度往往随着时间的推移而加速。

7.3.5　观测结果和对应观测概率

　　在决策点 t 和 $t+1$ 之间，决策者在 t 时刻采取并发症筛查决策 a_t 后，会获得一个对应的观测结果 o_t^I，同时在 $t+1$ 时刻决定是否对患者并发症进行筛查之前，决策者对患者进行慢性病筛查，进而还会观测到 $t+1$ 时刻慢性病的筛查结果 o_{t+1}^C。为了简化这种跨时间观测结果的表达，本章将从 t 时刻采取并发症筛查决策 a_t 到 $t+1$ 时刻并发症筛查决策 a_{t+1} 之前所获得的新的信息表示为 $s_t \equiv (o_t^I, o_{t+1}^C) \in \mathcal{O} \equiv \mathcal{O}_I \times \mathcal{O}_C$，其中慢性病观测空间 $\mathcal{O}_C \equiv \{C_+, C_-\}$，并发症观测空间 $\mathcal{O}_I \equiv \{I_+, I_-\}$。在本章中，两种观测结果都是不可靠的，两种疾病的观测结果中的下标"+"和"−"分别表示慢性病和并发症的阳性与阴性筛查结果。

本章还使用 $\Pr(o_t^C \mid h_t^C)$ 和 $\Pr(o_t^I \mid h_t^I, a_t)$ 分别表示在慢性病状态 h_t^C 下观测到 o_t^C 的概率以及在并发症状态 h_t^I 下决策者采取并发症筛查决策 a_t 后观测到 o_t^I 的概率。需要注意的是，观测概率没有下标 t，这意味着观测概率不随时间变化，因为它们是由诊断方法的准确性决定的。如果决策者选择不筛查并发症（$a_t = W$），那么并发症的观测结果 $o_t^I = I_-$，即 $\Pr(o_t^I = I_- \mid h_t, a_t = W) = 1$，这意味着本章认为患者不进行检查无法感知并确诊并发症，因为癌症早期往往是无症状的，同时患者也不具备自我确诊癌症的能力。由于 s_t 具有跨时间性，根据定义观测概率是 t 时刻状态 h_t 下观测到 o_t^I 和 $t+1$ 时刻状态 h_{t+1} 下观测到 o_{t+1}^C 的联合概率。因此，观测概率表达式如下：

$$\Pr(s_t \mid h_t, h_{t+1}, a_t) = \Pr(o_{t+1}^C \mid h_{t+1}^C)\Pr(o_t^I \mid h_t^I, a_t) \tag{7-2}$$

7.3.6 信念状态

慢性病及并发症筛查均不完美，在决策点 t 上，决策者并不能通过观测结果了解患者的具体健康状况，但基于患者的筛查史和群体转移概率，他对患者在每个健康状态 $h_t \in \mathcal{H}$ 上的概率分布有一个信念 π_t。该分布被命名为患者的信念状态 $\pi_t \in \Delta(\mathcal{H})$，其中 $\Delta(\mathcal{H})$ 表示健康状态空间 $\mathcal{H}$ 中所有健康状态下的概率分布的集合，即信念状态空间。在决策点 1，所有患者都没有筛查历史，每个患者的初始信念状态 π_1 是根据人口统计学数据得到的，因此患者的初始信念状态是相同的。

在每个决策点 $t+1(t<T)$ 上，决策者在进行并发症决策之前，会根据所获取到的患者新的信息 s_t 对患者的信念状态进行更新，并依据更新后的信念状态做出最优的并发症筛查决策。在并发症筛查决策 $a_t \in \mathcal{A}$ 下观测到 $s_t \in \mathcal{O}$ 后，根据贝叶斯法则，决策者对 $t+1$ 时刻患者在健康状态 $h_{t+1} \in \mathcal{H}$ 上的信念更新为

$$\begin{aligned}\pi_{t+1}(h_{t+1}) &\equiv \Gamma_t[\pi_t, a_t, s_t](h_{t+1}) \\ &= \frac{\sum\limits_{h_t \in \mathcal{H}} \pi_t(h_t) \cdot \Pr_t(h_{t+1} \mid h_t) \cdot \Pr(s_t \mid h_t, h_{t+1}, a_t)}{\sum\limits_{h_t \in \mathcal{H}} \pi_t(h_t) \cdot \Pr_t(o_{t+1}^C \mid h_t^C) \cdot \Pr(o_t^I \mid h_t^I, a_t) \cdot \sum\limits_{h_I' \in \mathcal{H}_I} \Pr_t(h_I' \mid h_t^I)}\end{aligned} \tag{7-3}$$

其中，$\Pr_t(o_{t+1}^C \mid h_t^C) = \sum\limits_{h_{t+1} \in \mathcal{H}} \Pr_t(h_{t+1}^C \mid h_t^C) \cdot \Pr_t(o_{t+1}^C \mid h_{t+1}^C)$ 可以过滤掉由慢性病导致的死亡，因为观测值 o_{t+1}^C 意味着患者还活着。分母中 $\sum\limits_{h_I' \in \mathcal{H}_I} \Pr_t(h_I' \mid h_t^I)$ 这一乘子则用于过滤掉并发症导致的死亡。

7.3.7 回报

本章中，回报被定义为患者从常规筛查开始的年龄到死亡这一段时间内的期望累计收益与成本之差，决策者的目标函数是最大化期望长期回报。长期回报是指患者从当前直至死亡这一段时间内的预期回报，它是相邻决策点之间的期望回报的总和。在决策点 $t(t<T)$ 和 $t+1$ 之间的回报为

$$r_t(h_t, a_t, o_t^I) \equiv \omega q_t(h_t, a_t, o_t^I) - c(h_t^I, a_t, o_t^I) - c(h_t^C) \tag{7-4}$$

其中，$c(h_t^I, a_t, o_t^I)$ 为与并发症筛查相关的成本。此外，患者的成本还包括期间由慢性病造成的额外用药及治疗费用 $c(h_t^C)$。$\omega q_t(h_t, a_t, o_t^I)$ 是患者的 QALY 货币化后的收益，用于衡量患者的收益增益，ω 是患者愿意为额外一单位的 QALY 所支付的费用。$q_t(h_t, a_t, o_t^I)$ 为患者在 t 和 $t+1$ 之间的期望 QALY，它随并发症的观测结果 o_t^I 分为两种情况：①如果并发症的结果为阴性（$o_t^I = I_-$），患者等待下一时刻的筛查决策，此时患者的期望 QALY 与筛查行为无关，即 $q_t(h_t, W, I_-) = q_t(h_t, S, I_-)$；②如果患者并发症确诊（$o_t^I = I_+$），患者立即接受治疗，患者离开筛查系统，并且此时患者的回报为接受治疗后的长期回报。

$$r_t(h_t, S, I_+) = R_t(h_t) - c(h_t^I, S, I_+) \tag{7-5}$$

其中，$R_t(h_t)$ 为接受治疗后的长期回报；$c(h_t^I, S, I_+)$ 为确诊所需要的筛查费用。对于 $t=T$ 时刻的患者，患者此后不再接受治疗，其预期回报仅与患者的健康状态 h_T 有关，因此本章用 $r_T(h_T)$ 表示 T 时刻健康状态 h_T 的预期回报。同时，考虑到通货膨胀等因素，本章在计算预期回报时，对将来的预期回报进行了折扣处理，折扣因子为 $\lambda \in (0,1]$。

7.3.8 目标函数

基于上述设置，本章可以将决策者的最优并发症筛查决策问题表述如下。本章定义 $V_t(\pi_t, a_t)$ 为信念状态 π_t 的患者在筛查决策 a_t 下的期望长期回报，定义 $V_t^*(\pi_t)$ 为 t 时刻信念状态 π_t 已知的情况下的最优期望长期回报。根据定义，最优长期回报 $V_t^*(\pi_t)$ 是所有决策 a_t 下的期望长期回报 $V_t(\pi_t, a_t)$ 中的最大值，即

$$V_t^*(\pi_t) = \max\{\underbrace{V_t(\pi_t, W)}_{\text{等待}}, \underbrace{V_t(\pi_t, S)}_{\text{筛查}}\} \tag{7-6}$$

边界条件 $V_T^*(\pi_T) = \sum\limits_{h_t \in \mathcal{H}} \pi_T(h_T) r_T(h_T)$。

那么，决策者需要解决的问题则是根据患者的信念状态 π_t 设定最优的筛查决策

$$a_t^*(\pi_t) = \arg\max\nolimits_{a_t \in \mathcal{A}} \{ V_t(\pi_t, a_t) \} \tag{7-7}$$

决策 a_t 下的期望长期回报 $V_t(\pi_t, a_t)$ 是 t 到 $t+1$ 时刻的期望回报以及折扣后的 $t+1$ 时刻的最优期望长期回报之和，从而 $V_t(\pi_t, a_t)$ 的贝尔曼方程可以表达为

$$V_t(\pi_t, a_t) = \underbrace{\sum_{h_t \in \mathcal{H}} \pi_t(h_t) \cdot \overline{r}_t(a_t, h_t)}_{t到t+1时刻的期望回报} + \underbrace{\lambda \sum_{s_t : o_I = I_-} \Pr_t(h_{t+1} \in \mathcal{H}, s_t \mid \pi_t, a_t) \cdot V_{t+1}^*(\Gamma_t[\pi_t, a_t, s_t])}_{t时刻并发症筛查结果为阴性且t+1时刻存活的患者的最优期望长期回报} \tag{7-8}$$

其中，$\overline{r}_t(a_t, h_t) \equiv \sum\limits_{o_I \in \mathcal{O}_I} r_t(h_t, a_t, o_I) \Pr(o_I \mid h_t, a_t)$ 表示 t 到 $t+1$ 时刻之间健康状态为 $h_t \in \mathcal{H}$ 的患者在筛查决策 $a_t \in \mathcal{A}$ 下的期望回报，$\Pr_t(h_{t+1} \in \mathcal{H}, s_t \mid \pi_t, a_t) = \sum\limits_{h_t \in \mathcal{H}} \pi_t(h_t) \cdot \Pr_t(o_{t+1}^C \mid h_t^C) \cdot \Pr_t(o_t^I \mid h_t^I, a_t) \cdot \sum\limits_{h_t' \in \mathcal{H}_t} \Pr_t(h_t' \mid h_t^I)$ 为 t 到 $t+1$ 时刻观测到 s_t 且 $t+1$ 时刻患者依然存活的概率，而 $V_{t+1}^*(\Gamma_t[\pi_t, a_t, s_t])$ 则表明决策者根据对应的并发症筛查决策 a_t 以及接收到的新信息 s_t 先更新患者的信念状态为 $\Gamma_t[\pi_t, a_t, s_t]$，随后再根据 $\Gamma_t[\pi_t, a_t, s_t]$ 做出最优的并发症筛查决策。

根据 Sondik（1978），传统的 POMDP 模型中，目标函数 $V_t^*(\pi_t)$ 是关于 π_t 的分段线性凸函数。本章中事件发生顺序、信念状态更新与传统 POMDP 模型不同，目标函数的表达式也发生了变化。接下来，本章利用数学归纳法证明 PCSD 的目标函数依然具有这一性质。

首先，T 时刻的边界条件为 $V_T^*(\pi_T) = \sum\limits_{h_t \in \mathcal{H}} \pi_T(h_T) r_T(h_T)$，此时目标函数满足分段线性凸函数性质。其次，假设任意时刻 $t+1(t < T)$ 的目标函数为分段线性凸函数，即 $V_{t+1}^*(\pi_{t+1}) = \max\nolimits_{\alpha_{t+1} \in \Lambda_{t+1}} \sum\limits_{h_t \in \mathcal{H}} \pi_{t+1}(h_{t+1}) \alpha_{t+1}(h_{t+1})$，其中 α 向量表示与不同连续性策略相关的连续值（Zhang，2010），集合 Λ_{t+1} 是 $(N_I + 1) N_C$ 维向量的有限集合。那么，根据式（7-8），$V_t(\pi_t, a_t)$ 可以表示为如下递归形式：

$$V_t(\pi_t, a_t)$$

$$= \sum_{h_t \in \mathcal{H}} \pi_t(h_t) \overline{r_t}(a_t, h_t) + \lambda \sum_{s_t : o_t = I_-} \Pr_t(h_{t+1} \in \mathcal{H}, s_t \mid \pi_t, a_t)$$

$$\cdot \max_{\alpha_{t+1} \in \Lambda_{t+1}} \sum_{h_{t+1} \in \mathcal{H}} \Gamma_t[\pi_t, a_t, s_t](h_{t+1}) \alpha_{t+1}(h_{t+1})$$

$$= \sum_{h_t \in \mathcal{H}} \pi_t(h_t) \overline{r_t}(a_t, h_t) + \lambda \sum_{s_t : o_t = I_-} \Pr_t(h_{t+1} \in \mathcal{H}, s_t \mid \pi_t, a_t)$$

$$\cdot \sum_{h_{t+1} \in \mathcal{H}} \Gamma_t[\pi_t, a_t, s_t](h_{t+1}) \alpha_{t+1}^{\zeta(\pi_t, a_t, s_t)}(h_{t+1})$$

$$= \sum_{h_t \in \mathcal{H}} \pi_t(h_t) \overline{r_t}(a_t, h_t) + \lambda \sum_{s_t : o_t = I_-} \Pr_t(h_{t+1} \in \mathcal{H}, s_t \mid \pi_t, a_t)$$

$$\cdot \frac{\sum_{h_{t+1} \in \mathcal{H}} \sum_{h_t \in \mathcal{H}} \pi_t(h_t) \cdot \Pr_t(h_{t+1} \mid h_t) \cdot \Pr(s_t \mid h_t, h_{t+1}, a_t) \alpha_{t+1}^{\zeta(\pi_t, a_t, s_t)}(h_{t+1})}{\Pr_t(h_{t+1} \in \mathcal{H}, s_t \mid \pi_t, a_t)} \tag{7-9}$$

$$= \sum_{h_t \in \mathcal{H}} \pi_t(h_t) \overline{r_t}(a_t, h_t) + \lambda \sum_{h_t \in \mathcal{H}} \sum_{h_{t+1} \in \mathcal{H}} \sum_{s_t : o_t = I_-} \pi_t(h_t) \Pr_t(h_{t+1} \mid h_t)$$

$$\cdot \Pr(s_t \mid h_t, h_{t+1}, a_t) \alpha_{t+1}^{\zeta(\pi_t, a_t, s_t)}(h_{t+1})$$

$$= \sum_{h_t \in \mathcal{H}} \pi_t(h_t) \left(\overline{r_t}(a_t, h_t) + \lambda \sum_{h_{t+1} \in \mathcal{H}} \sum_{s_t : o_t = I_-} \Pr_t(h_{t+1} \mid h_t) \right.$$

$$\left. \cdot \Pr(s_t \mid h_t, h_{t+1}, a_t) \cdot \alpha_{t+1}^{\zeta(\pi_t, a_t, s_t)}(h_{t+1}) \right)$$

$$= \sum_{h_t \in \mathcal{H}} \pi_t(h_t) \alpha_t^{a_t}(h_t)$$

其中，$\alpha_{t+1}^{\zeta(\pi_t, a_t, s_t)} = \arg\max_{\alpha_{t+1} \in \Lambda_{t+1}} \sum_{h_{t+1} \in \mathcal{H}} \Gamma_t[\pi_t, a_t, s_t](h_{t+1}) \alpha_{t+1}(h_{t+1})$。因此，决策者的目标函数可以重新整理为

$$V_t^*(\pi_t) = \max_{\alpha_t \in \Lambda_t} \sum_{h_t \in \mathcal{H}} \pi_t(h_t) \alpha_t(h_t) \tag{7-10}$$

更新后 t 时刻 α 向量集 $\Lambda_t = \left\{ \alpha_t^{a_t} : \alpha_t^{a_t} = \overline{r_t}(a_t, h_t) + \lambda \sum_{h_{t+1} \in \mathcal{H}} \sum_{s_t : o_t = I_-} \Pr_t(h_{t+1} \mid h_t) \Pr(s_t \mid h_t, \right.$ $h_{t+1}, a_t) \cdot \alpha_{t+1}^{\zeta(\pi_t, a_t, s_t)}(h_{t+1}), \forall \pi_t \in \Delta(\mathcal{H}), a_t \in \mathcal{A} \Big\}$。至此，本章目标函数的分段线性凸函数性质得以证明。

经过重新表述后，决策者的目标从选择并发症筛查决策 $a_t \in \mathcal{A}$ 转移到搜索最优 α 向量上来了。但是，最优 α 向量搜索的难度取决于 Λ_t 中 α 向量的迭代生成。

正如式(7-10)所表述的，集合 Λ_t 中的 α 向量是通过 $t+1$ 时刻集合 Λ_{t+1} 中的向量之间的组合迭代生成的，因此集合 Λ_t 的大小随着迭代次数呈指数增长。同时，Λ_{t+1} 中的向量之间的组合与信念状态 π_t 有关。考虑到慢性病与并发症的相关性关系，本章的信念状态空间 $\Delta(\mathcal{H})$ 维数为 $N_C(N_I+1)$。信念状态 π_t 的维数增加，使得 α 向量之间的组合方式也大大增加。因此，α 向量的迭代求解主要受维数灾难和迭代灾难的影响而变得难以求解，当前 POMDP 模型求解的主要困难是如何从 Λ_{t+1} 有效地构造 Λ_t。接下来，本章将在 7.4 节中详细讨论 POMDP 模型求解的计算复杂度问题。

为了便于读者理解，本章将 PCSD 模型与当前的慢性病筛查模型进行了对比。与单种慢性病筛查模型相比，本章的模型考虑了慢性病和并发症之间的依赖性结构，并基于这种依赖性结构调整并发症的筛查决策。此外，由于事件顺序不同，本章筛查模型中的信念状态更新与单种慢性病筛查模型中的信念状态更新不同。在单种慢性病筛查中，决策者只能根据当前决策点上的观测结果以及疾病发展规律更新下一决策点上患者的信念状态，决策者对患者病情的推断是一种后验概率。但本章中，决策者根据慢性病发展规律以及下一决策点上的慢性病筛查结果对患者的慢性病病情进行推断，因此本章的信念状态更新是一种慢性病状态的后验概率分布和并发症状态的先验概率分布的联合分布。

与目前罕见的并发症动态筛查模型(Chen et al., 2018；Hajjar and Alagoz, 2023)相比，本章实现了慢性病状态不完全可见情况下的并发症个性化筛查。在当前的并发症筛查文献中，慢性病的状态被认为可以通过完美的筛查方法直接观测到。基于这个假设，Chen 等(2018)提出了一种筛查周期可变且各慢性病状态下筛查策略不同的具有可变筛查周期的 M-switch 策略，这种策略介于周期性筛查策略和个性化筛查策略之间。而 Hajjar 和 Alagoz(2023)则提出了一种嵌入 POMDP 的马尔可夫链模型，其中马尔可夫链的每个状态都是在给定慢性病状态下具有未知并发症状态的 POMDP 模型。本章放松了这种假设，允许慢性病筛查是不完美的。在这种情况下，模型利用二维健康状态来描述患者的健康状态变化，并通过将对应的信念状态维度从 N_I+1 增加到 $N_C(N_I+1)$ 以充分获取患者健康状况的动态变化。紧接着，本章首先描述了最优筛查策略的结构特性，其次提出了一种有效的近似算法来求解最优筛查策略。

7.4 基于 POMDP 框架的 PCSD 模型结构特性

虽然本章完成了对慢性病状态不完全可见情况下的并发症筛查建模，但是该模型的求解面临计算复杂度的难题。为了便于求解，本章提供了该筛查模型的一些结构特性。

临床实践发现，慢性病主要具有三个显著的特征(Sandıkçı et al.，2008)。一是不可逆性，慢性病患者的健康状况要么保持不变，要么随着时间的推移而恶化(Kazemian et al.，2019)，在本章中慢性病及并发症发展均具有不可逆性。二是病程推进加快。当患者的健康状况越差时，其健康状态进一步恶化的风险也越高(Chen et al.，2018)。三是单调递增的死亡率。健康状况越差，死亡率就越高。从数学形式上，三个假设可表述如下。

假设 1：(不可逆性)对任意 $h_t = (h_t^C, h_t^I)$，$h_{t+1} = (h_{t+1}^C, h_{t+1}^I) \in \mathcal{H}$，若 $h_{t+1}^C < h_t^C$，则 $\Pr_t(h_{t+1}^C \mid h_t^C, h_t^I) = 0$；若 $h_{t+1}^I < h_t^I$，则 $\Pr_t(h_{t+1}^I \mid h_t^C, h_t^I) = 0$。

假设 2：(加速恶化)对任意 $h_t^C, h_{t+1}^C \in \mathcal{H}_C$，$\Pr_t(h_{t+1}^C \mid h_t^C)$ 在 h_t^C 上单调递增；对任意 $h_t^C \in \mathcal{H}_C$ 和 $h_t^I, h_{t+1}^I \in \mathcal{H}_I$，$\Pr_t(h_{t+1}^I \mid h_t^I, h_t^C)$ 在 h_t^I 上单调递增。

假设 3：(单调死亡率)对任意 $h_t^C \in \mathcal{H}_C$，$\Pr_t(\text{Death} \mid h_t^C)$ 在 h_t^C 上单调递增；对任意 $h_t^C \in \mathcal{H}_C$ 和 $h_t^I \in \mathcal{H}_I$，$\Pr_t(\text{Death} \mid h_t^I, h_t^C)$ 在 h_t^I 上单调递增。

为了便于表达，本章将 $Z(\pi_1, \pi_2)$ 定义为 t 时刻信念状态分别为 π_1 和 π_2 的患者因选择等待而不进行筛查导致的期望长期回报减少值之差。

定义 1：现有信念空间 $\Delta(\mathcal{H})$ 上的两任意信念状态 $\pi_1, \pi_2 \in \Delta(\mathcal{H})$，且两个观测信号分别为 $s_1 = (I_-, C_+)$，$s_2 = (I_-, C_-)$。本章定义 $Z(\pi_1, \pi_2)$ 如下：

$$
\begin{aligned}
&Z(\pi_1, \pi_2) \\
&\equiv \sum_{h_t \in \mathcal{H}} \big(\pi_1(h_t) - \pi_2(h_t)\big) \Pr(I_+ \mid h_t^I, S) R_t(h_t) \\
&\quad + \lambda \sum_{h_t \in \mathcal{H}} \big(\pi_1(h_t) - \pi_2(h_t)\big) \Pr(I_- \mid h_t^I, S) \sum_{h_{t+1} \in \mathcal{H}} \Pr_t(h_{t+1}^C \mid h_t^C) \Pr_t(h_{t+1}^I \mid h_t, S, I_-) \\
&\quad \cdot \Big(\Pr(C_+ \mid h_{t+1}^C) \alpha_{t+1}^{\zeta(\pi_1, S, s_1)}(h_{t+1}) + \Pr(C_- \mid h_{t+1}^C) \alpha_{t+1}^{\zeta(\pi_1, S, s_2)}(h_{t+1})\Big) \\
&\quad - \lambda \sum_{h_t \in \mathcal{H}} \big(\pi_1(h_t) - \pi_2(h_t)\big) \sum_{h_{t+1} \in \mathcal{H}} \Pr_t(h_{t+1}^C \mid h_t^C) \Pr_t(h_{t+1}^I \mid h_t, S, I_-) \\
&\quad \cdot \Big(\Pr(C_+ \mid h_{t+1}^C) \alpha_{t+1}^{\zeta(\pi_2, W, s_1)}(h_{t+1}) + \Pr(C_- \mid h_{t+1}^C) \alpha_{t+1}^{\zeta(\pi_2, W, s_2)}(h_{t+1})\Big)
\end{aligned}
\tag{7-11}
$$

定理 1：假设 $\bar{r}_t(h_t, W) - \bar{r}_t(h_t, S)$ 在 h_t^I 和 h_t^C 上非增，且 $Z(\pi_1, \pi_2)$ 非正。对于 t 时刻任意信念状态 $\pi_1, \pi_2 \in \Delta(\mathcal{H})$，如果 (i) h_t^C 相同时，$\pi_1(h_t) \leqslant_{st} \pi_2(h_t)$ 在所有 $h_t^I \in \mathcal{H}_I$ 上成立，或 h_t^I 相同时，$\pi_1(h_t) \leqslant_{st} \pi_2(h_t)$ 在所有 $h_t^C \in \mathcal{H}_C$ 上成立，且 (ii) $Z_t(\pi_1, \pi_2)$ 非负，则最优策略是一个控制限制策略，即如果 $a_t^*(\pi_1) = S$，则 $a_t^*(\pi_2) = S$ 恒成立；如果 $a_t^*(\pi_2) = W$，则 $a_t^*(\pi_1) = W$ 恒成立。

因为多维信念状态不存在自然排序，本章最优筛查策略的控制限制策略性质很难表征。为了克服这个困难，本章调用了多元随机顺序。粗略地说，这种多元顺序类似于控制变量，$\leqslant_{st}$ 表示随机小于。例如，h_t^C 相同时，在 $h_t^I \in \mathcal{H}_I$ 上 $\pi_1(h_t) \leqslant_{st} \pi_2(h_t)$ 这一条件中，慢性病状态 h_t^C 保持不变，这个条件表明慢性病病情相同，但是信念状态为 π_2 的患者比信念状态为 π_1 的患者的并发症病情/风险更严重。值得注意的是，对边际值 $Z(\pi_1, \pi_2)$ 施加的类似条件可以在 Hajjar 和 Alagoz (2023) 中找到。只要满足这些条件，最优筛查策略就符合控制限制策略，定理 1 中的控制限制策略表明：慢性病病情相同时，并发症的病情越严重的患者越需要进行并发症筛查；并发症病情相同时，慢性病的病情越严重的患者也越需要进行并发症筛查。

7.5 基于 POMDP 框架的 PCSD 模型求解方法

求解 POMDP 的传统方法是向后迭代更新 α 向量，并去除被支配向量 (Monahan，1982；Zhang，2010)。然而，这种方法会受到维数灾难的影响，因为 α 向量的数量会随着信念状态空间维度的增加而呈指数级增长。为此，学者们设计了许多栅格化算法来降低计算复杂度。栅格化算法首先将整个信念空间划分为均匀或非均匀的多个栅格，然后将同一栅格内的信念状态聚合到栅格上的信念状态上，这些栅格上的信念状态则被称为代表信念状态 (Lovejoy，1991；Hauskrecht，1997；Zhou and Hansen，2001)。经典的栅格化算法只能处理回报与时间无关的情况。然而，由于状态转移的非平稳动态性，本章中的 POMDP 模型中的期望回报是时变的，这需要新的解决方案。为了解决这个问题，本章提出了一种 DBBST 算法，图 7-2 给出了算法的伪代码。该算法控制计算复杂的主要思路是：利用初始决策点上患者的信念状态相同这一特点，在时间轴上前向迭代生成各个决策点上的可达信念状态，并构造可达信念状态树，通过关注患者可能的信念状态而非整个信念空间上的信念状态可以解决维数灾难问题；同时为了控制前向迭代过程中信念状态的数量，设置一个距离阈值 $\varepsilon(\varepsilon > 0)$ 并删除空间距离过近的信念状态以保证同一决策点上任意两个信念状态之间的距离大于该阈值，通过控制信念状态数量解决迭代灾难问题。

---

1   初始化信念状态集合 $\Pi_1 = \{\pi_1\}$，设置距离阈值 ε；

2   前向迭代生成 $t+1(t<T)$ 时刻的未剪枝信念状态集合 Π'_{t+1}；

3   for $\forall t < T$ do

4   初始化信念状态集合 $\Pi'_{t+1} = \varnothing$，并基于集合 Π_t 对其进行更新；

5   for $\forall \pi_t \in \Pi_t$ do

6   for $\forall a_t \in \mathcal{A}, o_I \in \mathcal{O}_I, o'_C \in \mathcal{O}_C$ do

---

7      $\Pi'_{t+1} = \Pi'_{t+1} \bigcup \{\Gamma[\pi_t, a_t, o_I, o'_C]\}$

8   end

9   end

10   基于距离阈值对 Π'_t 进行剪枝，并生成 t 时刻的信念状态集合 Π_t；

11   for $\forall \pi'_t \in \Pi'_t$ do

12   if $\Pi_t = \varnothing$ then

13       $\Pi_t = \Pi_t \bigcup \{\pi'_t\}$

14   end

15   计算 π'_t 到 Π_t 中任意信念状态的最小距离：$D(\pi'_t, \Pi_t) = \min_{\pi_t \in \Pi_t} \left\| \pi_t - \pi'_t \right\|_2$；

16   if $D(\pi'_t, \Pi_t) > \varepsilon$ then

17       $\Pi_t = \Pi_t \bigcup \{\pi'_t\}$

18   end

19   end

20   end

21   初始化 α 向量集合 $\Lambda_T = \{r_T\}$；

22   后向迭代生成 $t(t < T)$ 时刻 α 向量集合 Λ_t；

23   for $\forall T < t < 0$ do

24   初始化筛选后的 α 向量集合 $\Lambda_t = \varnothing$；

25    $\Lambda'_t = \left\{ \alpha_t^{a_t} \mid \alpha_t^{a_t}(h_t) = \bar{r}_t(a_t, h_t) \right.$

       $\left. + \lambda \sum_{h_{t+1} \in \mathcal{H}} \sum_{s_t : o_I = I_-} \Pr_t(h_{t+1} \mid h_t) \Pr(s_t \mid h_t, h_{t+1}, a_t) \alpha_{t+1}^{[a_t, s_t]}(h_{t+1}), \alpha_{t+1}^{[a_t, s_t]} \in \Lambda_{t+1} \right\}$

26   for $\pi_t \in \Pi_t$ do

27     $\alpha_t^* = \arg\max_{\alpha_t \in \Lambda'_t} \sum_{h \in \mathcal{H}} \pi_t(h) \alpha_t(h)$

28   if $\alpha_t^* \notin \Lambda_t$ then

29       $\Lambda_t = \Lambda_t \bigcup \{\alpha_t^*\}$

30   end

31   end

32   end

33   返回 $\Lambda_t(t \in T)$

图 7-2   DBBST 算法的伪代码

图 7-3 展示了 DBBST 算法的整个流程，DBBST 算法主要由前向迭代生成并

剪枝生成信念状态树以及后向迭代生成 α 向量集合两个步骤组成。首先，该算法从先前的代表性信念集 Π_{t-1} 更新 t 时刻的未剪枝的可达信念状态集合 Π_t' 。其次，该算法消除了 Π_t' 中与集合中任意其他信念的距离小于阈值 ε 的信念状态形成剪枝后的可达信念状态集合 Π_t 。再次，算法后向迭代生成 t 时刻的备选 α 向量集合 Λ_t' 。最后，算法保留能够最优化集合 Π_t 中的信念状态上的期望长期回报的 α 向量并形成最终的集合 Λ_t 。同时，本节验证了 DBBST 算法的一些理论性质。

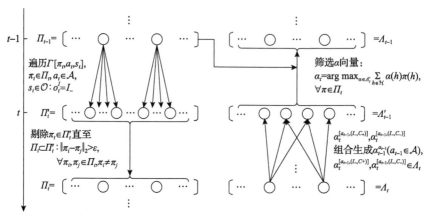

图 7-3　DBBST 算法流程图

命题 1：对于 t 时刻的两个任意信念 $\pi_t, \pi_t' \in \Delta(\mathcal{H})$ ，当筛查决策 a_t 、信号 s_t 相同时，$t+1$ 时刻对应的子信念状态之间的距离满足

$$\left\| \Gamma[\pi_t, a_t, s_t] - \Gamma[\pi_t', a_t, s_t] \right\|_2 \leqslant \left\| \pi_t - \pi_t' \right\|_2, \quad \forall a_t \in \mathcal{A}, s_t \in \mathcal{O}$$

命题 1 表明给定相同的并发症筛查决策和观测结果，更新后的信念状态之间的距离将比当前信念状态之间的距离更近。根据命题 1，DBBST 算法中的信念状态剪枝是高效且可靠的。一方面，直接对当前距离过近的信念状态进行剪枝可以杜绝对后续距离更近的子信念状态的剪枝；另一方面，由于子信念状态距离越来越近保证了对当前信念状态剪枝不会产生由剪枝造成后续子信念状态因距离大于阈值而被保留的情况，即有用信息的丢失。

命题 2：令 sens_C 和 spec_C 表示慢性病筛查的敏感性和特异性，sens_I 和 spec_I 表示并发症筛查的敏感性和特异性，且满足 $\mathrm{sens}_C \gg 1 - \mathrm{sens}_C$，$\mathrm{spec}_C \gg 1 - \mathrm{spec}_C$，$\mathrm{sens}_I \gg 1 - \mathrm{sens}_I$，$\mathrm{spec}_I \gg 1 - \mathrm{spec}_I$。慢性病的阳性筛查结果表明 $h_C \geqslant \mathrm{ph}_C$，其中 $1 < \mathrm{ph}_C < N_C$ 是阳性结果揭示的慢性病状态最低阈值。对于采取相同筛查决策 a_t 且信念状态 $\pi_t \in \Delta(\mathcal{H})$ 相同的患者，在不同慢性病观测结果 o_{t+1}^C 下对应的下一时刻的子信念状态在空间距离上可以严格分开。

命题 2 中敏感性是所有阳性诊断中真阳性患者的检出率，特异性是所有阴性诊断中真阴性患者的检出率。对于完美的测试，敏感性和特异性都等于 1。命题 2 表明，在慢性病筛查准确性较高的情况下，给定相同的并发症筛查决策 a_t，不同的慢性病结果 o_{t+1}^C 对应的子信念状态之间分布非常离散。综合命题 1 和命题 2，可达信念的分布在相同的慢性病观测结果下是收敛的，而在不同的慢性病观测结果下是发散的，这意味着可达信念状态的分布在整个信念空间中仅占据几个密集区域。为了利用可达信念分布的特性，DBBST 算法通过两种方式降低了计算复杂性。首先，DBBST 算法考虑可达信念状态而非整个信念状态空间中所有的信念状态上的期望长期回报优化。其次，DBBST 算法设定距离阈值控制少数几个密集区域内的信念状态数量。对可达信念状态进行剪枝后，DBBST 算法可以快速、有效地根据 Λ_{t+1} 后向迭代构造集合 Λ_t。

命题 3：对于两个任意可达信念 $\pi_t, \pi_t' \in \Delta(\mathcal{H}) : \|\pi_t - \pi_t'\|_2 \leqslant \varepsilon$，且在 DBBST 算法中 π_t' 被去除，α_t 和 α_t' 分别使得 π_t 和 π_t' 上的期望长期回报最大。利用 α_t 估算的信念状态 π_t' 上的最优期望总回报的估计误差存在上限：

$$\sum_{h \in \mathcal{H}} \left[\alpha_t'(h_t) - \alpha_t(h_t)\right] \pi_t'(h_t) < \sqrt{\sum_{h_t \in \mathcal{H}} \left[\alpha_t'(h_t) - \alpha_t(h_t)\right]^2 - \frac{\left(\sum_{h_t \in \mathcal{H}} \alpha_t'(h_t) - \alpha_t(h_t)\right)^2}{N_C(N_I + 1)}}$$

$$(7\text{-}12)$$

DBBST 算法对可达信念状态进行了剪枝，同时在后向迭代生成 α 向量集合的过程中也仅考虑了在这些剪枝后的信念状态上的期望长期回报最优化问题，因此可能存在以下情况：某一可达信念状态在 DBBST 算法中被删除，同时使得其期望长期回报最优的 α 向量也被删除，此时根据 DBBST 算法得到 α 向量集合无法最优化被删除的可达信念状态上的期望长期回报。命题 3 描述了这种情况，并给出了一个取决于阈值 ε 的估算误差上界。当阈值 ε 接近 0 时，该误差收敛到 0。本节简要介绍了界限的构造。理论上，估计误差的界限为

$$\sum_{h_t \in \mathcal{H}} \left[\alpha_t'(h_t) - \alpha_t(h_t)\right] \pi_t'(h_t) \leqslant \sum_{h_t \in \mathcal{H}} \left[\alpha_t'(h_t) - \alpha_t(h_t)\right] \left[\pi_t'(h_t) - \pi_t(h_t)\right]$$

$$= \sum_{h_t \in \mathcal{H}} \left[\alpha_t'(h_t) - \alpha_t(h_t) - \chi\right] \left[\pi_t'(h_t) - \pi_t(h_t)\right], \forall \chi \in \mathbb{R}$$

$$(7\text{-}13)$$

其中，第一个不等式来自 $\sum_{h \in \mathcal{H}} \alpha_t(h) \pi_t(h) \geqslant \sum_{h \in \mathcal{H}} \alpha_t'(h) \pi_t(h)$，第二个等式来自

$\sum\limits_{h_t \in \mathcal{H}} \pi_t'(h_t) = \sum\limits_{h_t \in \mathcal{H}} \pi_t(h_t)$。同时，利用柯西-施瓦茨不等式也可以得到一个更大的估

算误差上界：

$$
\begin{aligned}
&\sum_{h_t \in \mathcal{H}} \left[\alpha_t'(h_t) - \alpha_t(h_t) - \chi \right] \left[\pi_t'(h_t) - \pi_t(h_t) \right] \\
&\leqslant \sqrt{\sum_{h_t \in \mathcal{H}} \left(\alpha_t'(h_t) - \alpha_t(h_t) - \chi \right)^2} \cdot \sqrt{\sum_{h_t \in \mathcal{H}} \left(\pi_t'(h_t) - \pi_t(h_t) \right)^2} \\
&= \sqrt{\sum_{h_t \in \mathcal{H}} \left(\alpha_t'(h_t) - \alpha_t(h_t) - \chi \right)^2} \cdot \left\| \pi_t' - \pi_t \right\|_2 \\
&\leqslant \sqrt{\sum_{h_t \in \mathcal{H}} \left(\alpha_t'(h_t) - \alpha_t(h_t) - \chi \right)^2} \, \varepsilon
\end{aligned}
\tag{7-14}
$$

DBBST 算法中，信念状态 π_t' 被剔除的条件为 $\left\| \pi_t' - \pi_t \right\|_2 \leqslant \varepsilon$，通过最优选择 $\chi = \sum\limits_{h_t \in \mathcal{H}} \left(\alpha_t'(h_t) - \alpha_t(h_t) \right) / \left[N_C (N_I + 1) \right]$，可以获得 DBBST 算法的估算误差上界。

结合起来，本节可以保证所提出的 DBBST 算法的渐近最优性。特别是，如果 α 向量集 Λ_t 在 ℓ_2 范数中以 L 为边界，简单选择 $\chi = 0$，误差上界可以降低为

$$
\sqrt{\sum_{h_t \in \mathcal{H}} \left(\alpha_t'(h_t) - \alpha_t(h_t) \right)^2} \, \varepsilon \leqslant \left(\left\| \alpha_t \right\|_2 + \left\| \alpha_t' \right\|_2 \right) \varepsilon \leqslant 2L\varepsilon
\tag{7-15}
$$

在 7.6 节中，本章还将距离阈值对实际应用性能的影响可视化，证明了研究提出的 DBBST 算法的有效性。

7.6　案例研究：基于肝纤维化状态的个性化肝细胞癌筛查

本节将 PCSD 以及 DBBST 算法应用到患肝纤维化的 CHC 感染者的肝细胞癌个性化筛查问题中。首先，7.6.1 节提供了有关 HCV 的背景信息；其次，7.6.2 节对具体的研究问题进行了描述；再次，7.6.3 节通过现有文献与数据对模型中的参数进行了估计和校准；最后，7.6.4 节对比了本章提出的个性化并发症筛查与其他周期性/非周期性筛查策略之间的表现，并体现了不完美筛查情况下考虑慢性病与并发症之间的相关性关系有助于提升筛查表现。

7.6.1　医学背景

据报道，HCV 感染是最常见的慢性病之一，2015 年影响了全球 7100 万人（WHO，2017）。持续的肝脏炎症导致纤维状细胞外基质在肝脏中逐渐积累，进而

肝脏形成肝纤维化，肝纤维化的恶化可能引发肝细胞癌。尽管全球范围内 HCV 感染率下降，但肝细胞癌的情况却并未得到控制，肝细胞癌的致死率在所有癌症中依然高居第四。

临床研究证实了一些普遍存在的现象(Fattovich et al.，1997；Planas et al.，2004；Lok et al.，2009)：①肝纤维化和肝细胞癌共存是 HCV 感染者的典型特征。②肝纤维化可能影响肝细胞癌的进展。例如，METAVIR 评分系统将肝纤维化的严重程度分为五个阶段，F0～F4，其中 F4 代表代偿性肝硬化(Bedossa and Poynard，1996)。当肝纤维化状态恶化至 F3 或更严重的状态时，HCV 感染者具有患肝细胞癌的风险，并且该风险随着肝纤维化病情的加重而上升。③用于长期筛查的无创性筛查方法并不完美。肝穿刺是诊断肝纤维化和肝癌的唯一准确方法，但由于有创性，其在长期状态监测中往往被不完美的无创性筛查方法所取代。

肝细胞癌筛查指南建议，40 岁至 100 岁之间的罹患肝硬化的 HCV 感染者每半年或一年接受一次常规的周期性肝细胞癌筛查(Benson et al.，2009；Bruix and Sherman，2011；European Association for the Study of the Liver and European Organisation for Research and Treatment of Cancer，2012)。然而，当前的周期性筛查存在以下两点不足。首先，它考虑的筛查对象不包括所有具有肝细胞癌发病风险的 HCV 感染者。F3 患者同样具有患肝细胞癌的风险，但并不被包括在筛查策略目标人群中。其次，周期性筛查考虑的是群体层面的肝细胞癌发病风险，并没有充分利用如患者的肝纤维化筛查历史等个体层面的信息。为了克服这两点不足，Chen 等(2018)和 Lee 等(2019)提出了一些肝细胞癌动态筛查策略。然而，这些策略要么假设肝纤维化筛查是完美的，要么忽视了不同肝纤维化状态对肝细胞癌风险的影响的异质性。总体而言，针对 HCV 感染者的个性化肝细胞癌筛查策略是典型的慢性病共病管理中的棘手问题。本案例研究通过制定考虑不完美肝纤维化及肝细胞癌筛查的 PCSD 模型来解决该问题。

7.6.2 问题描述

在本节案例中，按照当前指南和临床实践的建议，本章考虑每 3 个月对 40 岁至 100 岁的 HCV 感染者是否接受肝细胞癌筛查做出决定，即 $T = 241$。本案例中，肝纤维化状态空间 $\mathcal{H}_C = \{$进展性肝纤维化(1)，代偿性肝硬化(2)，失代偿性肝硬化(3)$\}$，只有处于这三种纤维化状态下的 HCV 感染者具有肝细胞癌发病风险。每个决策点 $t < T$ 初始，决策者在做出肝细胞癌筛查决策之前先利用瞬时弹性成像(transient elastography，TE)技术对患者进行肝纤维化筛查，因为 TE 测试的敏感性和特异性在当前的所有无创性肝纤维化筛查中较高(Shiha et al.，2017)。肝硬化难以逆转且危及患者的生命，因此 TE 测试阳性结果($o_t^C = C_+$)表明患者罹患肝硬

化（$h_t^C > 1$），阴性结果（$o_t^C = C_-$）代表非肝硬化患者（$h_t^C = 1$）（Fattovich et al.，1997）。观测到 o_t^C 后，决策者决定是否对患者进行肝细胞癌筛查。巴塞罗那临床肝癌（Barcelona clinic liver cancer，BCLC）分期系统将肝细胞癌分为 5 个分期，即 BCLC-0 和 BCLC-A～BCLC-D（Llovet et al.，2008；Forner et al.，2010）。但考虑到治疗方法的适用性及预后效果均主要受肿瘤大小的影响，本节根据肿瘤（直径）大小定义肝细胞癌状态空间 $\mathcal{H}_t$ = {无肿瘤（0），小型肿瘤（1），中型肿瘤（2），大型肿瘤（3）}，各状态与 BCLC 分期系统中的状态对应关系为小型肿瘤（BCLC-0）不大于 2 厘米，中型肿瘤（BCLC-A）在 2 至 5 厘米之间，大型肿瘤（BCLC-B/C/D）大于等于 5 厘米。相关指南建议肝细胞癌筛查分为两步（Bruix and Sherman，2011；European Association for the Study of the Liver and European Organisation for Research and Treatment of Cancer，2012）。首先，进行 US 扫描。如果超声检查未发现肝细胞癌，患者被诊断为未患癌症。否则，指南建议对患者采取更准确的 MRI 扫描来确认患者是否患癌症。决策者对患者的肝细胞癌筛查决策一直持续到患者被确诊肝细胞癌或死亡。

7.6.3　参数估计

在进行数据实验之前，需要对模型中的参数进行估计和校准，本节主要介绍了本章关于状态转移概率矩阵、观测概率矩阵、相邻时刻之间的中间回报和治疗后的总回报的估计方法，其余相关参数来自其他相关文献，详见表 7-3。

表 7-3　模型相关参数

参数	数值	数据来源
状态转移		
肝纤维化年转移率		Thein 等（2008），Fattovich 等（1997）
F3 到 CC	0.116	
CC 到 DC	0.039	
小型肿瘤年风险率		Chen 等（2018）
F3 到小型肿瘤	0.008	
CC 到小型肿瘤	0.016	
DC 到小型肿瘤	0.039	
肝细胞癌月转移率		Thompson Coon 等（2008）
小型到中型	0.056	
中型到大型	0.036	
肝病年致死率		D'Amico 等（2006），Greten 等（2005），Andersson 等（2008）

续表

参数	数值	数据来源
F3/CC/DC	0/0.051/0.265	
小型/中型/大型肿瘤	0/0/0.750	
自然死亡率		Arias（2016）
筛查方法敏感性/特异性		
TE 检查	0.83/0.89	Tschatzis 等（2011）
US 检查	0.75/0.94	Andersson 等（2008），European Association for the Study of the Liver 和 European Organisation for Research and Treatment of Cancer(2012)，Singal 等（2009）
MRI 检查	0.90/1.00	Colli 等（2006），Ronot 和 Vilgrain（2014）
生活质量因子		
F3/CC/DC	0.93/0.90/0.80	Chong 等（2003）
大型肿瘤	0.70	Chhatwal 等（2013）
年龄		Hanmer 等（2006）
成本		
肝纤维化相关成本		McAdam-Marx 等（2011），Chhatwal 等（2013）
F3/CC/DC	$1 394/$1 626/$18 064	
单位筛查成本		Andersson 等（2008）
US/MRI	$185/$1 200	

注：CC, compensated cirrhosis, 代偿性肝硬化；DC, decompensated cirrhosis, 失代偿性肝硬化

（1）状态转移概率估计。本段主要对肝纤维化转移概率、不考虑肝纤维化影响的肝细胞癌独立转移概率、不同肝纤维化状态下引发肝细胞癌的风险以及死亡率的转移概率进行了估计。健康状态 h_t 下死亡概率的估计为

$$\begin{aligned}
&\mathrm{Pr}_t(\mathrm{Death} \mid h_t) \\
&= 1 - \left(1 - m_t - \mathrm{Pr}(\mathrm{Death} \mid h_t^C)\right)\left(1 - m_t - \mathrm{Pr}(\mathrm{Death} \mid h_t^I)\right), \quad \forall h_t = (h_t^C, h_t^I) \in \mathcal{H}
\end{aligned} \tag{7-16}$$

其中，m_t 是与年龄相关的自然死亡率，$\mathrm{Pr}(\mathrm{Death} \mid h_t^C)$ 和 $\mathrm{Pr}(\mathrm{Death} \mid h_t^I)$ 是由肝纤维化和肝细胞癌额外导致的死亡率。因此，公式中的两个乘积项是两种疾病的独立存活率。与年龄相关的自然死亡率由 Arias（2016）统计，肝纤维化的额外死亡率来自 D'Amico 等（2006）的回顾性研究。本章假设只有大型肝细胞癌才会导致额外的死亡率，而 Andersson 等（2008）提供了这方面的统计数据。

健康状态之间的转换概率估算公式为

$$\begin{aligned}
&\Pr{}_t(h_{t+1} \mid h_t) \\
&=(1-\Pr{}_t(\text{Death} \mid h_t)) \cdot \text{ri}(h_{t+1}^C \mid h_t^C) \cdot \text{ri}(h_{t+1}^I \mid h_t^I) \cdot \text{ri}(h_{t+1}^I \mid h_t^C), \quad \forall h_t, h_{t+1} \in \mathcal{H}
\end{aligned} \tag{7-17}$$

其中，$\text{ri}(h_{t+1}^C \mid h_t^C)$ 和 $\text{ri}(h_{t+1}^I \mid h_t^I)$ 是两种疾病的独立进展风险，$\text{ri}(h_{t+1}^I \mid h_t^C)$ 是不同肝纤维化状态 h_{t+1}^I 引发肿瘤的风险。Thein 等（2008）和 Fattovich 等（1997）对肝纤维化进展风险进行统计分析，Thompson Coon 等（2008）分析了肝细胞癌进展风险。不同肝纤维化状态下发生小型肝细胞癌的风险不同，从而导致不同肝纤维化状态下肝细胞癌转移概率矩阵的异质性。不同肝纤维化状态下发生小型肝癌的风险由 Chen 等（2018）根据丙型肝炎抗病毒长期治疗肝硬化（hepatitis C antiviral long-term treatment against cirrhosis, HALT-C）研究数据（Lee et al., 2004）进行校准估计，Lee 等（2004）的研究是唯一对治疗后患者进行长期随访的研究。图 7-4 用带箭头的实线绘制了 HCV 感染者所有可能的健康状态转移情况。其中，相邻时刻肝细胞癌可能恶化为其他任意状态，而肝纤维化最多恶化一期，这是因为肝细胞癌的恶化速度比肝纤维化更快。

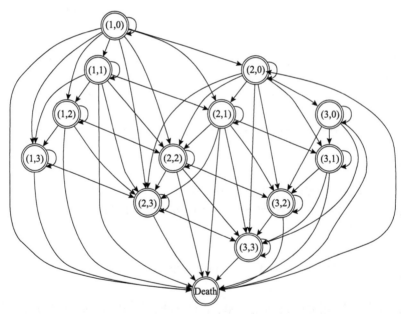

图 7-4　患者的健康状态 $h_t = (h_t^C, h_t^I)$ 转移轨迹

（2）观测概率估计。观测概率矩阵是结合肝纤维化观测概率矩阵和肝细胞癌观测概率矩阵计算的，这与两种疾病的筛查方法的敏感性和特异性有关。①TE 检查相关参数取自 Tsochatzis 等（2011）。②超声检查相关参数来自 Singal 等（2009）、Andersson 等（2008）和 European Association for the Study of the Liver 和 European

Organisation for Research and Treatment of Cancer(2012)。③MRI 检查相关参数在 Colli 等(2006)以及 Ronot 和 Vilgrain(2014)中进行了统计分析。

（3）中间回报估计。中间回报与患者的生活质量（QoL）和支出直接相关。生活质量受到年龄、肝纤维化和肝细胞癌状态的影响，本章假设只有当肿瘤发展为大型时才会对患者的生活质量产生影响，因为早期肝癌总是无症状的。Hanmer 等(2006)报告了美国不同年龄组和性别组人群的生活质量，根据相应的性别比例估算了不同年龄组的生活质量的年龄调整因子。Chong 等(2003)分别估计了不同纤维化状态和大型肿瘤状态下的生活质量。因此，对于从 h_t 转移到 h_{t+1} 的患者，t 和 $t+1$ 之间患者的预期 QALY 可通过半周期校正估计为

$$
\begin{aligned}
&Q_t(h_t, h_{t+1}, a, o_I) \\
&= \frac{1}{2}\left(\frac{1}{4} \text{QoL}(t) \cdot \text{QoL}(h_t^C) \cdot \text{QoL}(h_t^I) + \frac{1}{4} \text{QoL}(t+1) \cdot \text{QoL}(h_{t+1}^C) \cdot \text{QoL}(h_{t+1}^I) \right)
\end{aligned} \tag{7-18}
$$

其中，$\text{QoL}(t)$、$\text{QoL}(h_t^C)$ 和 $\text{QoL}(h_t^I)$ 分别是基于年龄、与纤维化相关和与肝细胞癌相关的生活质量因子，$\text{QoL}(t) \cdot \text{QoL}(h_t^C) \cdot \text{QoL}(h_t^I)/4$ 是 t 时刻的 QALY。处于 h_t 状态的患者的预期 QoL 为

$$
q_t(h_t, a_t, o_t^I) = \sum_{h_{t+1} \in \mathcal{H}} Q_t(h_t, h_{t+1}, a_t, o_t^I) \cdot \text{Pr}_t(h_{t+1}^C \mid h_t^C) \cdot \text{Pr}_t(h_{t+1}^I \mid h_t^I, h_t^C, o_t^I) \tag{7-19}
$$

模型中的中间成本包括半周期校正纤维化相关成本 c_f 和肝细胞癌筛查成本，这些参数来自之前的研究。Mcadam-Marx 等(2011)和 Chhatwal 等(2013)提供了不同纤维化状态患者的年度纤维化相关费用统计数据。此外，Andersson 等(2008)列出了美国单次 US 检查成本 c_s 和单次 MRI 检测成本 c_d。筛查成本根据不同的筛查决策、肝细胞癌状态和观测结果而有所不同。如果患者没有接受肝细胞癌筛查，则无须支付筛查费用，即 $c(h_t^I, W, I_-) = c_f$。如果患者接受筛查测试并确诊患有肝细胞癌，则不会产生与纤维化相关的费用，因为患者会立即得到治疗。此时，患者一定同时接受了 US 和 MRI 检查，筛查费用为 $c(h_t^I, S, I_+) = c_s + c_d$。如果患者未确诊癌症，则有两种情况。如果患者本身未患癌症，则 $c(0, S, I_-) = c_f + \text{spec}_s c_s + (1 - \text{spec}_s)(c_s + c_d) = c_f + c_s + (1 - \text{spec}_s)c_d$。如果患者患有癌症，则 $h_t^I > 0$ 的患者的筛查费用为 $c(h_t^I, S, I_-) = c_f + (1 - \text{spec}_s)c_s + \text{spec}_s(c_s + c_d) = c_f + c_s + \text{spec}_s c_d$。

（4）治疗后总回报估计。治疗效果不仅受到年龄和具体治疗方法的影响，还受到患者治疗前的健康状况的影响，因为治疗前的健康状况会影响治疗后的生存率

和患者的生活质量。在每个决策点 $t < T$，对于治疗前处于健康状态 $h_t \in \mathcal{H}$ 并接受特定治疗方法的肝细胞癌患者，研究利用图 7-5 所示的马尔可夫链模型来估计患者接受治疗后的预期总回报。

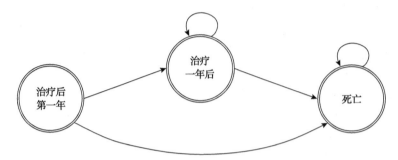

图 7-5　不同治疗方法下的接受治疗后患者状态转移马尔可夫链

接受治疗后，患者具有三种状态，治疗后存活年限分为第一年和后续年。这种细分是必要的，因为手术恢复和医疗护理的有效性需要时间，治疗后生活质量（Ratcliffe et al.，2002；Toro et al.，2012；Cheung et al.，2009）、死亡率（Wolfe et al.，2010；Ikai et al.，2004；European Association for the Study of the Liver and European Organisation for Research and Treatment of Cancer，2012；Livraghi et al.，2008；Lencioni et al.，2005；Llovet and Bruix，2003）和医疗保健费用（Chhatwal et al.，2013；Lang et al.，2009）在接受治疗的第一年和后续年份有显著差异。表 7-4 根据 Andersson 等（2008）和 El-Serag 等（2006）的回顾列出了接受治疗时不同健康状态下接受不同治疗的概率分布情况。对于 t 时刻接受治疗且治疗前状态为 h_t 的患者，研究利用马尔可夫链模型估计每种特定治疗下的预期治疗后回报，然后结合健康状态 h_t 下相应的治疗方法分布情况对治疗后总回报 $R_t(h_t)$ 进行估计。治疗后的存活率、生活质量以及成本相关参数见表 7-5。

表 7-4　综合考虑肝纤维化与肿瘤状态的治疗方法分布

纤维化状态	肿瘤大小	局部切除	肝移植	射频消融	保守治疗
F3/CC	小型	35%	0	35%	30%
F3/CC	中型	28%	14%	28%	30%
F3/CC	大型	13%	0	6%	81%
DC	小型/中型	0	12%	18%	70%
DC	大型	0	0	19%	81%

表 7-5　治疗后存活率、生活质量和成本

参数	数值	数据来源
治疗后存活率		
肝移植(1 年/5 年)	0.887/0.738	Wolfe 等(2010)
局部切除		Ikai 等(2004)，European Association for the Study of the Liver 和 European Organisation for Research and Treatment of Cancer(2012)
小型肿瘤	0.66	
中型肿瘤	0.52	
大型肿瘤	0.37	
射频消融		Livraghi 等(2008)，Lencioni 等(2005)
CC，小型肿瘤(5 年)	0.69	
CC，中型肿瘤(5 年)	0.61	
DC，小型/中型肿瘤(5 年)	0.31	
大型肿瘤	0.782	
保守治疗(2 年)	0.41	Llovet 和 Bruix(2003)
生活质量(一年/一年后)		
肝移植乘子	0.69/0.73	Ratcliffe 等(2002)
治疗后与治疗前的比值		Toro 等(2012)，Cheung 等(2009)
局部切除	86.9%/104.8%	
射频消融	88.4%/79.5%	
保守治疗	82.0%/68.8%	
成本		
肝移植(一年/一年后)	$95 971/$25 208	Chhatwal 等(2013)
局部切除/射频消融/保守治疗	$44 929/$20 215/$18 681	Lang 等(2009)

7.6.4　数据实验

本节将个性化筛查策略与各种周期性筛查策略和当前最先进的 M-switch 筛查策略(Chen et al.，2018)的表现进行比较。通过与周期性策略的比较，本节证明了慢性病筛查观测结果这一附加信息的价值。此外，通过与 M-switch 策略进行比较，本节验证了忽视筛查结果的不完美在临床实践中是需要付出更高的支出作为代价的。数据实验模拟并对比了 50 000 名 40 岁 HCV 感染者在筛查过程中的相关数据，包括期望总回报均值、QALY 均值、寿命(life years，LY)均值、成本均值、肝细胞癌检出率、人均筛查次数以及确诊群体的平均检出延迟时间。为了可视化个性化

策略，本节还绘制了个性化策略下，不同肝纤维化状态的子群体的肝细胞癌筛查率随年龄的变化情况。最后，为了证明 DBBST 算法的估算误差随距离阈值的减小而收敛，以 0.005 的步长，本节将距离阈值 ε 从 0.02 逐渐缩小至 0.005，并对比不同距离阈值下信念状态数量和 α 向量数量随迭代的变化情况，以及期望长期回报、预期 QALY、预期 LY 和预期成本随距离阈值改变的变化情况。

1) 忽视慢性病信息的代价

为了比较不同策略的表现，本节模拟了 50 000 名患有肝纤维化的 HCV 感染者从 40 岁开始，在不同筛查策略指导下的肝纤维化和肝细胞癌状态动态变化，患者初始状态的分布参照 Kabiri 等(2014)的仿真模型。为了验证最优个性化肝细胞癌筛查策略的成本效益，本节将其与相关肝细胞癌筛查指南中提倡的一些周期性筛查策略在预期长期回报、预期 QALY、预期 LY 和预期成本等方面进行比较。需要注意的是，本章中的所有筛查测试都是无创的，不会对患者的生活质量造成损害，因此本章选择成本效益而不是相关文献中的期望 QALY 作为不同策略表现的评估标准。各策略的理论结果和仿真结果如表 7-6 所示。

表 7-6　不同筛查策略下的仿真实验结果

筛查间隔	估算回报/美元	仿真回报/美元	差值/美元	QALY	LY	成本/美元	DR	ST	LT
无穷	414 751.2	414 897.6	146.4	9.018	11.499	36 012.9	0	0	—
3 个月	424 836.1	424 948.2	112.1	9.659	12.479	57 996.3	0.982	43.8	0.118
6 个月	428 802.7	428 793.5	−9.2	9.627	12.431	52 572.9	0.942	22.3	0.324
12 个月	428 901.3	428 957.5	56.2	9.564	12.336	49 258.7	0.856	11.5	0.655
24 个月	426 429.4	426 555.0	125.6	9.458	12.175	46 337.9	0.700	6.1	1.136
48 个月	422 761.2	422 893.8	132.6	9.320	11.965	43 092.4	0.490	3.4	1.639
个性化	429 524.7	429 625.3	100.6	9.611	12.406	50 939.0	0.916	15.5	0.461

注：差值=仿真回报−估算回报；QALY，质量调整生命年；LY，生存年数；DR，检出率，表示检出的肝细胞癌数与总肝细胞癌数的比值；ST，筛查次数，表示所有患者的平均肝细胞癌筛查次数；LT，滞后时间，表示确诊患者的平均滞后期

一方面，表 7-6 列出了各策略下估算的期望长期回报和模拟实验中的实际长期回报均值之间的差异。其中，个性化策略下的这一差值为 100.6 美元。这个差值在所有策略中既不是最大也不是最小，这意味着用 DBBST 算法估算的期望总回报的误差是可以接受的，估算结果是可靠的，由此得到的个性化筛查策略也是可靠的。同时，估算结果和仿真结果的一致性也表明整个模拟实验的结果是有效的。

另一方面，表 7-6 的结果显示，周期性筛查策略下的期望长期回报与筛查间隔之间呈倒"U"形关系。这种关系反映了回报与成本之间的权衡——筛查间隔

越短，肝癌检出越及时，预后效果越好，但是过短的筛查间隔也会增加筛查成本；筛查间隔越长，筛查成本随之降低，但肝癌检出及时性低导致预后效果差。总的来说，周期性筛查策略没有利用患者的筛查信息考虑患者的肝细胞癌风险的个性化差异。相反，个性化筛查策略会做出或有决策，即根据患者的筛查历史对患者病情进行推断，并据此平衡成本和收益，从而在控制成本的同时显著提高了总回报、QALY 和 LY。根据对比，个性化筛查策略的表现优于所有周期性筛查策略，在期望长期回报上的提升高达 667.8～14 727.7 美元，证明了额外利用筛查信息的价值。

2）忽视慢性病信息不完善的危险

本节将对比分析个性化筛查策略与 Chen 等（2018）提出的 M-switch 策略的表现。M-switch 策略是一种介于个性化与周期性之间的分层策略，它对肝纤维化状态不同的子群体采取不同的筛查策略，且每种筛查策略为一种筛查周期最多改变 M 次的策略。在本章中，慢性病筛查是不完美的，患者的慢性病状态无法直接观测到，此时 M-switch 策略并不能直接实施。为了让 M-switch 策略得以实施，本节假设短视的决策者会根据不完美的筛查结果按照如下规则对患者的肝纤维化状态进行诊断。如果肝纤维化筛查结果为阴性，决策者会将患者的纤维化状态识别为 F3。如果筛查结果为阳性，决策者则以归一化概率向量 $(\Pr(C_+ \mid CC), \Pr(C_+ \mid DC))$ 随机识别患者的纤维化状态为 CC 或 DC，M-switch 策略则根据决策者诊断的肝纤维化状态来实施。

表 7-7 将各种 M-switch 策略与个性化筛查策略在仿真实验中的表现进行了对比。表 7-7 显示，M-switch 策略中周期改变次数 M 对策略的表现并没有显著影响。相较于周期性筛查策略，M-switch 策略将患者的期望长期回报提升了 355.1 美元，而个性化筛查策略的提升值为 M-switch 策略的 1.88 倍。与 M-switch 策略相比，个性化筛查策略用明显更低的成本实现了基本相同的预期 QALY，进而使患者的期望长期回报提升了至少 312.7 美元。作者认为，M-switch 策略相较于个性化筛查策略的长期回报损失主要来自对慢性病的错误诊断。由于忽视了筛查的不准确性，决策者可能会对慢性病状态进行错误诊断，进而存在过度筛查或筛查不足的风险。但与周期性筛查策略相比，M-switch 策略下患者的期望长期回报更高，这表明忽视信息比错误利用信息的代价会更高。

表 7-7 **M-switch 策略与个性化策略仿真实验结果**

策略	回报/美元	QALY	LY	成本/美元	DR	ST	LT
0-switch	429 275.3	9.621	12.421	51 768.6	0.932	18.7	0.386
1-switch	429 282.4	9.611	12.407	51 286.6	0.916	17.2	0.445
2-switch	429 273.2	9.614	12.411	51 426.5	0.922	17.7	0.424

续表

策略	回报/美元	QALY	LY	成本/美元	DR	ST	LT
3-switch	429 292.7	9.613	12.409	51 359.0	0.919	17.4	0.442
4-switch	429 312.6	9.611	12.406	51 255.6	0.915	17.1	0.446
个性化	429 625.3	9.611	12.406	50 939.0	0.916	15.5	0.461

注：QALY，质量调整生命年；LY，生存年数；DR，检出率，检出的肝细胞癌数与总肝细胞癌数的比值；ST，筛查次数，表示所有患者的平均肝细胞癌筛查次数；LT，滞后时间，表示确诊患者的平均滞后期

接下来，图 7-6 展示了个性化筛查策略对按肝纤维化状态分类的不同子群体的筛查率，以便于读者更加直观地了解个性化筛查策略的实施方式。本节发现了三个有趣的方面。第一，作者发现每个子群体的筛查率在时间轴上存在较明显的周期性模式，这一发现佐证了肝细胞癌筛查指南中建议的常规筛查策略的有效性。第二，作者发现当肝纤维化更严重时，肝细胞癌筛查的频率更高（通过筛查率曲线下面积来衡量）。第三，随着肝纤维化程度的加重，患者结束肝细胞癌筛查的年龄也越大，且 90 岁以上的患者均无须再进行肝细胞癌筛查。综合以上三点发现，本章提出的个性化策略可以充分利用不完美的筛查信息，避免了错误诊断问题，并能够适应疾病进展的非平稳动态，实现了在提高患者预期 QALY 的同时有效控制成本。

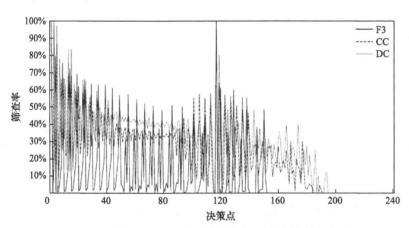

图 7-6　不同肝纤维化分期下的子群体的肝细胞癌筛查比例

为验证 DBBST 算法的鲁棒性和收敛性，本节设置不同的距离阈值 $\varepsilon \in \{0.020, 0.015, 0.010, 0.005\}$，并绘制了如图 7-7(a) 至 (d) 所示的不同距离阈值下的各时刻代表性信念状态数目变化、各时刻对应的 α 向量数目变化、最优策略下估算的长期回报和成本以及 QALY 和 LY。

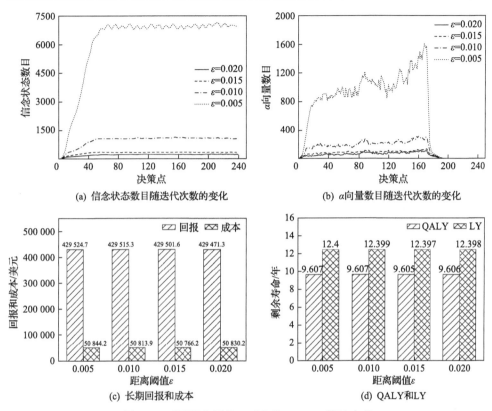

图 7-7　不同距离阈值 ε 对应的 DBBST 算法表现

在图 7-7(a)中，在 DBBST 算法的前向迭代过程中，筛选的代表性可达信念的数量先增加而后维持在一个数值上下波动。这种现象表明，信念状态随着慢性病观测结果的不同而显著变化，并且在相同观测结果下其数目维持在一个有限范围内。由于信念状态数量有限，图 7-7(b)所示迭代过程中 α 向量的数量也是有限的。此外，随着距离阈值 ε 的减小，图 7-7(c)中患者的预期长期回报从 429 471.3 美元增加到 429 524.7 美元。图 7-7(d)中预期 QALY 和预期 LY 随距离阈值的改变也仅略有波动。同时根据图 7-7(c)，两个相邻阈值之间的预期长期回报的估算差异从 30.3 美元(ε 从 0.020 到 0.015)减少到了 9.4 美元(ε 从 0.010 到 0.005)，这意味着预期长期回报的估计值随着距离阈值的缩小而逐渐收敛。

为了进一步证明 DBBST 算法中估算精度与计算复杂度之间的关系，本节在图 7-8 中分别展示了预期长期回报估算值以及运行时间随距离阈值 ε 变化的关系。其中，阈值 ε 从 0.13 以 0.005 的步长逐渐减小到 0.005。

首先，随着 ε 的减小，预期总回报估计值显著增加至高于 429 000 美元的水平，代表性信念状态的数量有所增加，但运行时间基本不变。随着 ε 接近 0，每

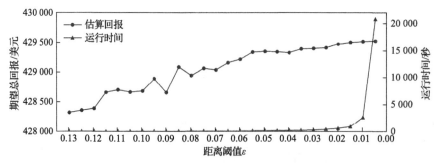

图 7-8　总回报估计精度和计算复杂度之间的权衡

个时期的信念状态数量呈指数增长，运行时间也呈指数级增长，但预期总回报的增长速度放缓并收敛于其最优值。其次，随着 ε 的减小，预期总回报估计值增加，但估计值的变化放缓。总的来说，本章的 DBBST 算法是稳健且收敛的，计算复杂度和估计误差之间的平衡可以通过较小的 ε 值来实现。

7.7　本　章　小　结

慢性病共病在临床实践中非常常见，慢性病及其并发症之间复杂的依赖性和疾病状态转移的非平稳动态性使得单一慢性病管理策略不适用于慢性病共病管理，同时慢性病监测数据的不准确性加剧了慢性病共病管理的难度。考虑到慢性病长期监测不准确对并发症风险的影响，本章提出了一种基于不准确慢性病监测的个性化并发症筛查策略。该方法的主要创新性如下。

首先，在模型方面，本章将并发症的筛查问题表述为 POMDP 模型并描述了最优策略。本章的模型捕捉到了该问题的一些显著区别于其他 POMDP 模型的特征。第一个是非平稳且复杂的依赖结构，本章使用非齐次转移矩阵对其进行建模。第二个特征是疾病观测结果不准确。筛查决策下的诊断结果并不直接反映患者的健康状况，决策者只能对患者在所有健康状态下的分布形成信念，并根据新的诊断结果更新该信念。由于本章的信念是多维的，尚无自然顺序对各信念进行排名。本章采用多元随机排序来比较两种不同的信念。在这样的排序下，最优筛选策略属于控制限制类型。

其次，在模型求解方面，本章提出了一种 DBBST 算法来克服计算复杂性。该方法分为前向迭代并剪枝生成可达信念状态集合以及后向迭代生成 α 向量集合两步。在每个决策点，DBBST 首先前向迭代遍历生成所有可达的信念状态，然后消除与其他可达信念状态的距离小于距离阈值的信念状态并形成该决策点上的可达信念状态集合。接着，DBBST 后向迭代生成所有可能的 α 向量，并保留能够使得该决策点上的可达信念状态集合中任一信念状态上的目标函数值最优的 α 向量。虽然这种方法只给定了每个可达信念状态下的目标函数的下界，但本章理论上保证了 DBBST 算法对目标函数值的估计误差上界与距离阈值成正比。因此，当阈值设置足够小时，估计误差也会趋近于 0。

最后，以肝纤维化患者的肝细胞癌筛查为研究案例，本章提出的个性化并发症筛查策略较现有的周期性筛查策略和 M-switch 分层筛查策略对患者的期望长期回报均有显著提升，且 DBBST 算法的收敛性和稳健性也得到了实验证明。

参 考 文 献

Alagoz O, Maillart L M, Schaefer A J, et al. 2004. The optimal timing of living-donor liver transplantation. Management Science, 50(10): 1420-1430.

Andersson K L, Salomon J A, Goldie S J, et al. 2008. Cost effectiveness of alternative surveillance strategies for hepatocellular carcinoma in patients with cirrhosis. Clinical Gastroenterology and Hepatology, 6(12): 1418-1424.

Arias E. 2016. United States life tables, 2012. National vital statistics reports: from the Centers for Disease Control and Prevention, National Center for Health Statistics, National Vital Statistics System, 65(8): 1- 65.

Ayer T, Alagoz O, Stout N K. 2012. OR forum: a POMDP approach to personalize mammography screening decisions. Operations Research, 60(5): 1019-1034.

Ayer T, Alagoz O, Stout N K, et al. 2016. Heterogeneity in women's adherence and its role in optimal breast cancer screening policies. Management Science, 62(5): 1339-1362.

Bedossa P, Poynard T. 1996. An algorithm for the grading of activity in chronic hepatitis C. Hepatology, 24(2): 289-293.

Benjamin E J, Blaha M J, Chiuve S E, et al. 2017. Heart disease and stroke statistics: 2017 update: a report from the American heart association. Circulation, 135(10): e146-e603.

Benson A B, Abrams T A, Ben-Josef E, et al. 2009. NCCN clinical practice guidelines in oncology: hepatobiliary cancers. Journal of the National Comprehensive Cancer Network: JNCCN, 7(4): 350-391.

Bruix J, Sherman M. 2011. Management of hepatocellular carcinoma: an update. Hepatology, 53(3): 1020-1022.

Cassandra A R, Littman M L, Zhang N L. 2013. Incremental pruning: a simple, fast, exact method for partially observable Markov decision processes. https://arxiv.org/abs/1302.1525v1[2024-08-23].

Castellsagué X. 2008. Natural history and epidemiology of HPV infection and cervical cancer. Gynecologic Oncology, 110(3): S4-S7.

Chen Q S, Ayer T, Chhatwal J. 2018. Optimal M-switch surveillance policies for liver cancer in a hepatitis C–infected population. Operations Research, 66(3): 673-696.

Cheung Y B, Thumboo J, Gao F, et al. 2009. Mapping the English and Chinese versions of the functional assessment of cancer therapy-general to the EQ-5D utility index. Value in Health, 12(2): 371-376.

Chhatwal J, Ferrante S A, Brass C, et al. 2013. Cost-effectiveness of boceprevir in patients previously treated for chronic hepatitis C genotype 1 infection in the United States. Value in Health, 16(6): 973-986.

Chong C A K Y, Gulamhussein A, Heathcote E J, et al. 2003. Health-state utilities and quality of life in hepatitis C patients. American Journal of Gastroenterology, 98(3): 630-638.

Colli A, Fraquelli M, Casazza G, et al. 2006. Accuracy of ultrasonography, spiral CT, magnetic resonance, and alpha-fetoprotein in diagnosing hepatocellular carcinoma: a systematic review. American Journal of Gastroenterology, 101(3): 513-523.

D'Amico G, Garcia-Tsao G, Pagliaro L. 2006. Natural history and prognostic indicators of survival in cirrhosis: a systematic review of 118 studies. Journal of Hepatology, 44(1): 217-231.

Eagle J N. 1984. The optimal search for a moving target when the search path is constrained. Operations Research, 32(5): 1107-1115.

El-Serag H B, Siegel A B, Davila J A, et al. 2006. Treatment and outcomes of treating of hepatocellular carcinoma among medicare recipients in the United States: a population-based study. Journal of Hepatology, 44(1): 158-166.

European Association for the Study of the Liver, European Organisation for Research and Treatment of Cancer. 2012. EASL-EORTC clinical practice guidelines: management of hepatocellular carcinoma. Journal of Hepatology, 56(4): 908-943.

Fattovich G, Giustina G, Degos F, et al. 1997. Morbidity and mortality in compensated cirrhosis type C: a retrospective follow-up study of 384 patients. Gastroneterology, 112(2): 463-472.

Forner A, Reig M E, de Lope C R, et al. 2010. Current strategy for staging and treatment: the BCLC update and future prospects. Seminars in Liver Disease, 30(1): 61-74.

Greten T F, Papendorf F, Bleck J S, et al. 2005. Survival rate in patients with hepatocellular carcinoma: a retrospective analysis of 389 patients. British Journal of Cancer, 92(10): 1862-1868.

Hajjar A, Alagoz O. 2023. Personalized disease screening decisions considering a chronic condition. Management Science, 69(1): 260-282.

Hanmer J, Lawrence W F, Anderson J P, et al. 2006. Report of nationally representative values for the noninstitutionalized US adult population for 7 health-related quality-of-life scores. Medical Decision Making, 26(4): 391-400.

Hauskrecht M. 1997. Incremental methods for computing bounds in partially observable Markov decision processes//Proceedings of the Fourteenth National Conference on Artificial Intelligence and Ninth conference on Innovative Applications of Artificial Intelligence, July 27-31, 1997, Providence Rhode Island. Washington: AAAI: 734-739.

Helm J E, Lavieri M S, van Oyen M P, et al. 2015. Dynamic forecasting and control algorithms of glaucoma progression for clinician decision support. Operations Research, 63(5): 979-999.

Ikai I, Arii S, Kojiro M, et al. 2004. Reevaluation of prognostic factors for survival after liver resection in patients with hepatocellular carcinoma in a Japanese nationwide survey. Cancer, 101(4): 796-802.

Kabiri M, Jazwinski A B, Roberts M S, et al. 2014. The changing burden of hepatitis C virus infection in the United States: model-based predictions. Annals of Internal Medicine, 161(3): 170-180.

Kavaklioglu C, Cevik M. 2022. Scalable grid-based approximation algorithms for partially observable Markov decision processes. Concurrency and Computation: Practice and Experience, 34(5): e6743.

Kazemian P, Helm J E, Lavieri M S, et al. 2019. Dynamic monitoring and control of irreversible chronic diseases with application to glaucoma. Production and Operations Management, 28(5): 1082-1107.

Lang K, Danchenko N, Gondek K, et al. 2009. The burden of illness associated with hepatocellular carcinoma in the United States. Journal of Hepatology, 50(1): 89-99.

Lee E, Lavieri M S, Volk M. 2019. Optimal screening for hepatocellular carcinoma: a restless bandit model. Manufacturing & Service Operations Management, 21(1): 198-212.

Lee W M, Dienstag J L, Lindsay K L, et al. 2004. Evolution of the HALT-C trial: pegylated interferon as maintenance therapy for chronic hepatitis C in previous interferon nonresponders. Controlled Clinical Trials, 25(5): 472-492.

Lencioni R, Cioni D, Crocetti L, et al. 2005. Early-stage hepatocellular carcinoma in patients with cirrhosis: long-term results of percutaneous image-guided radiofrequency ablation. Radiology, 234(3): 961-967.

Littman M L. 2009. A tutorial on partially observable Markov decision processes. Journal of Mathematical Psychology, 53(3): 119-125.

Livraghi T, Meloni F, di Stasi M, et al. 2008. Sustained complete response and complications rates after radiofrequency ablation of very early hepatocellular carcinoma in cirrhosis: is resection still the treatment of choice?. Hepatology, 47(1): 82-89.

Llovet J M, Bruix J. 2003. Systematic review of randomized trials for unresectable hepatocellular carcinoma: chemoembolization improves survival. Hepatology, 37(2): 429-442.

Llovet J M, di Bisceglie A M, Bruix J, et al. 2008. Design and endpoints of clinical trials in hepatocellular carcinoma. Journal of the National Cancer Institute, 100(10): 698-711.

Lok A S, Seeff L B, Morgan T R, et al. 2009. Incidence of hepatocellular carcinoma and associated risk factors in hepatitis C-related advanced liver disease. Gastroenterology, 136(1): 138-148.

Lovejoy W S. 1991. Computationally feasible bounds for partially observed Markov decision processes. Operations Research, 39(1): 162-175.

McAdam-Marx C, McGarry L J, Hane C A, et al. 2011. All-cause and incremental per patient per year cost associated with chronic hepatitis C virus and associated liver complications in the United States: a managed care perspective. Journal of Managed Care Pharmacy, 17(7): 531-546.

Monahan G E. 1982. State of the art: a survey of partially observable Markov decision processes: theory, models, and algorithms. Management Science, 28(1): 1-16.

Planas R, Ballesté B, Antonio Álvarez M, et al. 2004. Natural history of decompensated hepatitis C virus-related cirrhosis. A study of 200 patients. Journal of Hepatology, 40(5): 823-830.

Puterman M L. 1994. Markov Decision Processes: Discrete Stochastic Dynamic Programming. New York: John Wiley & Sons.

Ratcliffe J, Longworth L, Young T, et al. 2002. Assessing health-related quality of life pre-and post-liver transplantation: a prospective multicenter study. Liver Transplantation, 8(3): 263-270.

Ronot M, Vilgrain V. 2014. Hepatocellular carcinoma: diagnostic criteria by imaging techniques. Best Practice & Research Clinical Gastroenterology, 28(5): 795-812.

Sandıkçı B, Maillart L M, Schaefer A J, et al. 2008. Estimating the patient's price of privacy in liver transplantation. Operations Research, 56(6): 1393-1410.

Sandıkçı B, Maillart L M, Schaefer A J, et al. 2013. Alleviating the patient's price of privacy through a partially observable waiting list. Management Science, 59(8): 1836-1854.

Schaefer A J, Bailey M D, Shechter S M, et al. 2005. Modeling medical treatment using Markov decision processes//Brandeau M L, Sainfort F, Pierskalla W P. Operations Research and Health Care. Boston: Springer: 593-612.

Shani G. 2010. Evaluating point-based POMDP solvers on multicore machines. IEEE Transactions on Systems, Man, and Cybernetics, Part B (Cybernetics), 40(4): 1062-1074.

Shechter S M, Bailey M D, Schaefer A J, et al. 2008. The optimal time to initiate HIV therapy under ordered health states. Operations Research, 56(1): 20-33.

Shiha G, Ibrahim A, Helmy A, et al. 2017. Asian-Pacific Association for the Study of the Liver (APASL) consensus guidelines on invasive and non-invasive assessment of hepatic fibrosis: a 2016 update. Hepatology International, 11(1): 1-30.

Singal A, Volk M L, Waljee A, et al. 2009. Meta-analysis: surveillance with ultrasound for early-stage hepatocellular carcinoma in patients with cirrhosis. Alimentary Pharmacology & Therapeutics, 30(1): 37-47.

Smallwood R D, Sondik E J. 1973. The optimal control of partially observable Markov processes over a finite horizon. Operations Research, 21(5): 1071-1088.

Sondik E J. 1978. The optimal control of partially observable Markov processes over the infinite horizon: discounted costs. Operations Research, 26(2): 282-304.

Thein H H, Yi Q L, Dore G J, et al. 2008. Estimation of stage-specific fibrosis progression rates in chronic hepatitis C virus infection: a meta-analysis and meta-regression. Hepatology, 48(2): 418-431.

Thompson Coon J T, Rogers G, Hewson P, et al. 2008. Surveillance of cirrhosis for hepatocellular carcinoma: a cost-utility analysis. British Journal of Cancer, 98(7): 1166-1175.

Thrun S. 1999. Monte Carlo POMDPs. http://robots.stanford.edu/papers/thrun.mcpomdp.pdf[2024-09-30].

Toro A, Pulvirenti E, Palermo F, et al. 2012. Health-related quality of life in patients with hepatocellular carcinoma after hepatic resection, transcatheter arterial chemoembolization, radiofrequency ablation or no treatment. Surgical Oncology, 21(1): e23-e30.

Tsochatzis E A, Gurusamy K S, Ntaoula S, et al. 2011. Elastography for the diagnosis of severity of fibrosis in chronic liver disease: a meta-analysis of diagnostic accuracy. Journal of Hepatology, 54(4): 650-659.

U.S. Dept. of Health and Human Services, Centers for Disease Control and Prevention, National Center for Health Statistics. 1998. National vital statistics reports: from the Centers for Disease Control and Prevention, National Center for Health Statistics, National Vital Statistics System. https://searchworks.stanford.edu/view/13691362[2024-09-30].

WHO. 2017. Global hepatitis report, 2017. Geneva: World Health Organization.

Wolfe R A, Roys E C, Merion R M. 2010. Trends in organ donation and transplantation in the United States, 1999-2008. American Journal of Transplantation, 10(4): 961-972.

Xiao D, Hua Z S, Zhang W. 2024. Personalized screening policy for multiple chronic conditions with imperfect tests. Working paper.

Zhang H. 2010. Partially observable Markov decision processes: a geometric technique and analysis. Operations Research, 58(1): 214-228.

Zhang H. 2022. Dynamic learning and decision making via basis weight vectors. Operations Research, 70(3): 1835-1853.

Zhang J Y, Denton B T, Balasubramanian H, et al. 2012. Optimization of prostate biopsy referral decisions. Manufacturing & Service Operations Management, 14(4): 529-547.

Zhou R, Hansen E A. 2001. An improved grid-based approximation algorithm for POMDPs// Proceedings of the 17th International Joint Conference on Artificial Intelligence, August 4-10, 2001, Seattle. Washington: AAAI: 707-716.

8 考虑疾病相关性的多种慢性病联合筛查

本章重点研究慢病干预方案的制定规则，并根据病人的慢病干预及筛查历史做出慢性病与并发症的联合筛查决策。慢性病和并发症的联合筛查对于慢性病患者来说非常重要，但当前针对慢性病患者的慢性病共病管理研究仅仅关注并发症筛查。同时，由于并发症风险受慢性病状态的影响，并发症筛查优化需要基于慢性病筛查结果，慢性病筛查与并发症筛查并非同时决策的，慢性病筛查应先于并发症筛查。因此，慢性病和并发症的联合筛查研究在结构上与当前的同时考虑多个决策变量的优化方法也存在差异。

为了同时控制慢性病患者的慢性病病情以及并发症风险，本章提出了一种"慢性病筛查+慢性病干预+并发症筛查"的长期共病管理范式。在该范式下，决策者在每个时期需要异步做出慢性病筛查与并发症筛查两个决策。决策者需要先做出慢性病筛查决策并得到对应的慢性病诊断结果。根据该诊断结果，决策者给出相关指南，采取对应干预措施控制慢性病病情，及时调整并发症风险并做出并发症筛查决策。针对这种管理范式，本章提出了一种考虑固定慢性病干预方案的慢性病和并发症 ASD 模型。该模型采用强化学习中的 POMDP 框架，以各时期患者的慢性病筛查决策和并发症筛查决策作为决策变量，以患者的慢性病及并发症状态作为状态变量，建立了综合考虑患者慢性病及并发症病情的状态转移模型。同时，由于筛查的不准确性，患者的状态不完全可见，模型根据两种疾病之间的相关性以及群体发展规律对患者的状态分布进行了贝叶斯估计。

与其他同步多决策模型不同，ASD 模型具有两个分别与慢性病筛查决策和并发症筛查决策对应的患者期望最优长期回报作为目标函数，根据两个目标函数分别得到患者的最佳慢性病筛查策略以及对应慢性病诊断结果下的最佳并发症筛查策略。本章以肝纤维化患者的肝纤维化和肝细胞癌筛查为案例进行了模拟实验，实验结果显示无论相较于一刀切的周期性联合筛查策略还是非序贯的动态联合筛查策略，ASD 模型提出的序贯联合筛查策略都能够有效提高慢性病患者的期望长期回报。

本章结构如下：8.1 节介绍了问题背景；8.2 节分析了当前慢性病干预与并发症筛查策略相关研究的现状以及不足；8.3 节提出了考虑固定慢性病干预方案的慢性病和并发症异步筛查决策模型；8.4 节介绍了模型中两阶段的目标函数及相关性质；8.4.2 节提出了一种针对两阶段目标函数求解的解决方案；8.5 节通过对 CHC 患者的肝纤维化状态和肝细胞癌状态异步筛查仿真验证了所提出的模型的有效

性；8.6 节对整章内容进行了小结。

8.1　问 题 背 景

随着生命科学技术的发展，越来越多的疑难杂症有了副作用低且效果显著的药物解决方案。医疗的发展为针对慢性病患者的"慢性病状态监测、慢性病干预、并发症筛查"三管齐下的共病管理模式提供了技术支持。但是，目前的慢性病管理研究并不能有效指导决策者实施三个环节以实现对慢性病患者的最优管理。

一般情况下，慢性病病情的恶化是一个不可逆的过程，在这个过程中慢性病长期对病人器官组织造成累积性伤害，并逐渐引发一种或多种并发症，且并发症的风险会随慢性病病情的恶化而上升。为了防止或延缓并发症的发生，长期甚至终生的慢性病治疗是一种常见的慢性病干预手段。以糖尿病为例，现有的慢性病干预策略研究主要对长期用药治疗中的用药组合 (Zargoush et al., 2018; Hosseini et al., 2020) 以及用药剂量 (Lee et al., 2018; Negoescu et al., 2018) 进行优化研究。但是，某些慢性病(如肝纤维化)的药物研发是迭代更新的，药物组合和剂量相对固定，且药物作用不仅能延缓病情发展，甚至可能让病情逆转，但是这些药物研发成本高，售价贵。对于这类慢性病，考虑到高昂的治疗费用以及良好的药物效果，相较于药物组合和剂量，患者更关心用药的成本效益，即合理地安排给药停药时间以用较低的成本降低并发症风险。

在现实诊疗过程中，决策者首先会对慢性病患者的病情进行判断，根据患者的病情再制定相应的慢性病治疗方案。因此，本章设定了一个慢性病筛查决策决定慢性病干预策略的现实情境。在这个情境下，决策者首先决定是否对病人进行慢性病筛查。如果决策者认为患者需要进行慢性病干预，则会对患者进行慢性病筛查，并根据筛查结果再对病人采取相应的一个疗程的干预措施。如果决策者认为患者不需要进行慢性病干预，则不会对患者进行慢性病筛查。根据此设定，通过慢性病筛查决策的调整，决策者实际对患者的慢性病干预时间也进行了相应调整。

慢性病筛查优化能够提高慢性病干预的成本效益，并发症筛查优化则能提高并发症治疗的成本效益，以较低的筛查成本尽早地发现并发症患者并采取有效的治疗。但是，慢性病干预对患者的并发症风险产生影响。当前的并发症筛查研究 (Chen et al., 2018; Hajjar and Alagoz, 2023) 均忽略了个性化的慢性病干预，且均是基于完全可观测的慢性病状态开展的。根据本章设定，慢性病筛查作为决策，而不是决策者每个时刻均会采取的行为。因此，当前的并发症筛查策略研究并不能指导决策者在并发症个性化干预的前提下开展经济、有效的并发症筛查。

因此，只有通过同时制定个性化慢性病筛查与并发症筛查策略，才能最大化慢性病患者的成本效益。这是一个包含多个决策变量的动态规划，但是又与同样考虑多个决策变量的联合决策研究不同。这个差别主要取决于新的信号出现的时间节点(Easley and Kiefer，1988；Zhang，2022)。以多重用药决策为例，药物作用的效果在下一时刻才会被观测到。因此，无论同时还是分先后决定各种药物的组合和剂量，在当前时刻均不会出现新信息影响决策者的决定。但是在慢性病筛查与并发症筛查联合决策中，决策者做出相应的慢性病筛查决策之后马上会出现反映患者慢性病状态的新信息，决策者会通过学习新信息进一步做出对应的并发症决策。因此，慢性病与并发症的联合筛查是一个序贯决策。

为解决慢性病与并发症的联合筛查的优化问题，本章设定了如图 8-1 所示的对慢性病与并发症筛查序贯决策的慢性病患者管理流程，其中并发症筛查决策可

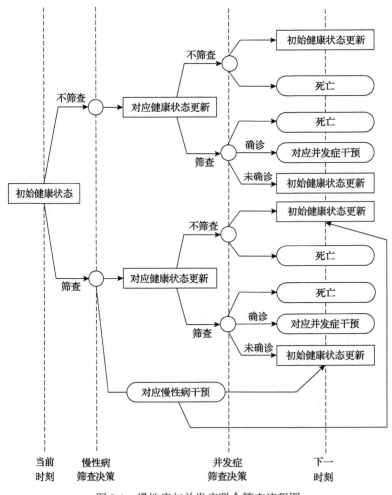

图 8-1　慢性病与并发症联合筛查流程图

以基于当前时刻的慢性病筛查决策对应的诊断结果进行调整，同时管理过程中还包含了与慢性病诊断结果对应的慢性病干预策略。在此背景设定下，本章建立了一种 ASD 模型以实现对慢性病患者的慢性病与并发症异步筛查决策优化。该模型以综合考虑剩余 QALY 所带来的收益以及两种疾病的筛查和治疗成本在内的成本效益最大化为统一目标，分两阶段分别建立与慢性病筛查决策和并发症筛查决策相关的目标函数。ASD 模型不仅能为不同疾病风险的慢性病患者实时制定慢性病筛查决策，还能基于慢性病筛查决策下的诊断结果调整患者的并发症风险并及时调整并发症筛查决策。

8.2 慢性病干预与并发症筛查联合决策相关研究

为延长慢性病患者的预期寿命，针对慢性病患者，决策者需要考虑慢性病干预与并发症筛查的联合决策。一方面要采取慢性病干预措施降低并发症发病风险，另一方面要对并发症进行筛查以防止因漏查而导致的治疗效果不佳。慢性病干预是指对慢性病患者采取适当药物治疗等干预措施控制或改善慢性病病情，以预防或延缓并发症发生。根据研究内容，相关研究主要分为慢性病干预策略研究与并发症筛查策略研究两类。

8.2.1 慢性病干预策略研究

慢性病干预是指长期对慢性病患者采取口服对应的慢性病药物等治疗措施来使患者的慢性病病情保持在可控范围内，从而降低慢性病患者的并发症风险（王明伟，2022；杨一歌等，2022）。慢性病干预策略研究主要包括对用药选择和用药剂量两方面的优化。

用药选择优化是指根据不同类别患者对不同药物的药物反应的群体差异性对各类别患者的药物组合方案进行动态调整。例如，不同于用药指南的标准用药顺序及组合，Zargoush 等（2018）根据各药物在不同类别高血压患者中的效果及药物副作用，利用强化学习模型对高血压患者的用药顺序和药物组合进行了调整，该方法能够有效降低中风、心梗等急性事件的风险，进而有效提升患者的剩余 QALY。类似地，Mason 等（2014）提出了一种针对高血压患者用药选择的干预策略，以有效预防急性事件。

用药剂量优化是指根据药物作用效果在患者个体上的差异对患者的药物剂量进行动态调整。这类研究的主要思路是建立一个动力学模型对患者的药物反应进行学习，并基于药物反应模型对不同剂量下药物反应的预测，利用随机规划对用药剂量进行优化。例如，Lee 等（2018）建立了一个基于流体动力学的药物反应预测模型，通过糖尿病患者自我监测并记录的日常用药剂量和血糖状态数据，对预测模型中的随机参数进行学习，之后利用随机规划算法求解各血糖状态下的患者的最优用药剂量，以提升患者的 QALY。Meyer 等(2014)结合控制理论和机器学习算法以评估胰岛素剂量对糖尿病患者造成低血糖等不良事件的影响，Khadraoui等(2016)提出了一种癌症药物剂量选择模型，Kotas 和 Ghate(2018)通过学习患者个性化药物反应调整患者的用药策略。Baucum 等(2023)借助可穿戴传感设备的实时数据，为每种药物对帕金森患者的运动迟缓和运动障碍症状的作用建立药物反应动力学模型，并基于强化学习框架建立以运动迟缓评分、运动障碍评分以及患者体内药物浓度为状态的给药策略模型，为帕金森患者提供动态的个性化用药方案。

除此以外，为降低糖尿病肾病在糖尿病患者群体中的发生率，You 和Hua(2022)利用强化学习模型，提出了为每位患者动态制定个性化的用药策略，该用药策略包含了用药选择和用药剂量两种决策。

以上两类研究基于患者在不同用药方案、不同药物剂量下的病情动态变化，分别通过调整用药顺序、用药组合以及各种药物的剂量降低了药物副作用以及急性不良事件的发生率，进而提升了患者的 QALY。但是，这类研究主要聚焦高血压、糖尿病这类药物支出不高且病情易于监测的疾病(Negoescu et al.，2018；Hosseini et al.，2020)。对于肝纤维化一类的疾病，其药物费用以周计算，单位疗程(12~24 周)的费用高达几千甚至几万美元(Chhatwal et al.，2013)。对这类疾病，决策者在进行慢性病干预时考虑的目标不再仅仅是提升患者的 QALY，而是患者的成本效益，即患者的医疗支出以及 QALY 提升之间的平衡。此外，当前的慢性病干预策略研究均是基于已知的慢性病病情变化而制定的，但是肝纤维化一类的慢性病的状态监测不准确，此时慢性病状态动态变化未知，当前的研究无法解决慢性病病情监测不准确情况下的慢性病干预策略优化问题。

8.2.2　并发症筛查策略研究

慢性病并发症筛查是指适时地对具有并发症风险的慢性病患者的并发症状态进行诊断，以防止因漏检并发症导致患者生活质量变差甚至死亡。根据筛查的时间间隔是否固定，并发症筛查策略可以分为周期性和非周期性筛查策略。

周期性筛查策略是指对所有慢性病患者统一按照固定时间间隔进行并发症筛查的策略。这类策略主要利用慢性病患者群体中并发症的发展规律建立随机模型(如马尔可夫模型)模拟不同策略下患者的慢性病及并发症病情变化，然后通过模型仿真对比不同筛查周期下患者的期望表现，以确定最优的筛查周期。例如，Andersson 等(2008)为肝硬化患者建立了肝细胞癌马尔可夫模型，并根据仿真结果建议每 6~12 个月对肝硬化患者进行一次肝细胞癌超声检查。周期性筛查便于实施，但没有考虑慢性病对并发症风险的影响而是对所有慢性病患者一刀切地采用统一的筛查策略。

非周期性筛查策略是指根据慢性病患者的个性化并发症风险做出并发症筛查决策的策略。慢性病及并发症之间的相关性关系使得并发症风险预测难度较大，也制约了这类研究的发展。Chen 等(2018)基于肝纤维化和肝细胞癌之间的相关性关系，提出了一种介于周期性与个性化筛查策略之间的根据肝纤维化状态分层的 M-switch 策略，每种肝纤维化状态对应的 M-switch 策略中筛查周期最多变化 M 次。Hajjar 和 Alagoz(2023)则基于已知的慢性病状态提出了一种个性化的并发症筛查策略。

相较于周期性筛查策略，非周期性筛查策略研究通过更灵活的动态筛查决策优化了患者的管理目标。但是，当前的非周期性筛查策略均是基于慢性病状态已知的前提，这意味着慢性病筛查不仅是完全准确的，而且是在每个时期都进行的，这些研究并没有对慢性病筛查策略进行优化。此外，各慢性病诊断结果对应的慢性病干预方案不同，慢性病干预不仅直接影响慢性病状态转移，还通过慢性病与并发症之间的相关性关系间接影响并发症风险，而当前研究并没有考虑慢性病干预这一管理环节。因此，在慢性病筛查不完全准确且存在有效慢性病干预的情境下，当前研究并不能指导决策者如何对患者有效进行慢性病状态监测和并发症筛查。

8.3 个性化慢性病和并发症异步筛查模型

8.3.1 基本思路

慢性病及并发症筛查是一个面向决策者(专业医生、护理人员等)序贯的动态决策过程。每次序贯决策开始前，决策者首先根据慢性病患者已有的慢性病诊断信息和并发症诊断信息对患者的健康状态进行判断，并根据患者的健康状态对其做出慢性病筛查决策，慢性病筛查决策对应的慢性病诊断结果一方面决定当前疗程的慢性病干预方案，另一方面影响患者的健康状态。因此，慢性病筛查决策之后，决策者会根据慢性病诊断结果重新判断患者的健康状态，并以此做出并发症筛查决策。当前的患者健康状态、慢性病干预方案以及并发症筛查决策会影响下一时刻的健康状态和慢性病筛查以及并发症筛查决策。

本章依据"慢性病状态监测、慢性病干预、并发症治疗"三管齐下的管理过程的特点，做出以下基本假设。

(1)慢性病和并发症筛查均是不准确的，从而决策者无法直接通过筛查获取慢性病患者的健康状态，他们只能通过不准确的筛查结果对患者在每种健康状态下的概率分布进行推断，这种概率分布在本章中被称为患者的信念状态。在长期的慢性病或并发症状态监测中，无创性检查广泛使用，但是目前没有任何一种无创性检查可以实现完全准确的分期诊断。

（2）为了规避错误用药的风险，当不对患者进行疾病筛查时，决策者不会对患者采取慢性病干预或并发症治疗等措施。同时，决策者会根据慢性病诊断结果严格按照慢性病相关管理指南给出标准慢性病用药方案。以肝纤维化为例，美国肝病研究协会（American Association for the Study of Liver Diseases，AASLD）对每种类型的肝病患者制定了相应的药物治疗指南，严格规定了用药的条件、用药组合和用药时长（Bhattacharya et al.，2023）。

（3）患者下一次决策时的慢性病状态只受当前未知的慢性病状态及慢性病干预方案影响。也就是说，药物作用效果只会影响单位决策周期内的慢性病状态转移，而当决策者在做出新的筛查决策时，药物作用已经失效。以肝纤维化治疗为例，Dolmazashvili 等（2017）通过随访实验证明了患者的肝纤维化病情好转持续到停药后 3 个月，单位疗程为 3 个月。设定最短筛查周期为 6 个月，则可以保证药效不会跨周期影响患者的病情变化。

在以上假设的限定下，本章选择了强化学习中常用的 POMDP（Littman，2009）进行问题建模。POMDP 是面向状态不完全可见的顺序决策问题的常用模型之一，在医疗资源调度、慢性病动态筛查等多个医疗决策领域得到应用（Sandıkçı et al.，2013；Ayer et al.，2016；Hajjar and Alagoz，2023）。本章中患者的健康状态是不完全可见的，因为患者健康状态的诊断结果是不完全准确的。

POMDP 最大的特点是环境状态不完全可见，也就是说在每个决策点 t，决策者虽然不能直接观察到环境状态 s，但是他们会对当前的环境状态 s 的概率分布进行推断，该概率分布被称为信念状态 π_t。在经典 POMDP 框架中，决策者在一系列决策点 t 上，根据当前的信念状态 π_t，从可选的行为集合中选择一个行为 a_t 作为决策，决策执行后，决策者会观察到一个对应的观测值 o_t，同时系统会反馈一个与当前的信念状态、观测结果、行为相对应的回报值 $r_t(\pi, a_t, o_t)$。观测值 o_t 不能准确反映环境状态，但决策者会根据该观测值对下一决策点上的信念状态 π_{t+1} 进行更新。在下一决策点 $t+1$ 上，决策者会根据更新后的 π_{t+1} 采取新的行为 a_{t+1}。类似于 MDP 模型（Puterman，1994），POMDP 同样具有无后效性，即下一决策点上可能转移到各状态的概率只与当前所处的状态、采取的行为以及观测值有关，而与历史轨迹、历史行为以及历史观测无关。

经典的 POMDP 框架中，决策者在相邻决策点之间只采取一次行为。但在本章中，相邻时刻之间决策者需要先后做出慢性病筛查决策与并发症筛查决策两个行为。为解决这个异步决策问题，本章对经典的 POMDP 框架进行了相应改造，提出了一种基于共病历史数据的慢性病与并发症异步筛查决策模型 ASD。ASD 模型的总体思路如图 8-2 所示，其与经典的 POMDP 的主要区别在于同一决策点上

慢性病筛查决策 a_C 与并发症筛查决策 a_I 先后进行。决策者首先根据当前慢性病患者的初始信念状态采取慢性病筛查决策，并在获得相对应的观测结果 o_C 后及时更新患者的信念状态，为便于区分本章将该信念状态称为中间信念状态。随后，决策者会采取与观测结果 o_C 相对应的慢性病干预方案，同时会基于中间信念状态做出并发症筛查决策 a_I 并得到观测结果 o_I。若观测结果 o_I 表明并发症确诊，慢性病患者接受治疗并离开 ASD 系统，反之患者继续留在系统中。对于在系统中的患者，决策者根据慢性病干预方案对患者在下一决策点的初始信念状态进行更新，并进行下一决策点上的异步筛查决策。

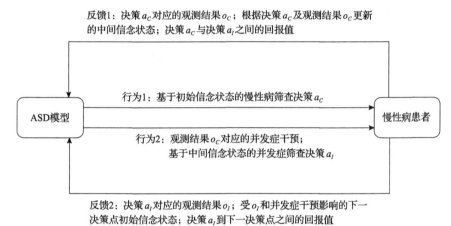

图 8-2　慢性病与并发症 ASD 模型基本思路

ASD 系统包含慢性病及其并发症两种疾病的筛查，因此其组成元素与经典 POMDP 模型有较大差异。患者的状态空间由患者的慢性病状态与并发症状态共同组成，患者的信念状态则是在所有状态下的概率分布，慢性病状态转移概率与患者的年龄和慢性病干预方案相关，并发症状态转移概率受患者的年龄和慢性病状态等因素影响；两种疾病的决策空间均包含筛查和不筛查两种可能的行为；不同决策下观测到相应观测结果的观测概率主要与诊断方法的准确度相关；回报值则是与患者的年龄、状态、慢性病干预方案、筛查决策对应的筛查成本、并发症治疗成本等多种因素相关的函数。ASD 模型以最大化患者的期望长期回报为目标，分别在决策者慢性病筛查决策以及并发症筛查决策时建立对应的目标函数，进而求解不同信念状态患者的最优慢性病筛查决策和并发症筛查决策。

由于慢性病干预过程存在许多不确定性以及相关临床试验的佐证，为简化 ASD 模型，在模型建立中本章还对慢性病干预进行了以下假设：每种慢性病诊断结果对应的慢性病干预方案是固定的；单位干预疗程均为三个月；医生高估病情导致的用药过量并不会造成额外的健康损失，只会造成经济损失；医生低估病情导致的用药不足会造成药物不起作用。

　　8.3.2 节至 8.3.9 节将对相邻时刻之间的 ASD 模型中的状态空间、决策空间、初始信念状态和中间信念状态更新、慢性病及并发症的状态转移概率、观测概率和回报值进行具体描述。

8.3.2　决策点

　　本章定义离散的决策点 $t \in \{1, \cdots, T\}$，其中决策点 1 和 T 分别为对应的疾病筛查指南规定的开始和结束常规疾病筛查的年龄，每个决策点之间的间隔则为临床上考虑的最小筛查间隔。接下来，本章介绍任意决策点 $t(t < T)$ 到 $t+1$ 之间 ASD 模型的组成要素。除必要情况外，本章用上标"$\prime$"来表达 $t+1$ 时刻的变量，以区分 t 和 $t+1$ 时刻的变量，采用下标 C 和 I 以区分慢性病和并发症。

8.3.3　状态空间

　　为了解 ASD 模型中相邻时刻的事件发生顺序，本章定义患者的慢性病状态空间 $\mathcal{H}_C = \{0, \cdots, N_C, N_C + 1\}$，数值越大表明慢性病程度越严重。某位患者的慢性病状态用 $h_C \in \mathcal{H}_C$ 表示。慢性病状态 0 下，患者无并发症发病风险；状态 $1 \sim N_C$ 下的患者存在并发症发病风险，且慢性病越严重，并发症风险越高；状态 $N_C + 1$ 为慢性病导致的死亡状态，死亡状态完全可见且不可再转移到其他状态，因此死亡状态又被称为吸收态。类似地，本章定义患者的并发症状态空间 $\mathcal{H}_I = \{0, \cdots, N_I, N_I + 1\}$，其中状态 0 表示患者无并发症，其他状态的含义与对应的慢性病状态类似，在此不再赘述。每位慢性病患者可能的状态则是两种疾病可能的状态的组合，那么慢性病患者的状态空间为 $\mathcal{L} = \{(h_C, h_I) : h_C \in \mathcal{H}_C, h_I \in \mathcal{H}_I\}$，患者的状态用 $l \in \mathcal{L}$ 表示。此外，本章还定义患者的健康状态空间 $\mathcal{H} = \{(h_C, h_I) : h_C \in \mathcal{H}_C \setminus \{N_C + 1\}, h_I \in \mathcal{H}_I \setminus \{N_I + 1\}\}$，患者的健康状态用 $h \in \mathcal{H}$ 表示。相较于状态空间 $\mathcal{L}$，健康状态空间 $\mathcal{H}$ 剔除了所有的因病死亡状态。ASD 模型只考虑健康状态下的患者，而死亡的患者 $(l \in \mathcal{L} \setminus \mathcal{H})$ 则离开了 ASD 模型。

8.3.4　初始信念状态

　　由于疾病筛查的不准确性，决策者并不能通过筛查直接确定患者的状态，而是通过学习患者的历史筛查信息，不断更新对患者状态概率分布的信念 π，其中 $\pi(l)$ 表示患者此时状态为 $l \in \mathcal{L}$ 的概率。

8.3.5　慢性病相关行为、观测及观测概率

　　在 t 时刻初始，决策者对信念状态为 π 的患者采取慢性病筛查决策 a_C，慢性

病筛查决策空间 $\mathcal{A}_C = \{W_C, S_C\}$。其中，$W_C$ 和 S_C 分别表示不筛查和筛查。决策者采取 a_C 后，马上会观测到一个慢性病观测结果 $o_C \in \mathcal{O}_C = \{0, \cdots, N_C\}$，不难发现观测空间 $\mathcal{O}_C$ 对应患者的慢性病状态空间，即意味着观测结果 o_C 是一个关于慢性病具体状态的诊断结果，这是因为不同的慢性病状态对应不同的用药方案，决策者需要根据慢性病诊断结果对患者采取针对性的用药方案。对于慢性病状态为 h_C 的患者，决策者采取筛查决策 a_C 后有 $O(o_C \mid h_C, a_C)$ 的概率观测到诊断结果 o_C。当决策者不对患者进行慢性病筛查时（$a_C = W_C$），决策者无法准确判断患者的并发症风险，一律诊断患者的慢性病状态为 0，即 $O(o_C = 0 \mid h_C, W_C) = 1$。当 $a_C = S_C$ 时，观测概率 $O(o_C \mid h_C, S_C)$ 与筛查方法的准确性有关。

8.3.6 中间信念状态

由于观测结果 o_C 的出现，决策者需要根据这一新信息更新患者的信念状态。为了与 t 时刻初始的信念状态 π 区分，本章将观测到 o_C 后更新的中间信念状态用 $\bar{\pi}$ 表示。根据贝叶斯法则，患者的中间信念状态 $\bar{\pi}$ 更新公式为

$$\bar{\pi}(h) = \Gamma[\pi, a_C, o_C](h) = \begin{cases} \dfrac{\pi(h)O(o_C \mid h_C, a_C)}{\sum\limits_{k \in \mathcal{H}} \pi(k)O(o_C \mid k_C, a_C)}, & h \in \mathcal{H} \\ 0, & h \in \mathcal{L} \setminus \mathcal{H} \end{cases} \tag{8-1}$$

通过慢性病筛查，决策者观测到患者依然存活，此时患者的死亡风险更新为 $\bar{\pi}(h) = 0, h \in \mathcal{L} \setminus \mathcal{H}$。

8.3.7 并发症相关行为、观测及观测概率

根据更新后的信念状态 $\bar{\pi}$，决策者做出并发症筛查决策 a_I，决策空间 $\mathcal{A}_I = \{W_I, S_I\}$ 与 $\mathcal{A}_C$ 类似。之后，决策者会观测到并发症诊断结果 $o_I \in \mathcal{O}_I = \{+, -\}$。并发症观测空间 $\mathcal{O}_I$ 中，阴性（$-$）和阳性结果（$+$）分别表示未确诊和确诊。对于并发症状态为 h_I 的患者，决策者采取 a_I 时有 $O(o_I \mid h_I, a_I)$ 的概率观测到 o_I。当不进行筛查（$a_I = W_I$）时，患者无法自我察觉到患并发症，即 $O(o_I = - \mid h_I, a_I = W_I) = 1$；当进行筛查（$a_I = S_I$）时，$O(o_I = - \mid h_I, a_I = S_I)$ 则与并发症筛查方法的准确性有关。对于确诊（$o_I = +$）的患者，决策者马上会对其进行相应治疗，确诊患者在下一时刻离开 ASD 模型。

对于未确诊（$o_I = -$）的患者，决策者依然会根据并发症决策 a_I 以及患者群体的疾病状态转移规律对下一时刻患者初始的信念状态 π' 进行更新，其中患者疾病状态的转移规律用状态转移概率来描述。对于从健康状态 $h = (h_C, h_I) \in \mathcal{H}$ 转移到状态 $l' = (l'_C, l'_I) \in \mathcal{L}$ 的患者，其状态转移概率为两种疾病状态转移概率的乘积，接

下来本章分别对两种疾病的状态转移概率进行分析。

8.3.8 状态转移概率

慢性病状态转移概率 $p_t(l_C' \mid h_C, o_C)$ 与诊断结果 o_C 有关，这是因为决策者会根据 o_C 为患者制定相应的慢性病治疗方案以改善患者的慢性病病情。但是，有效的药物治疗是有条件的，只有当药物用量足够时，药物才会起作用。一般来说，患者病情越严重，药量需求越大，因此药物起作用的条件为 $o_C \geqslant h_C$。药物用量不足时，药物无效（$o_C \geqslant h_C$），本章假设患者的病情变化与不采取治疗的患者相同。为更直观表达，本章把药量足够的情况称为接受治疗（on-treatment，OT），药量不足的情况统称为无治疗（no treatment，NT）。两种情况下，慢性病状态从 h_C 转移到 h_C' 的概率分别定义为 $p_t^{\mathrm{OT}}(l_C' \mid h_C)$ 和 $p_t^{\mathrm{NT}}(l_C' \mid h_C)$。接下来，本章根据以上两个概率对不同观测结果 o_C 下的慢性病状态转移概率 $p_t(l_C' \mid h_C, o_C)$ 进行讨论：①当观测结果 $o_C = 0$ 时，患者被诊断为不存在并发症风险，此时决策者对 $o_C = 0$ 的患者不采取药物治疗，即 $p_t(l_C' \mid h_C, o_C = 0) = p_t^{\mathrm{NT}}(l_C' \mid h_C)$；②对于观测结果 $o_C > 0$ 的患者，其慢性病状态转移概率取决于诊断结果 o_C 与实际病情 h_C 之间的大小关系。当诊断准确或高估患者病情（$o_C \geqslant h_C$）时，决策者采取激进的药物治疗方案，此时治疗有效，即 $p_t(l_C' \mid h_C, o_C) = p_t^{\mathrm{OT}}(l_C' \mid h_C)$；当诊断低估了患者病情（$o_C < h_C$）时，决策者采取保守的治疗方案，此时治疗无效，即 $p_t(l_C' \mid h_C, o_C) = p_t^{\mathrm{NT}}(l_C' \mid h_C)$。

下一时刻仍在 ASD 模型中的患者（$o_I = -$）的并发症状态转移概率 $p_t(l_I' \mid h_I, h_C, o_I = -)$ 受患者当前慢性病状态 h_C 影响。一般地，慢性病状态 h_C 越差，并发症的恶化速度也越快，即 $p_t(l_I' \mid h_I, h_C + 1, -) > p_t(l_I' \mid h_I, h_C, -), \forall h_C < N_C, l_I' > h_I$。

8.3.9 回报值

本章的目标为通过优化慢性病患者在每个决策点上的慢性病和并发症的筛查决策来最大化每个患者当前时刻 t 的期望长期回报，回报值定义为患者的期望收益与支出的差值，而期望长期回报则是指患者在此刻直至死亡这一时间段内的累积回报。为了实现这一目标，本章需要对患者在每个时刻之间的收益与支出进行介绍。本章把单位间隔内的回报统称为瞬时回报。对于某一个慢性病筛查决策为 a_C 的患者本章定义患者从信念状态 π 到 $\bar{\pi}$ 之间的瞬时回报为 $r(o_C, a_C)$，包括由筛查决策 a_C 导致的可能的慢性病筛查费用以及 o_C 对应的治疗费用。$\bar{\pi}$ 到 π' 之间患者的瞬时回报为 $r_t(h_C, h_I, o_C, a_I, o_I)$，其存在以下两种情况：①患者未确诊（$o_I = -$），该瞬时回报包含 t 到 $t+1$ 时刻货币化的期望质量调整寿命（生活质量受疾病状态 h_C 和 h_I 影响，转移概率受 o_C 影响）以及可能存在的并发症筛查费用（与决策 a_I 有关）；②患者确诊（$o_I = +$），此时瞬时回报中无期望质量调整寿命，而包含患者接受相应治疗后的总期望回报。T 时刻开始，患者不再接受筛查与治疗，此时患者的回报 $r_T(h)$ 仅与患者 T 时刻的健康状态有关。

对两种疾病的状态转移概率进行定义之后，决策者根据并发症决策 a_I 以及两种疾病的状态转移概率对下一时刻患者初始的信念状态 π' 的更新公式为

$$
\begin{aligned}
\pi'(l') &= K[\bar{\pi}, o_C, a_I, -](l') \\
&= \frac{\displaystyle\sum_{h\in\mathcal{H}}\bar{\pi}(h)O(o_I=-|h_I,a_I)p_t(l_C'|h_C,o_C)p_t(l_I'|h_I,h_C,-)}{\displaystyle\sum_{h\in\mathcal{H}}\bar{\pi}(h)O(o_I=-|h_I,a_I)}, \quad \forall l'\in\mathcal{L}
\end{aligned}
\tag{8-2}
$$

通过梳理如图 8-3 所示的 ASD 模型中相邻时刻之间的事件发生顺序，本章介绍了 ASD 模型对应于传统 POMDP 模型中的各要素。由于 ASD 模型中两种疾病筛查不同步，ASD 模型相较于其他 POMDP 模型在每个决策点多了一次对患者信念状态 $\bar{\pi}$ 的更新。

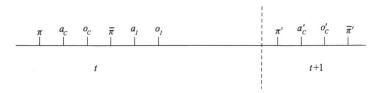

图 8-3 t 时刻到 $t+1$ 时刻 ASD 模型的事件发生顺序

8.4 ASD 模型目标函数

8.4.1 结构性质

本节对每个决策时刻 t 下与两个决策分别相关的目标函数进行分析。首先，本章定义 t 时刻信念状态为 π 的患者的最优累计期望回报为 $V_t^*(\pi)$，该患者在不同决策 a_C 下的累计期望回报为 $V_t(\pi|a_C)$，那么根据定义

$$
V_t^*(\pi) = \max_{a_C\in\mathcal{A}_C} V_t(\pi|a_C)
\tag{8-3}
$$

从而，最优的慢性病筛查决策为

$$
a_C^* = \arg\max_{a_C\in\mathcal{A}_C} V_t(\pi|a_C)
\tag{8-4}
$$

类似地，本章定义观测到 o_C 后且信念状态为 $\bar{\pi}$ 的患者的最优累计期望回报为 $\bar{V}_t^*(\bar{\pi}|o_C)$，该患者在不同决策 a_I 下的累计期望回报为 $\bar{V}_t(\bar{\pi}|a_I,o_C)$，根据定义

$$\bar{V}_t^*(\bar{\pi} \mid o_C) = \max_{a_I \in \mathcal{A}_I} \bar{V}_t(\bar{\pi} \mid a_I, o_C) \tag{8-5}$$

诊断结果 o_C 下最优的并发症筛查决策为

$$a_I^*(o_C) = \arg\max_{a_I \in \mathcal{A}_I} \bar{V}_t(\bar{\pi} \mid a_I, o_C) \tag{8-6}$$

代入 $\bar{\pi}$ 与 π 之间的关系，$V_t(\pi \mid a_C)$ 与 $\bar{V}_t^*(\bar{\pi} \mid o_C)$ 之间存在以下递归关系：

$$V_t(\pi \mid a_C) = \sum_{h \in \mathcal{H}} \pi(h) \sum_{o_C \in \mathcal{O}_C} O(o_C \mid h_C, a_C)\Big(r(o_C, a_C) + \bar{V}_t^*(\Gamma[\pi, a_C, o_C] \mid o_C)\Big) \tag{8-7}$$

代入 π' 与 $\bar{\pi}$ 之间的关系，$\bar{V}_t(\bar{\pi} \mid a_I, o_C)$ 与 $V_{t+1}^*(\pi')$ 之间存在以下递归关系：

$$\bar{V}_t(\bar{\pi} \mid a_I, o_C) = \sum_{h \in \mathcal{H}} \bar{\pi}(h) \left[\sum_{o_I \in \mathcal{O}_I} O(o_I \mid h_I, a_I) r_t(h_C, h_I, o_C, a_I, o_I) \right.$$
$$\left. + \lambda O(- \mid h_I, a_I) V_{t+1}^*(K[\bar{\pi}, o_C, a_I, -]) \right] \tag{8-8}$$

接下来，本章证明 ASD 模型的各目标函数也具有传统 POMDP 模型目标函数的分段线性凸函数性质。假设 $V_{t+1}^*(\pi')$ 是分段线性凸函数，且可表达为 $V_{t+1}^*(\pi') = \max_k \sum_{l' \in \mathcal{L}} \pi'(l') \alpha_{t+1}^k(l'), \alpha_{t+1}^k \in \Pi_{t+1}$，其中每个 α 向量对应一种筛查策略下的累计期望回报，Π_{t+1} 为 $t+1$ 时刻 α 向量的集合。代入 $K[\bar{\pi}, o_C, a_I, -]$ 以及 $V_{t+1}^*(\pi')$ 的表达式，$\bar{V}_t(\bar{\pi} \mid a_I, o_C)$ 可整理表达为

$$\bar{V}_t(\bar{\pi} \mid a_I, o_C) = \sum_{h \in \mathcal{H}} \bar{\pi}(h) \left[\sum_{o_I \in \mathcal{O}_I} O(o_I \mid h_I, a_I) r_t(h_C, h_I, o_C, a_I, o_I) \right.$$
$$\left. + \lambda O(- \mid h_I, a_I) \sum_{l' \in \mathcal{L}} p_t(l_C' \mid h_C, o_C) p_t(l_I' \mid h_I, h_C) \alpha_{t+1}^{\psi(\bar{\pi}, o_C, a_I, -)}(l') \right] \tag{8-9}$$

其中，

$$\psi(\bar{\pi}, o_C, a_I, -)$$
$$= \arg\max_k \left\{ \sum_{h \in \mathcal{H}} \bar{\pi}(h) O(- \mid h_I, a_I) \sum_{l' \in \mathcal{L}} p_t(l_C' \mid h_C, o_C) p_t(l_I' \mid h_I, h_C) \alpha_{t+1}^k(l') \right\} \tag{8-10}$$

因此，本章证明了定理 1。

定理 1：观测到慢性病诊断结果 o_C 后，任意并发症筛查决策 $a_I \in \mathcal{A}_I$ 下的期望长期回报为关于中间信念状态 $\bar{\pi}$ 的线性函数，即 $\bar{V}_t(\bar{\pi} \mid a_I, o_C) = \sum\limits_{h \in \mathcal{H}} \bar{\pi}(h) \beta_{o_C,t}^{a_I}(h)$，其中，

$$
\begin{aligned}
\beta_{o_C,t}^{a_I}(h) = &\sum_{o_I \in \mathcal{O}_I} O(o_I \mid h_I, a_I) r_t(h_C, h_I, o_C, a_I, o_I) \\
&+ \lambda O(- \mid h_I, a_I) \sum_{l' \in \mathcal{L}} p_t(l'_C \mid h_C, o_C) p_t(l'_I \mid h_I, h_C) \alpha_{t+1}^{\psi(\bar{\pi}, o_C, a_I, -)}(l')
\end{aligned}
\tag{8-11}
$$

类似地，接着把 $\Gamma[\pi, a_C, o_C]$ 表达式 (8-1) 代入到 $V_t(\pi \mid a_C)$ 中，可以得到

$$
V_t(\pi \mid a_C) = \sum_{h \in \mathcal{H}} \pi(h) \sum_{o_C \in \mathcal{O}_C} O(o_C \mid h_C, a_C) \Big(r(o_C, a_C) + \beta_{o_C,t}^{\zeta(\pi, a_C, o_C)}(h) \Big)
\tag{8-12}
$$

其中，

$$
\zeta(\pi, a_C, o_C) = \arg\max_k \left\{ \sum_{h \in \mathcal{H}} \pi(h) O(o_C \mid h_C, a_C) \beta_{o_C,t}^{k}(h) \right\}
\tag{8-13}
$$

从而，本章证明了定理 2。

定理 2：任意慢性病筛查决策 $a_C \in \mathcal{A}_C$ 下的期望长期回报是关于初始信念状态 π 的线性函数，即 $V_t(\pi \mid a_C) = \sum\limits_{h \in \mathcal{H}} \pi(h) \alpha_t^{a_C}(h)$，其中

$$
\alpha_t^{a_C}(h) = \sum_{o_C \in \mathcal{O}_C} O(o_C \mid h_C, a_C) \Big(r(o_C, a_C) + \beta_{o_C,t}^{\zeta(\pi, a_C, o_C)}(h) \Big)
\tag{8-14}
$$

分别令

$$
\Lambda_t = \left\{ \alpha_t^{a_C} : \alpha_t^{a_C}(h) = \sum_{o_C \in \mathcal{O}_C} O(o_C \mid h_C, a_C) \Big(r(o_C, a_C) + \beta_{o_C,t}^{\zeta(\pi, a_C, o_C)}(h) \Big), a_C \in \mathcal{A}_C \right\}
\tag{8-15}
$$

$$
\begin{aligned}
\Omega_{o_C,t} = \bigg\{ \beta_{o_C,t}^{a_I} : \beta_{o_C,t}^{a_I}(h) = &\sum_{o_I \in \mathcal{O}_I} O(o_I \mid h_I, a_I) r_t(h_C, h_I, o_C, a_I, o_I) \\
&+ \lambda O(- \mid h_I, a_I) \sum_{l' \in \mathcal{L}} p_t(l'_C \mid h_C, o_C) p_t(l'_I \mid h_I, h_C) \alpha_{t+1}^{\psi(\bar{\pi}, o_C, a_I, -)}(l'), a_I \in \mathcal{A}_I \bigg\}
\end{aligned}
\tag{8-16}
$$

则由定理 1 和定理 2 可知，$V_t(\pi \mid a_C)$ 和 $\bar{V}_t(\bar{\pi} \mid a_I, o_C)$ 均为分段线性凸函数。ASD 模型中分别与慢性病筛查决策和并发症筛查决策相关的两个目标函数分别对所有可能的 $V_t(\pi \mid a_C)$ 和 $\bar{V}_t(\bar{\pi} \mid a_I, o_C)$ 取最大值。根据引理 1，ASD 模型的两个目标函数也均为分段线性凸函数。

引理 1：(Boyd and Vandenberghe，2004)分段线性凸函数之间相加和取最大值后依然为分段线性凸函数。

至此，本章证明了 ASD 模型中的目标函数依然具有分段线性凸函数的性质。边界条件 T 时刻 $\alpha_T(h) = r_T(h)$，利用该性质以及 $\beta_{o_C,t}^{a_I}$ 与 $\alpha_t^{a_C}$ 之间的递推关系可以推导出任一时刻 t 上可能使得患者累计期望最优的 α 向量集合 Λ_t 以及慢性病诊断结果 o_C 对应的 β 向量集合 $\Omega_{o_C,t}$，进而慢性病患者的慢性病和并发症异步筛查策略问题得以解答。

此外，本章将 ASD 模型提出的异步筛查策略与同步筛查策略进行对比。对任意初始信念状态 π，在异步筛查策略下，其最优期望长期回报为

$$
\begin{aligned}
V_t^*(\pi) &= \max_{a_C \in \mathcal{A}_C} V_t(\pi \mid a_C) \\
&= \max_{a_C \in \mathcal{A}_C} \left\{ \sum_{h \in \mathcal{H}} \pi(h) \sum_{o_C \in \mathcal{O}_C} O(o_C \mid h_C, a_C) \Big(r(o_C, a_C) + \bar{V}_t^*(\Gamma[\pi, a_C, o_C] \mid o_C) \Big) \right\} \\
&= \max_{a_C \in \mathcal{A}_C} \left\{ \sum_{h \in \mathcal{H}} \pi(h) \sum_{o_C \in \mathcal{O}_C} O(o_C \mid h_C, a_C) \Big(r(o_C, a_C) + \max_{a_I \in \mathcal{A}_I} \bar{V}_t(\Gamma[\pi, a_C, o_C] \mid a_I, o_C) \Big) \right\}
\end{aligned}
$$

$$(8\text{-}17)$$

在同步筛查策略下，每时刻初始同时考虑两种疾病筛查，其最优期望长期回报为

$$
\begin{aligned}
SV_t^*(\pi) &= \max_{a_C \in \mathcal{A}_C, a_I \in \mathcal{A}_I} SV_t(\pi \mid a_C, a_I) \\
&= \max_{a_C \in \mathcal{A}_C, a_I \in \mathcal{A}_I} \left\{ \sum_{h \in \mathcal{H}} \pi(h) \sum_{o_C \in \mathcal{O}_C} O(o_C \mid h_C, a_C) \Big(r(o_C, a_C) + \bar{V}_t(\Gamma[\pi, a_C, o_C] \mid a_I, o_C) \Big) \right\}
\end{aligned}
$$

$$(8\text{-}18)$$

因为 $\max_{a_I \in \mathcal{A}_I} \bar{V}_t(\Gamma[\pi, a_C, o_C] \mid a_I, o_C) \geqslant \bar{V}_t(\Gamma[\pi, a_C, o_C] \mid a_I, o_C)$，进而

$$
V_t^*(\pi) \geqslant SV_t^*(\pi) \tag{8-19}
$$

定理 3：对任意初始信念状态 π，异步筛查策略下的最优期望长期回报总是大于同步筛查策略下的最优期望长期回报，即 $V_t^*(\pi) \geqslant SV_t^*(\pi)$。

定理 3 从理论上说明了异步筛查策略总是优于同步筛查策略，这是因为异步

筛查策略利用了慢性病诊断结果这一信息并及时对并发症筛查策略进行了调整。

8.4.2　模型求解

为了求解异步筛查最优策略，本章对第 7 章中的 DBBST 算法进行了调整与改进，以使得 DBBST 算法能够解决本章的问题。如图 8-4 所示，已知 Π_t，本章分别遍历所有的慢性病筛查决策 $a_C \in \mathcal{A}_C$ 得到 t 时刻各个 o_C 下的所有可达中间信念状态集合 $\bar{\Pi}_t'(o_C)$，同时遍历所有的慢性病筛查决策 $a_C \in \mathcal{A}_C$，并发症筛查决策 $a_I \in \mathcal{A}_I$，得到 $t+1$ 时刻各个 o_C 下的可达初始信念状态集合 $\Pi_{t+1}'(o_C)$，进而得到 $t+1$ 时刻的可达初始信念状态集合 $\Pi_{t+1}' = \cup_{o_C \in \mathcal{O}_C} \Pi_{t+1}'(o_C)$。接着，本章分别利用 DBBST 算法对 $\bar{\Pi}_t'(o_C)$ 以及 Π_{t+1}' 进行筛选得到 $\bar{\Pi}_t(o_C)$ 以及 Π_{t+1}。该估算方法得到的是各个信念状态上的期望长期回报下界，因此该估算方法主要用于获取可行的动态异步筛查策略，在数据实验部分本章主要通过仿真实验对比各策略指导下的期望长期回报。

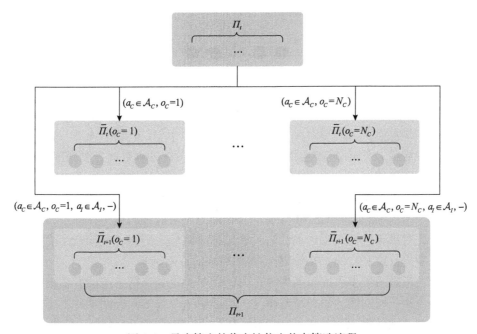

图 8-4　异步筛查的代表性信念状态筛选流程

8.5　数 据 实 验

由于长期受到病毒的侵扰，CHC 患者的肝脏会出现不同程度的纤维化。在肝纤维化发展到一定程度后，CHC 患者可能会患肝细胞癌。相较于肝纤维化，肝细胞癌的恶化速度明显更快，致死率明显更高。因此，药物治疗有效控制 CHC 患者的肝纤维化病情以预防肝细胞癌是提升 CHC 患者生活质量以及延长患者寿命的关键。CHC 患者中，肝纤维化可能引发肝细胞癌。结合本章背景，肝纤维化是慢性病，肝细胞癌则是其对应的并发症。

根据 METAVIR 评分系统(Bedossa and Poynard, 1996)，肝纤维化程度被分为 F0～F4 等 5 个分期，除此之外，还存在失代偿性肝硬化(decompensatory cirrhosis, DC)这一额外分期。F0～F2 分期下的 CHC 患者不存在肝细胞癌风险，F4 和 DC 均为肝硬化，本章中统称为 ≥F4 阶段。因此，本章中慢性病状态空间为 $\mathcal{H}_C$ = {0(≤ F2),1(F3),2(≥F4),3(死亡)}。无任何干预措施的情况下，CHC 患者的肝纤维化状态恶化是不可逆的，但是随着抗病毒药物的发展，尤其是直接抗病毒药物(direct-acting antiviral agent, DAA)问世后，药物治疗对 CHC 患者的肝纤维化病情以及患者生活质量均带来了显著的提高，但是其价格也是比较昂贵的。为了保证药物作用的效果以及避免患者过度的医疗支出，通过适时的肝纤维化筛查有针对性地对患者采取药物治疗是肝纤维化管理中的关键，当前主流的肝纤维化筛查方法为 TE。

类似地，BCLC 系统(Forner et al., 2010)根据肿瘤直径大小将肝细胞癌的严重程度分为 BCLC-A～D 四个分期。相关研究对这种分期按照肿瘤直径进行了整合(Chen et al., 2018)，最终患者的分期被分为无肿瘤、小型(直径≤2 厘米, BCLC-0)、中型(直径 2～5 厘米, BCLC-A)和大型肿瘤(直径>5 厘米, BCLC-B/C/D)等 4 个状态。从而，并发症状态空间为 $\mathcal{H}_I$ = {0(无),1(小型),2(中型),3(大型),4(死亡)}。由于癌症发展无症状，肝细胞癌筛查能帮助决策者及时发现并有效治疗肝细胞癌患者。但是，过于频繁的肝细胞癌筛查可能造成患者过度的医疗支出。因此，利用恰当的肝细胞癌筛查策略寻求患者治疗效果与筛查支出之间的最优平衡是肝细胞癌管理的目标。本章考虑结合 US 和 MRI 两种诊断方法对肝细胞癌进行筛查，其主要步骤为：先对患者进行 US 诊断，若诊断结果为阴性，则患者被诊断为阴性；否则，对患者进行进一步的 MRI 诊断并得到最终的诊断结果。

临床上考虑的最小筛查间隔为 3 个月，但是无论是当前主流的肝细胞癌筛查指南还是个别非周期性的筛查策略研究，均证明 3 个月的筛查间隔并不能使患者的成本效益达到最优。此外，DAA 作用的有效期也被证实在 6 个月后消失。因此，综合考虑药物治疗的有效期以及筛查指南建议，本章考虑的最小筛查间隔为 6 个月。同时，根据相关肝细胞癌筛查研究，本章将患者的肝纤维化和肝细胞癌常规筛查年龄段定为 40～100 岁。因此，本章的决策时刻为 $t \in \{1,\cdots,121\}$。

综合以上两个目标，本节将研究如何个性化地为 CHC 患者制定肝纤维化以及肝细胞癌筛查策略，间接优化患者的药物治疗方案，进而使得每位患者在生活质量与医疗支出之间实现最优平衡。

8.5.1　参数估计

本章中的参数主要参考了第 7 章基于肝纤维化状态的肝细胞癌筛查研究案例中的参数值，但是该研究并没有考虑肝纤维化药物治疗，同时假设肝纤维化筛查完全准确，因此本章还需要对患者的肝纤维化状态转移概率矩阵以及肝纤维化筛查观测概率矩阵进行估计。

1）肝纤维化状态转移概率矩阵

慢性病状态转移概率矩阵分为 OT 矩阵 $P_t^{OT} = [p_t^{OT}(l_C' \mid h_C)]$ 和 NT 矩阵 $P_t^{NT} = [p_t^{NT}(l_C' \mid h_C)]$。接下来，本章将根据其他临床研究的实验结果分别对两个矩阵中的参数进行估计。在矩阵参数估计过程中，根据 Chen 等（2018）的假设，由于肝纤维化病程自然发展缓慢，其状态在 3 个月内只在相邻状态之间转变。因此，接下来的矩阵估计过程中，本章均先假设 3 个月间隔的矩阵 P，之后再根据矩阵运算 $P \cdot P$ 得到单位间隔 6 个月内的状态转移概率矩阵。

Dolmazashvili 等（2017）对 304 名肝纤维化初始分期 F3 和 F4 且采取直接口服抗病毒药物的 CHC 患者进行了随访调查，并记录了 4 个随访时间点上受访者肝纤维化的状态分布，4 个随访时间点分别为开始用药时、停药时、停药后 12 周（3 个月）以及停药后 24 周（6 个月），在本章中用标签 1～4 对 4 个时间点进行标记。据 Dolmazashvili 等（2017）的统计，尽管大多数患者体内的持续病毒学应答（sustained virologic response，SVR）在停药 6 个月后依然能被观测到，但是药物作用导致的肝纤维化状态好转情况仅仅持续到停药 3 个月，因此本章假设药物作用截止于停药后 3 个月。同时，大部分药物治疗方案的最短时间为 3 个月，因此从药物治疗开始到药物作用失效共经历 6 个月，即单位间隔。为估算 OT 矩阵，本章将文中的 F0～F2 整合为 ≤ F2 这一个状态，并将时期 i 的肝纤维化状态分布整合为对应的向量 $w_i, i = 1, 2, 3, 4$。在 OT 矩阵中，药物作用使得慢性病状态可能好转，因此不考虑死亡率时，3 个月间隔上的慢性病状态转移概率矩阵为

$$P_{OT,3\text{-mon}} = \begin{pmatrix} p_{OT}^{00} & 1 - p_{OT}^{00} & 0 \\ p_{OT}^{10} & p_{OT}^{11} & 1 - p_{OT}^{10} - p_{OT}^{11} \\ 0 & 1 - p_{OT}^{22} & p_{OT}^{22} \end{pmatrix} \quad (8\text{-}20)$$

其中，各上标 xy 表示肝纤维化状态从 x 转移至 y。利用 3 个月内的 OT 矩阵估算得到的药物作用失效时（时间点 3）的肝纤维化状态分布 $\hat{w}_3(P_{OT,3\text{-mon}})$ 为

$$\hat{w}_3(P_{OT,3\text{-mon}}) = w_1 \cdot P_{OT,3\text{-mon}} \cdot P_{OT,3\text{-mon}} \quad (8\text{-}21)$$

估算的均方误差为

$$\varepsilon_{OT}(P_{OT,3\text{-mon}}) = \left\| \hat{w}_3(P_{OT,3\text{-mon}}) - w_1 \right\|_2 \tag{8-22}$$

接下来，本章利用线性规划算法解决以下优化问题

$$\min_{p_{OT}^{00}, p_{OT}^{10}, p_{OT}^{11}, p_{OT}^{22}} \varepsilon_{OT}(P_{OT,3\text{-mon}})$$

$$\text{s.t. } 0 < p_{OT}^{00}, p_{OT}^{10}, p_{OT}^{11}, p_{OT}^{22} < 1 \tag{8-23}$$

$$p_{OT}^{10} + p_{OT}^{11} < 1$$

代入 $w_1 = (0.000, 0.434, 0.566)$，$w_3 = (0.358, 0.270, 0.372)$，可以估算得到

$$P_{OT,3\text{-mon}} = \begin{pmatrix} 0.871\,12 & 0.128\,88 & 0 \\ 0.517\,26 & 0.376\,23 & 0.106\,51 \\ 0 & 0.266\,36 & 0.733\,64 \end{pmatrix} \tag{8-24}$$

接下来，考虑 t 时刻的自然死亡率 m_t 以及由肝纤维化额外导致的死亡率 $m_C(h_C)$，可以得到 t 时刻 3 个月内的 OT 矩阵 $P_t^{OT,3\text{-mon}}$ 为

$$\begin{pmatrix} 0.871\,12(1-m_t-m_C(0)) & \cdots & 0 & m_t+m_C(0) \\ 0.517\,26(1-m_t-m_C(1)) & \cdots & 0.106\,51(1-m_t-m_C(1)) & m_t+m_C(1) \\ 0 & \cdots & 0.733\,64(1-m_t-m_C(2)) & m_t+m_C(2) \\ 0 & \cdots & 0 & 1 \end{pmatrix} \tag{8-25}$$

从而 OT 矩阵为

$$P_t^{OT} = P_t^{OT,3\text{-mon}} \cdot P_t^{OT,3\text{-mon}} \tag{8-26}$$

当患者不接受药物治疗时，其慢性病状态不可能好转，此时不考虑死亡率的 3 个月间隔上的慢性病状态转移概率矩阵为

$$P_{NT,3\text{-mon}} = \begin{pmatrix} 1-p_{NT}^{01} & p_{NT}^{01} & 0 \\ 0 & 1-p_{NT}^{12} & p_{NT}^{12} \\ 0 & 0 & 1 \end{pmatrix} \tag{8-27}$$

根据 Thein 等(2008)的荟萃回归分析，各肝纤维化分期下的年恶化概率分别为：F2 至 F3 为 0.120，F3 至 F4 为 0.116。由此，本章可以将其转化为 3 个月间隔的转移概率，可得 $p_{NT}^{01} = 0.031\,45$，$p_{NT}^{12} = 0.030\,35$，从而

$$P_{NT,3\text{-mon}} = \begin{pmatrix} 0.968\,55 & 0.031\,45 & 0 \\ 0 & 0.969\,65 & 0.030\,35 \\ 0 & 0 & 1 \end{pmatrix} \tag{8-28}$$

考虑 t 时刻的慢性病死亡率，则 t 时刻 3 个月内的 NT 矩阵 $P_t^{NT,3\text{-mon}}$ 为

$$
\begin{pmatrix}
0.968\,55(1-m_t-m_C(0)) & \cdots & 0 & m_t+m_C(0) \\
0 & \cdots & 0.030\,35(1-m_t-m_C(1)) & m_t+m_C(1) \\
0 & \cdots & 1-m_t-m_C(2) & m_t+m_C(2) \\
0 & \cdots & 0 & 1
\end{pmatrix}
\tag{8-29}
$$

2) 肝纤维化筛查观测概率矩阵

Lupşor 等 (2008) 对 318 名 CHC 患者进行了 TE 检查并通过穿刺检查结果对 TE 检查结果在识别 F3 和 F4 分期上的敏感性和特异性进行了统计分析。其中，进展性肝纤维化二元诊断 ($\geqslant$F3) 的敏感性和特异性分别为 0.8679 和 0.8396，肝硬化二元诊断 ($\geqslant$F4) 的敏感性和特异性分别为 0.8696 和 0.9076。同时，他们给出了各分期下的患者比例：F0$\sim$F2 为 67.3%，F3 为 11.4%，F4 为 21.3%。经计算可知，各状态下的人数分别为 214、36 和 68。

当采用 TE 进行筛查时，肝纤维化筛查观测概率矩阵为

$$
O_C^{E_C} =
\begin{pmatrix}
p(0|0) & p(1|0) & 1-p(0|0)-p(1|0) \\
p(0|1) & p(1|1) & 1-p(0|1)-p(1|1) \\
p(0|2) & p(1|2) & 1-p(0|2)-p(1|2)
\end{pmatrix}
\tag{8-30}
$$

对应各状态下的人数分别为

$$
\begin{pmatrix}
180 & N_{01} & 34-N_{01} \\
N_{10} & N_{11} & 36-N_{10}-N_{11} \\
N_{20} & 9-N_{20} & 59
\end{pmatrix}
\tag{8-31}
$$

结合 $\geqslant$F3 的敏感性计算公式可知，

$$
104-N_{10}-N_{20}=104\times0.8696=90
\tag{8-32}
$$

即

$$
N_{10}+N_{20}=14
\tag{8-33}
$$

同时，结合肝硬化二元诊断 (F4) 的特异性计算公式可知，

$$
180+N_{01}+N_{10}+N_{11}=(214+36)\times0.9076=227
\tag{8-34}
$$

即

$$
N_{01}+N_{10}+N_{11}=47
\tag{8-35}
$$

由于识别 F3 和 F4 所采取的肝硬度截断值分别为 9.1 千帕和 11.85 千帕，按照比例关系，本章假设

$$\frac{N_{01}}{34-N_{01}}=\frac{9-N_{20}}{N_{20}}=\frac{1-\left(\dfrac{9.1}{11.85}\right)^2}{\left(\dfrac{9.1}{11.85}\right)^2}=0.6957 \tag{8-36}$$

取最符合该等式的人数，从而 $N_{01}=14$，$N_{20}=5$，进而最终估计的各肝纤维化状态和对应诊断结果之间的人数关系为

$$\begin{pmatrix}180 & 14 & 20 \\ 9 & 24 & 3 \\ 5 & 4 & 59\end{pmatrix} \tag{8-37}$$

经计算，本章得到

$$O_C^{E_C}=\begin{pmatrix}0.841 & 0.065 & 0.094 \\ 0.25 & 0.667 & 0.083 \\ 0.073 & 0.059 & 0.868\end{pmatrix} \tag{8-38}$$

当不采用 TE 进行筛查时，本章假设决策者为了避免错误治疗的风险，不会对患者采取慢性病干预，从而

$$O_C^{W_C}=\begin{pmatrix}1 & 0 & 0 \\ 1 & 0 & 0 \\ 1 & 0 & 0\end{pmatrix} \tag{8-39}$$

3）并发症状态转移概率矩阵

根据 Thompson Coon 等（2008）给出的每月肝细胞癌恶化风险率，本章可以得到每 3 个月的肝细胞癌恶化风险率分别为：小型肿瘤至中型肿瘤 0.158 77，中型肿瘤至大型肿瘤 0.104 16。同时，Chen 等（2018）校正了各慢性病状态下发展形成小型肝细胞癌的年风险率：F3：0.008，CC：0.016，DC：0.078。由于肝硬化状态（≥F4）包含 F4 和 DC 两种，本章按照 Kabiri 等（2014）给出的 F4 和 DC 人数占比，对肝硬化状态下发展出小型肝细胞癌的年风险率进行了加权计算，其值为 0.022，并将以上风险率转化为 3 个月的风险率：F3 状态下为 0.002，肝硬化状态下为 0.006，从而 3 个月间隔上某慢性病状态 h_C 下的并发症状态转移概率 P_{h_C} 如下

$$P_{\geqslant\text{F2,3-mon}}=\begin{pmatrix}1 & 0 & 0 & 0 \\ 0 & 0.841\,23 & 0.158\,77 & 0 \\ 0 & 0 & 0.895\,84 & 0.104\,16 \\ 0 & 0 & 0 & 1\end{pmatrix} \tag{8-40}$$

$$P_{\text{F3,3-mon}} = \begin{pmatrix} 0.998 & 0.002 & 0 & 0 \\ 0 & 0.841\,23 & 0.158\,77 & 0 \\ 0 & 0 & 0.895\,84 & 0.104\,16 \\ 0 & 0 & 0 & 1 \end{pmatrix} \tag{8-41}$$

$$P_{\geqslant\text{F4,3-mon}} = \begin{pmatrix} 0.993 & 0.007 & 0 & 0 \\ 0 & 0.841\,23 & 0.158\,77 & 0 \\ 0 & 0 & 0.895\,84 & 0.104\,16 \\ 0 & 0 & 0 & 1 \end{pmatrix} \tag{8-42}$$

考虑死亡率, 则

$$P_{t,\geqslant\text{F2, 3-mon}} = \begin{pmatrix} 1\cdot\left(1-m_t-m_I(0)\right) & \cdots & 0 & m_t+m_I(0) \\ 0 & \cdots & 0 & m_t+m_I(1) \\ 0 & \cdots & 0.104\,16\left(1-m_t-m_I(2)\right) & m_t+m_I(2) \\ 0 & \cdots & 1\cdot\left(1-m_t-m_I(3)\right) & m_t+m_I(3) \\ 0 & \cdots & 0 & 1 \end{pmatrix} \tag{8-43}$$

$$P_{t,\text{F3, 3-mon}} = \begin{pmatrix} 0.998\left(1-m_t-m_I(0)\right) & \cdots & 0 & m_t+m_I(0) \\ 0 & \cdots & 0 & m_t+m_I(1) \\ 0 & \cdots & 0.104\,16\left(1-m_t-m_I(2)\right) & m_t+m_I(2) \\ 0 & \cdots & 1\cdot\left(1-m_t-m_I(3)\right) & m_t+m_I(3) \\ 0 & \cdots & 0 & 1 \end{pmatrix} \tag{8-44}$$

$$P_{t,\geqslant\text{F4, 3-mon}} = \begin{pmatrix} 0.994\left(1-m_t-m_I(0)\right) & \cdots & 0 & m_t+m_I(0) \\ 0 & \cdots & 0 & m_t+m_I(1) \\ 0 & \cdots & 0.104\,16\left(1-m_t-m_I(2)\right) & m_t+m_I(2) \\ 0 & \cdots & 1\cdot\left(1-m_t-m_I(3)\right) & m_t+m_I(3) \\ 0 & \cdots & 0 & 1 \end{pmatrix} \tag{8-45}$$

从而单位间隔上各慢性病状态 h_C 下的并发症状态转移概率为

$$P_{t,h_C} = P_{t,h_C,\,3\text{-mon}} \cdot P_{t,h_C,\,3\text{-mon}} \tag{8-46}$$

4) 相关医疗支出

肝纤维化年基础支出分别为 ≤ F2：683 美元, F3：1394 美元, F4：1626 美元,

DC：18 024 美元，对 F4 和 DC 两种状态下的年基础支出经加权计算后为 ≥ F4：2988 美元；此外，本章假设患者均服用利巴韦林进行治疗，每周药物费用为 588 美元 (Chhatwal et al., 2013)，每 3 个月为一个疗程，一共为 7560 美元。因此，单位周期内治疗费用一共为 ≤ F2：342 美元, F3: 8257 美元, ≥ F4：9054 美元。单位周期内不治疗的费用为 ≤ F2：342 美元, F3: 697 美元, ≥ F4：1494 美元。此外，TE 的单位检查费用为 185 美元，US 和 MRI 单位检查费用分别为 185 美元和 1200 美元。

8.5.2　对比实验一：与周期性策略的对比

为了了解各联合策略的实际表现，本章对各周期性联合筛查策略以及动态联合筛查策略下 CHC 患者从 40 岁开始考虑肝纤维化和肝细胞癌筛查到死亡这一段时间内的健康状态变化进行了模拟实验。模拟实验中，每位患者的初始肝纤维化和肝细胞癌状态根据 Kabiri 等 (2014) 的仿真实验中得到的各状态患者的比例随机生成。同时，在每个决策点上，仿真模型会提前对各筛查决策下不同状态下的观测结果以及各筛查决策下不同状态的状态转移情况分别按照对应的观测概率以及状态转移概率进行随机生成，然后再根据各联合筛查策略下当前的筛查决策找到对应的观测结果和状态转移结果。以上的操作能够排除其他随机因素对仿真结果的影响，保证各筛查策略的仿真结果是完全由各决策点上的筛查决策差异导致的。利用该仿真模型，本章对 50 000 名 CHC 患者的状态转移情况进行了仿真，50 000 名患者的初始状态情况如表 8-1 所示。

表 8-1　仿真实验初始状态人数及比例分布

初始状态	人数（比例）
≤ F2，无肿瘤	34 988（69.976%）
F3，无肿瘤	5 246（10.492%）
F3，小型肿瘤	107（0.214%）
≥ F4，无肿瘤	9 354（18.708%）
≥ F4，小型肿瘤	305（0.610%）

在肝纤维化和肝细胞癌筛查指南中，通常考虑的筛查周期一般为 6 个月、12 个月以及 24 个月。同时，不进行任何筛查常被当作对照组。因此，对于每种疾病，本章考虑不筛查 (No-sur)、6 个月 (6-mon)、12 个月 (12-mon)、24 个月 (24-mon) 等 4 种周期性筛查策略。组合两种疾病的筛查周期之后，一共可以得到如表 8-2 所示的 16 种周期性联合筛查策略。表 8-2 列出了 ASD 模型提供的异步筛查策略与当前的周期性筛查策略下 40 岁 CHC 患者群体的累计期望回报、剩余 QALY、剩余寿命以及成本等指标的对比。

表 8-2 不同筛查策略下 CHC 患者的主要衡量指标均值对比

策略	累计期望回报/美元	剩余 QALY	剩余寿命	成本/美元
No-sur + No-sur	694 363.2	14.136	17.953	12 450.9
No-sur + 6-mon	696 042.1	14.817	18.936	44 855.0
No-sur + 12-mon	699 513.4	14.760	18.857	38 502.4
No-sur + 24-mon	699 987.9	14.649	18.700	32 456.2
6-mon + No-sur	926 253.5	21.481	27.810	147 819.0
6-mon + 6-mon	918 197.8	21.675	28.067	165 528.3
6-mon + 12-mon	924 720.9	21.658	28.045	158 200.6
6-mon + 24-mon	927 191.8	21.629	28.007	154 239.9
12-mon + No-sur	934 391.4	20.565	26.377	93 863.7
12-mon + 6-mon	928 034.7	20.829	26.736	113 437.0
12-mon + 12-mon	933 787.9	20.812	26.715	106 804.6
12-mon + 24-mon	936 055.7	20.769	26.657	102 390.8
24-mon + No-sur	890 647.4	19.043	24.309	61 518.0
24-mon + 6-mon	886 390.7	19.403	24.808	83 779.6
24-mon + 12-mon	891 594.3	19.379	24.776	77 348.0
24-mon + 24-mon	892 990.7	19.323	24.702	73 149.5
异步筛查策略	982 712.1	21.523	27.559	93 440.1

同时，图 8-5 直观地展示了肝细胞癌筛查周期不变的情况下，患者的期望长期回报随肝纤维化筛查周期变长的变化情况，图 8-6 展示了肝纤维化筛查周期不变的情况下，患者的期望长期回报随肝细胞癌筛查周期逐渐变长的变化情况。

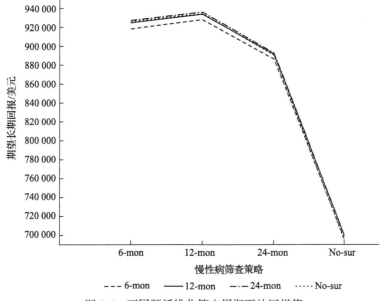

图 8-5 不同肝纤维化筛查周期下的回报值

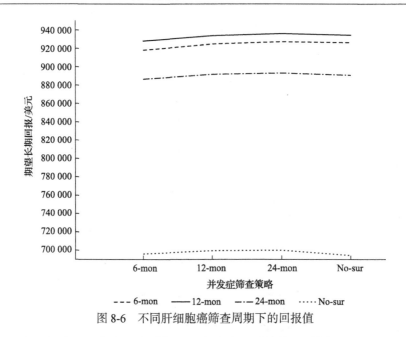

图 8-6　不同肝细胞癌筛查周期下的回报值

结合表 8-2 以及图 8-5 和图 8-6，本章有如下发现。

(1)相较于无任何筛查策略，慢性病筛查和并发症筛查均能够有效提升患者的期望长期回报、剩余寿命以及剩余 QALY。但是，慢性病筛查和并发症筛查的提升效果存在较大差异。相较于无任何筛查策略下的长期回报(694 363.2 美元)，如图 8-6 中各趋势图所示的各周期性慢性病筛查策略的提升效果明显优于如图 8-5 所示的周期性并发症筛查策略，这说明对肝纤维化治疗能够有效预防肝细胞癌。

(2)无论是肝纤维化还是肝细胞癌筛查，患者的期望长期回报总体随筛查周期变长而呈现先增后减的凸函数性质，这种凸函数性质体现了患者的医疗支出与治疗效果之间的矛盾。

(3)如图 8-5 所示，无论采取何种周期性肝纤维化筛查策略，每间隔 24 个月进行一次肝纤维化筛查均取得了最高的期望长期回报。相较于之前的相关研究结论(Andersson et al.，2008；Thompson Coon et al.，2008)，考虑肝纤维化治疗这一慢性病干预措施后，最佳肝细胞癌筛查间隔由 6~12 个月延长到 24 个月，这说明慢性病干预可以有效降低并发症风险。

(4)在所有的周期性联合筛查策略中，12-mon + 24-mon 的表现最优。而且，无论肝纤维化筛查周期如何变化，24 个月均是最佳肝细胞癌筛查周期；同样，如图 8-6 所示，无论肝细胞癌筛查周期如何改变，每间隔 12 个月进行一次肝纤维化筛查均取得了最高的期望长期回报。总的来说，12-mon + 24-mon 的联合筛查策略在周期性联合筛查策略中是具有支配性优势的。

然而，表 8-2 显示，在期望长期回报、剩余寿命、剩余 QALY 以及成本 4 个维度上，ASD 模型给出的异步筛查策略全面领先当前最优的 12-mon + 24-mon 周期性联合策略。具体地说，在异步筛查策略指导下，每位 CHC 患者可以用低于 12-mon + 24-mon 策略 8950.7 美元的成本实现 0.902 年的预期寿命提升以及 0.754 单位 QALY 的提升，异步筛查策略相较于周期性筛查策略的提升无疑是支配性的。

8.5.3 对比实验二：与其他动态筛查策略的对比

除与周期性筛查策略进行对比以外，为体现同时考虑个性化慢性病筛查和并发症筛查的优点，本章设置了两个分别只考虑慢性病动态筛查和并发症动态筛查的策略，分别为策略 1 和策略 2。为体现本章提出的异步筛查策略充分利用慢性病筛查信息调整并发症筛查策略的优点，本章还额外设置了考虑个性化慢性病筛查和并发症筛查同时进行的同步筛查策略 3，其余三种策略的设置分别如下。

策略 1：单独考虑慢性病动态筛查，不考虑并发症动态筛查。在该策略下，每个决策点初始决策者根据患者的信念状态制定慢性病筛查策略，并根据相应策略下的慢性病诊断结果提供相应的慢性病干预方案，随后对患者进行并发症筛查。

策略 2：单独考虑并发症动态筛查，不考虑慢性病动态筛查。在该策略下，每个决策点初始决策者会对患者进行慢性病筛查，根据慢性病筛查结果提供相应的慢性病干预方案，并动态调整并发症筛查策略。

策略 3：同时考虑慢性病和并发症动态筛查。在该策略下，每个决策点初始决策者根据患者的信念状态同时对慢性病筛查策略和并发症筛查策略进行调整。在此后，根据相应策略下的慢性病诊断结果提供相应的慢性病干预方案，但并发症筛查决策不再随当前的慢性病诊断结果而改变。

如表 8-3 所示，4 个动态策略均考虑了关于某一种疾病的筛查。但是，策略 1 和策略 2 均只考虑了一种疾病的动态筛查，策略 3 虽然同时考虑了慢性病和并发症动态筛查，但是没有考虑慢性病状态对并发症风险的影响，慢性病和并发症动态筛查是同时进行而非序贯决策的。只有本章提出的 ASD 模型所制定的策略，既同时考虑了两种疾病的决策，又对慢性病和并发症的动态筛查顺序进行了区分，并充分利用慢性病动态筛查与并发症动态筛查之间的慢性病诊断结果这一信息，及时对并发症动态筛查决策进行了调整和优化。

表 8-3 各动态策略结构对比

策略	慢性病干预	慢性病动态筛查	并发症动态筛查	序贯动态筛查
策略 1	√	√	×	×
策略 2	√	×	√	×
策略 3	√	√	√	×
ASD 策略	√	√	√	√

为体现动态筛查相较于周期性筛查的优势，本章将 8.5.2 节中最优的周期性 12-mon + 24-mon 筛查策略作为基准策略，在本节中 12-mon + 24-mon 策略简称为

周期性策略。图 8-7 展现了不同筛查策略指导下 CHC 患者的期望长期回报。

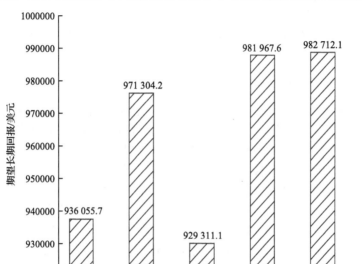

图 8-7　各策略下 CHC 患者的期望长期回报均值对比

除策略 2 外，其他动态筛查策略的表现均优于周期性策略。但是，这并不意味着个性化筛查的表现可能比一刀切的周期性筛查要差。对比表 8-2 中各肝纤维化筛查周期为 6 个月的周期性策略下的最高期望长期回报 927 191.8 美元，策略 2 依然通过个性化肝细胞癌筛查取得了 2119.3 美元的提升。策略 2 之所以不如最优周期性策略，是因为它们采取了不同的周期性肝纤维化筛查策略。由于肝纤维化的有效性，每 6 个月进行一次慢性病筛查并开展对应的慢性病干预虽然能够最大限度地降低并发症风险，但是却使患者面临更加高昂的医疗支出。而其他 3 种动态策略则均考虑了个性化制定慢性病筛查策略，相当于同时对慢性病干预策略也进行了优化。这一发现侧面证明了慢性病管理中"治未病"比"治已病"更重要。

此外，同时考虑两种疾病动态筛查的策略优于周期性策略和单独考虑一种疾病动态筛查的策略 1 和策略 2，在期望长期回报上的提升幅度高达 10 663.4～52 656.5 美元。这证明了慢性病共病管理中，对多个管理环节进行联合优化至关重要。

最后，在异步筛查策略的指导下，CHC 患者的期望长期回报可以在策略 3 的基础上再提升 744.5 美元，因此异步筛查策略是所有联合筛查策略中最优的。与策略 3 相比，异步筛查策略额外利用了每次肝纤维化筛查决策后的观测结果，并及时地对肝细胞癌风险以及对应的肝细胞癌筛查决策进行了调整优化。策略 3 也应用了每次肝纤维化筛查决策后的观测结果，但是策略 3 只将其用于下一决策点的初始信念状态更新，没有在当前时刻利用这一信息。

为了进一步凸显异步筛查策略相较于其他策略的优越性，本章对仿真实验中各联合筛查策略指导下的具有不同初始状态的 5 个子群体的期望长期回报进行了统计与对比分析，绘制了如图 8-8 所示的各子群体在不同动态策略下与周期性策

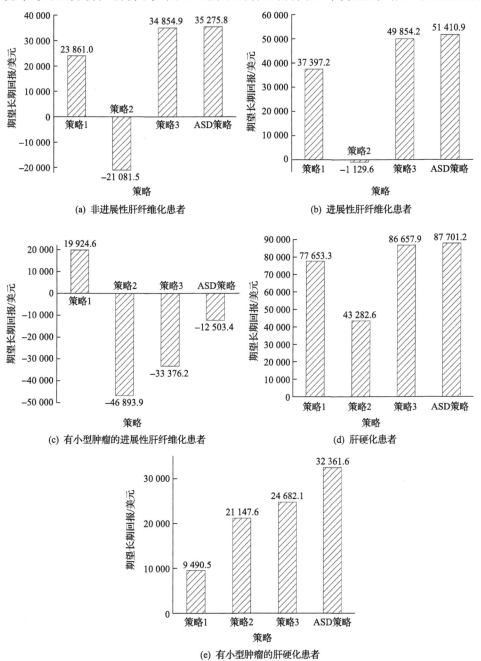

图 8-8 各动态策略下各初始状态患者的期望长期回报情况

略下的期望长期回报差值柱状图。

在异步筛查策略指导下，除有小型肿瘤的进展性肝纤维化患者这一子群体的期望长期回报不及周期性策略和策略 1 外，其他子群体均能获得比其他策略更高的期望长期回报。这也意味着相较于策略 2 和策略 3，异步筛查策略能够提升所有不同初始状态的 CHC 患者的期望长期回报。结合图 8-8(a) 至图 8-8(e)，相较于策略 3，各初始状态患者在异步筛查策略指导下的期望长期回报分别提升了420.9 美元、1556.8 美元、20 872.8 美元、1043.4 美元、7679.5 美元，其中 20 872.8美元和 7679.5 美元分别对应有小型肿瘤的进展性肝纤维化患者以及有小型肿瘤的肝硬化患者，而其他 3 个提升值对应的则是无小型肿瘤的子群体。由此可见，异步筛查策略对于并发症更严重的患者的期望长期回报提升效果更好。这个结果在临床实践中非常有意义，因为病情更严重的患者面临着糟糕的生活质量和高昂的医疗支出，而异步筛查策略能够帮助这些患者经济、高效地提升生活质量，这可能使得更多低收入但病情严重的患者能够负担得起医药费，进而让医疗惠及更多人。

总体而言，异步筛查策略在两方面优于其他策略。一方面，异步筛查策略能够指导决策者更好地对 CHC 患者进行肝纤维化筛查、肝纤维化用药治疗以及肝细胞癌筛查等三个环节的综合管理，实现更高的期望长期回报。另一方面，异步筛查策略能够通过充分利用肝纤维化筛查信息及时调整肝细胞癌筛查策略，实现对所有初始肝纤维化和肝细胞癌状态不同的 CHC 患者更好的慢性病共病管理，且异步筛查策略能够显著帮助病情严重的患者更经济、有效地实现生活质量的提升。

8.6　本章小结

针对慢性病患者的慢性病病情与并发症风险综合性管理，本章提出了一种"慢性病筛查+慢性病干预+并发症筛查"的共病管理范式。在该范式下，决策者需要异步对患者的慢性病和并发症筛查决策进行调整。为此，本章提出了一种慢性病和并发症联合个性化筛查策略，实现对多管理决策的联合优化。该联合筛查策略主要有以下创新。

首先，该方法通过对慢性病筛查的动态调整实现了对慢性病筛查策略和慢性病干预策略的联合优化。在该方法下，每种慢性病诊断结果对应固定的慢性病干预方案，且当不对患者进行筛查或患者被诊断为不存在并发症风险时，慢性病干预方案为不进行干预。因此，慢性病筛查决策的调整不仅意味着慢性病筛查策略的改变，也意味着对应的慢性病干预策略的调整。

其次，该方法考虑了不准确慢性病筛查及由其引发的错误治疗为患者带来的负面影响。不准确慢性病筛查为患者带来的负面影响包括健康和医疗支出两方面：低估慢性病病情导致慢性病干预无效果，进而导致无效的医疗支出；高估慢性病病情导致更高的医疗支出。基于已知的慢性病状态，现有的慢性病干预策略关注通过用药选择和用药剂量优化实现患者健康目标提升。相较于现有的慢性病干预策略，联合筛查策略能够指导决策者在不准确慢性病筛查下适时筛查和给药以实现患者健康和医疗支出的综合管理。

最后，该方法首次实现了包含慢性病筛查决策与并发症筛查决策的多决策异步优化。慢性病与并发症联合筛查模型中新信息出现的时间节点与以往的多决策研究（You and Hua，2022）不同。在以往的多决策变量优化问题中，无论同步或异步确定同一个时刻的各个决策，均不会在前一个决策与后一个决策之间出现新的信息，从而同步与异步决定多决策变量没有差别。但是，在慢性病与并发症联合筛查模型中，决策者做出相应的慢性病筛查决策之后马上会出现反映患者慢性病状态的慢性病诊断结果这一新信息，决策者通过学习新信息进一步做出对应的并发症决策。在同步决策下，决策者在慢性病信息出现之前便做了并发症筛查决策，这意味着此时决策者没有学习新信息并进一步优化并发症决策。因此，只有通过异步筛查决策本章才能实现对慢性病患者的期望长期回报最优化目标。为此，该方法构建了一个包含两个筛查决策变量的两阶段强化学习模型，并对模型的结构以及目标函数进行了对应调整。

在对 CHC 患者的肝纤维化和肝细胞癌联合管理仿真实验中，无论在针对患者整体还是各肝纤维化状态的子群体的管理方面，本章提出的联合筛查策略均优于其他周期性策略或动态筛查策略。

参 考 文 献

王明伟. 2022. 糖尿病并发症的发病机制及其药物治疗研究进展. 继续医学教育, 36(4): 157-160.

杨一歌, 李鹤, 张秀立, 等. 2022. 慢性肾病及相关并发症治疗药物研究进展. 药学学报, 57(9): 2682-2695.

Andersson K L, Salomon J A, Goldie S J, et al. 2008. Cost effectiveness of alternative surveillance strategies for hepatocellular carcinoma in patients with cirrhosis. Clinical Gastroenterology and Hepatology, 6(12): 1418-1424.

Ayer T, Alagoz O, Stout N K, et al. 2016. Heterogeneity in women's adherence and its role in optimal breast cancer screening policies. Management Science, 62(5): 1339-1362.

Baucum M, Khojandi A, Vasudevan R, et al. 2023. Optimizing patient-specific medication regimen policies using wearable sensors in Parkinson's disease. Management Science, 69(10): 5964-5982.

Bedossa P, Poynard T. 1996. An algorithm for the grading of activity in chronic hepatitis C. Hepatology, 24(2): 289-293.

Bhattacharya D, Aronsohn A, Price J, et al. 2023-05-25. Hepatitis C guidance 2023 update: AASLD-IDSA recommendations for testing, managing, and treating hepatitis C virus infection. https://pubmed.ncbi.nlm.nih.gov/37229695/.

Boyd S, Vandenberghe L. 2004. Convex Optimization. Cambridge: Cambridge University Press.

Chen Q S, Ayer T, Chhatwal J. 2018. Optimal M-switch surveillance policies for liver cancer in a hepatitis C-infected population. Operations Research, 66(3): 673-696.

Chhatwal J, Ferrante S A, Brass C, et al. 2013. Cost-effectiveness of boceprevir in patients previously treated for chronic hepatitis C genotype 1 infection in the United States. Value in Health, 16(6): 973-986.

Dolmazashvili E, Abutidze A, Chkhartishvili N, et al. 2017. Regression of liver fibrosis over a 24-week period after completing direct-acting antiviral therapy in patients with chronic hepatitis C receiving care within the national hepatitis C elimination program in Georgia: results of hepatology clinic HEPA experience. European Journal of Gastroenterology & Hepatology, 29(11): 1223-1230.

Easley D, Kiefer N M. 1988. Controlling a stochastic process with unknown parameters. Econometrica, 56(5): 1045-1064.

Forner A, Reig M E, de Lope C R, et al. 2010. Current strategy for staging and treatment: the BCLC update and future prospects. Seminars in Liver Disease, 30(1): 61-74.

Hajjar A, Alagoz O. 2023. Personalized disease screening decisions considering a chronic condition. Management Science, 69(1): 260-282.

Hosseini M M, Zargoush M, Alemi F, et al. 2020. Leveraging machine learning and big data for optimizing medication prescriptions in complex diseases: a case study in diabetes management. Journal of Big Data, 7(1): 1-24.

Kabiri M, Jazwinski A B, Roberts M S, et al. 2014. The changing burden of hepatitis C virus infection in the United States: model-based predictions. Annals of Internal Medicine, 161(3): 170-180.

Khadraoui S, Harrou F, Nounou H N, et al. 2016. A measurement-based control design approach for efficient cancer chemotherapy. Information Sciences, 333: 108-125.

Kotas J, Ghate A. 2018. Bayesian learning of dose-response parameters from a cohort under response-guided dosing. European Journal of Operational Research, 265(1): 328-343.

Lee E K, Wei X, Baker-Witt F, et al. 2018. Outcome-driven personalized treatment design for managing diabetes. Interfaces, 48(5): 422-435.

Littman M L. 2009. A tutorial on partially observable Markov decision processes. Journal of Mathematical Psychology, 53(3): 119-125.

Lupşor M, Badea R, Stefănescu H, et al. 2008. Analysis of histopathological changes that influence liver stiffness in chronic hepatitis C. Results from a cohort of 324 patients. Journal of Gastrointestin Liver Diseases, 17(2): 155-163.

Mason J E, Denton B T, Shah N D, et al. 2014. Optimizing the simultaneous management of blood pressure and cholesterol for type 2 diabetes patients. European Journal of Operational Research, 233(3): 727-738.

Meyer G, Adomavicius G, Johnson P E, et al. 2014. A machine learning approach to improving dynamic decision making. Information Systems Research, 25(2): 239-263.

Negoescu D M, Bimpikis K, Brandeau M L, et al. 2018. Dynamic learning of patient response types: an application to treating chronic diseases. Management Science, 64(8): 3469-3488.

Puterman M L. 1994. Markov Decision Processes. New York: John Wiley & Sons.

Sandıkçı B, Maillart L M, Schaefer A J, et al. 2013. Alleviating the patient's price of privacy through a partially observable waiting list. Management Science, 59(8): 1836-1854.

Thein H H, Yi Q L, Dore G J, et al. 2008. Estimation of stage-specific fibrosis progression rates in chronic hepatitis C virus infection: a meta-analysis and meta-regression. Hepatology, 48(2): 418-431.

Thompson Coon J, Rogers G, Hewson P, et al. 2008. Surveillance of cirrhosis for hepatocellular carcinoma: a cost-utility analysis. British Journal of Cancer, 98(7): 1166-1175.

You Y, Hua Z. 2022. An intelligent intervention strategy for patients to prevent chronic complications based on reinforcement learning. Information Sciences, 612: 1045-1065.

Zargoush M, Gümüş M, Verter V, et al. 2018. Designing risk-adjusted therapy for patients with hypertension. Production and Operations Management, 27(12): 2291-2312.

Zhang H. 2022. Dynamic learning and decision making via basis weight vectors. Operations Research, 70(3): 1835-1853.

9　数据驱动的慢性病并发症动态干预决策

干预治疗是一种通过对疾病的病因、病理生理过程或症状进行干预，以达到预防或改善疾病状况的治疗方法。在慢性病患者管理中，在对并发症进行常规筛查的基础上，还需进行并发症的预防性干预。并发症的预防性干预是指针对慢性病患者的生活方式与行为的危险因素，采取药物、营养、运动、心理等多方面的干预措施，来预防和控制并发症的发展。

本章探索如何通过干预治疗帮助慢性病患者预防并发症的发生，提出了一种数据驱动的慢性病并发症 PPIM（You and Hua，2022）。该模型采用强化学习中的 MDP 框架，以各疗程患者的用药选择和用药剂量作为决策变量，以患者的用药状态与慢性病并发症状态作为状态变量，得出了患者在各状态下的最佳用药方案。本章以糖尿病肾病为案例进行了模拟实验，实验结果显示 PPIM 可以根据每个患者不同的特征和不同的慢性病并发症状态制定动态的干预策略，相比于现有的固定用药顺序的干预策略取得了降低并发症发病率与致死率、延缓并发症恶化进程的效果。

本章结构如下：9.1 节介绍了慢性病并发症的主要干预措施；9.2 节介绍了现有的慢性病并发症干预策略研究；9.3 节提出了数据驱动的慢性病并发症个性化干预模型 PPIM；9.4 节在糖尿病数据集上验证了所提出模型的有效性。

9.1　问 题 背 景

慢性病并发症的干预治疗是一种基于"治未病"理念的主动治疗。干预治疗的目的包括三个层次：预防并发症的发生、防止并发症恶化、降低并发症的负面影响。由于并发症的产生与慢性病患者的血糖、血压、血脂等临床指标的控制不良直接相关，并发症的干预主要是通过以下几种综合性措施使患者的血糖、血压、血脂、体重指数保持在控制范围内，从而降低慢性病患者患上各种并发症的风险：①口服药物干预，采用口服降糖药、降压药等方式控制慢性病的相关指标；②饮食控制，通过低糖、低脂的日常饮食搭配来控制慢性病的相关指标；③通过适当的运动锻炼、规律的睡眠、戒烟戒酒等形成健康的生活习惯来规避慢性病并发症的高危因素，从而降低慢性病患者的并发症发生风险。

相比于饮食控制或日常运动等生活方式干预，口服药物这种干预方式因其简单方便的特点在慢性病患者中具有更高的执行度。随着医疗水平的发展，口服药的选择范围越来越广。当一种降糖药或降压药服用一个或几个疗程后患者仍没有达到控制目标，可以加入另一种药物进行联用治疗。口服药物联用治疗是当前糖尿病、高血压患者的主要干预措施。在长期干预治疗的过程中，临床医生需要根据慢性病患者的个体病情特征做出用药决策，并根据慢性病患者的病情变化动态调整用药方案。

9.2 慢性病并发症干预策略研究

慢性病并发症干预策略研究根据具体的干预方式可以分为三大类：针对用药选择优化的慢性病并发症干预策略，针对用药剂量优化的慢性病并发症干预策略，以及其他非药物相关的慢性病并发症干预策略。

9.2.1 针对用药选择优化的慢性病并发症干预策略

慢性病并发症的药物干预是指采用口服降糖药、降压药等治疗措施来使患者的血糖、血压等指标保持在控制范围内，从而降低慢性病患者患上各种并发症的风险（蓝晓步等，2021；钟建勋等，2021）。

用药选择优化是指针对患者的个性化特征对患者各疗程服用哪种或哪几种药物的方案进行动态调整。学者们主要采用了强化学习等方法来制定预防糖尿病、高血压并发的用药选择优化策略。强化学习是指根据感知的外界环境状态与反馈的回报值来不断调整、优化决策以获得最高回报的方法。在针对糖尿病的用药选择优化研究中，Steimle 和 Denton（2017）使用了强化学习模型来优化糖尿病患者的药物治疗决策以降低糖尿病患者的中风风险；Hosseini 等（2020）结合了贝叶斯网络与强化学习模型提出了一种新的算法来优化具有多种并发症的糖尿病患者的用药决策。在针对高血压的用药选择优化研究中，Mason 等（2014）利用了强化学习模型，根据高血压患者的血压、胆固醇水平，以及中风、心梗等急性不良事件的发生概率来确定高血压患者在每个阶段应服用他汀类药物、抑制剂类药物或同时服用这两种药物；Zargoush 等（2018）利用了强化学习模型提出了求解高血压患者的最优用药顺序和最优药物组合的方法，该方法以最大化患者的 QALY 和降低患者的中风、心梗风险为目标，同时考虑了药物的副反应影响。QALY 是一种常见的医学干预策略的评价指标，通过综合患者的病情状态与治疗方式对患者个体健康的负效应影响计算而得到（Torrance and Feeny，1989）。

以上基于用药选择优化的干预策略取得了减少患者急性不良事件发生次数以及提升患者预期寿命的效果。然而，以上研究主要以防止慢性病带来的心梗、中风等急性不良事件为目的，而没有考虑到慢性病伴随着的具有分期发展特征的慢性病并发症。此外，以上研究在用药选择模型中假设各药物采用标准用药剂量，而没有考虑到不同患者可能具有不同的药物反应，即对于同一剂量的药物，有一部分患者可能会具有较高的疗效，而另一部分患者则疗效较低。

9.2.2 针对用药剂量优化的慢性病并发症干预策略

针对不同患者对同一药物可能具有不同的药物反应的难题，有学者提出了基于药物反应的用药剂量优化方案，该方案根据每个患者在治疗过程中病情的随机演变来调整用药剂量，从而降低药物副反应或提高药物的有效利用率。

学者们主要采用了随机规划的方法来求解患者的最佳用药剂量。随机规划是线性规划方法的衍生，是指约束条件中的系数或目标函数中的参数为随机变量时的规划求解方法。Kotas 和 Ghate（2018）采用了随机规划的方法来学习患者药物反应方程的参数分布，再求解最佳的用药剂量优化方案。除了以上随机规划方法以外，Negoescu 等（2018）通过持续监测慢性病患者用药过程中不良反应的发作次数来动态学习患者的药物反应类型，以决定何时停止该药物的使用。

以上研究提供了对于某种药物的用药剂量或用药时长进行优化的策略，实现了提高药物效用、降低药物副作用与用药成本的目标。然而，该类方法的局限性在于仅考虑了单药治疗过程中某一种药物的剂量优化，而未考虑在高血压、糖尿病等慢性病多种药物联用治疗的情况下该如何对每一种药物的药物剂量同时进行决策。

9.2.3 非药物相关的慢性病并发症干预策略

非药物相关的干预策略研究主要包括对慢性病患者使用移动医疗设备的干预，以及从宏观政策角度对慢性病患者医疗报销比例的干预等。

在移动医疗设备的研究中，Liu 和 Varshney（2020）开发了一个基于移动医疗设备的综合干预方案，针对每个慢性病患者设置惩罚措施或回报措施来改善患者的用药依从性。用药依从性通过患者按照处方进行服药的天数在疗程总天数中的比例进行衡量。在医疗报销比例的研究中，Schell 等（2019）考虑到医疗负担重可能导致患者用药依从性低的情况，提出了一种根据慢性病患者的特点调整医疗报销比例的方法。该方法以最大化社会福利以及最小化高血压或高血脂带来的心血管并发症为目标，建立了一个双层优化模型，来寻找不同患者群体的最优医疗报销比例。实验证明，该方法可以有效改善慢性病患者的依从性和 QALY，特别是对于那些患有并发症的慢性病患者。

从以上研究可以看出，非药物相关的干预策略主要通过其他方式干预来改善患者的用药依从性。慢性病患者可能同时服用多种药物，对于每种药物的依从性也不同。慢性病患者的用药依从性受药物不良反应、价格和医疗费用支付形式等多种因素影响（高文娟等，2020）。因此，考虑用药依从性可以提高干预策略的实用性。

以上相关研究存在一个共同点，即都采用 QALY 作为对干预效果的评价指标，缺少从干预政策制定目标的角度来评价干预策略对于慢性病患者群体的并发症预防程度，即并发症在慢性病患者群体中的发病率、致死率等。

9.3 个性化预防性干预模型

9.3.1 基本思路

慢性病并发症干预是一个动态决策过程。每个疗程开始前，根据患者当前的用药状态和慢性病并发症状态来做出用药决策，而当前的慢性病并发症状态和用药决策会影响到患者下一阶段的用药状态和慢性病并发症状态。需要说明的是，本书在第 2 章中也建立了动态决策过程，考虑患者是否去医院进行入院检查，该决策支持过程主要面向患者，而在本章中建立的动态决策过程，考虑患者的用药决策方案，该决策支持主要面向医生。

本章依据干预过程的特点，做出以下基本假设。

(1) 在每个疗程开始时, 通过问诊和医学检查可以直接获得患者当前的用药状态和慢性病并发症分期状态。满足该假设的前提是慢性病并发症的分期有明确的划分依据且可以通过化验报告、医学检查等方式诊断得出。以常见的糖尿病并发症为例，糖尿病肾病的分期是依据化验得到的患者肾小球滤过率的数值划分 (American Diabetes Association，2020)；糖尿病视网膜病变的分期则是依据眼底检查是否出现微动脉瘤和其他微血管病变划分 (Cheung et al.，2010)。

(2) 干预治疗的主要方式是根据患者当前的状态做出用药决策, 并采用多药联用治疗。大多数慢性病 (糖尿病、高血压等) 都采用口服药物联用治疗的方式 (American Diabetes Association，2020；Zargoush et al.，2018)，即先使用一种药物，如果一个疗程后仍不能达到控制目标则在前一种药物的基础上加入另一种药物进行治疗。

(3) 患者下一疗程的用药状态与患者本疗程的用药状态、医生在下一疗程开始前所做的用药决策以及患者的用药依从性相关。该假设是因为医生在每个疗程的用药决策 (如增用或停用某种药物) 会直接改变患者的用药状态，同时患者自身的用药依从性 (患者完全按照医生处方进行服药的概率) 也会影响患者的用药状态。

(4) 患者下一疗程的慢性病并发症状态只与当前所处的慢性病并发症状态和所做的用药决策相关。慢性病并发症的发展特点满足该假设，处于慢性病并发症早期患者经过治疗下一阶段可能会恢复，但处于慢性病并发症中晚期的患者经过治疗后下一阶段只能保持现有分期或转移到下一分期。

在以上假设的限定下，本章选择了强化学习中常用的 MDP（Puterman，1994）进行问题建模。MDP 是面向顺序决策问题的常用模型之一，已经在医疗资源调度等多个医疗决策领域得到应用（Akhavizadegan et al.，2017；Batun et al.，2018；Robbins et al.，2020；梁峰和徐苹，2020）。

在 MDP 框架中，决策者将在一系列决策时刻点上 $t = 0, 1, 2, \cdots, T$，根据观察到的环境状态（State）x_t，从可选的行动集合中选择一个行动（Action）a_t 作为决策，该决策执行后，系统将会获得与该时刻下的环境状态与采取的行动相对应的回报值（Reward）$r_t(x_t, a_t)$，并会影响系统在下一决策时刻点所处的状态 x_{t+1}。在下一决策时刻点，决策者再根据新观测到的环境状态 x_{t+1} 采取新的行动 a_{t+1}。MDP 的特点是无后效性，即下一步可能转移到各状态的概率只与当前所处的状态与采取的行动有关，而与之前所经历的状态和采取的行动无关。

本章基于 MDP 框架提出了一种数据驱动的慢性病并发症 PPIM。PPIM 的总体思路如图 9-1 所示，患者的状态空间由患者的用药状态与慢性病并发症状态组成，状态转移概率矩阵与患者的年龄、临床指标、服药依从性等个性化因子相关；决策空间由保持现有用药方案不变、加入一种新药物、增加一种药物的剂量、降低一种药物的剂量、停用一种药物组成，某一用药决策的回报值与患者的慢性病并发症状态、药物副作用、治疗费用相关；PPIM 通过综合考虑用药决策的当前回报和长期回报建立价值函数，通过最大化患者的价值函数来求解当前患者状态下的最优用药决策。

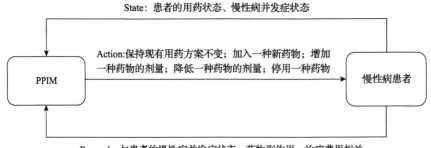

图 9-1　慢性病并发症 PPIM 基本思路

由于慢性病并发症的治疗过程存在许多不确定性，为了方便数学化建模，在模型建立中还考虑了以下假设来简化 PPIM：同时服用的药物对于患者的药效是相互独立的；每种药物的药效与剂量呈线性关系；患者服药后的临床指标数值服从正态随机分布；慢性病并发症分期在较短时间内（三个月疗程内）只会转移到相邻的分期状态。

9.3.2 节至 9.3.6 节将分别对图 9-1 中的状态空间、决策空间、状态转移概率、回报值以及决策规则进行具体描述。

9.3.2 状态空间

慢性病患者一般每隔一至两个季度需要到医院就诊一次。用离散时间变量 t 来表示糖尿病患者每次到医院就诊的时间，以一个季度(三个月)作为一个疗程单位，$t=0,1,2,\cdots,T$ 分别表示初次就诊、第一个季度末就诊、第二个季度末就诊以及最终一次就诊(以患者达到 100 岁或死亡状态作为终点时间 T)。

每次就诊时刻 t 下，患者 i 的状态集 $x_{i,t}$ 由两部分组成：患者的用药状态 $m_{i,t}$、患者的慢性病并发症状态 $h_{i,t}$，即

$$x_{i,t}=[m_{i,t},h_{i,t}] \tag{9-1}$$

患者的用药状态 $m_{i,t}$ 即患者正在服用的药物以及药物的每日服用剂量。设 n 为可选药物的总数，$M_{i,t,j}$ 表示患者 i 在 t 时刻对药物 j($j=1,2,\cdots,n$)的服用剂量，则患者的用药状态 $m_{i,t}$ 可以表示为

$$m_{i,t}=\{M_{i,t,1},M_{i,t,2},\cdots,M_{i,t,j}\}$$
$$M_{i,t,j}\in\{0,0.5,1\},\forall j=1,2,\cdots,n \tag{9-2}$$

式(9-2)假设了三种水平的药物剂量{0, 0.5, 1}。1 代表的是标准剂量服用，是药物研发单位制定的适用大多数人群的安全服用剂量，为了防范过度服用药物可能带来的风险，一般不建议患者每日服用超过日标准剂量。0.5 代表的是低剂量服用，以一半的标准剂量作为低剂量服用水平的代表剂量，是因为本章假设慢性病患者日常服用口服药物而不是注射药物。相比于注射药物灵活的用药剂量，口服药物一般只能为整数倍或者 0.5 倍(大部分片制剂药物都提供了中间线来适应患者只服用半片药物的情况)。并且，0.5 倍是一个较适中的药物剂量水平，不会因为剂量太低而导致治疗无效。

患者的慢性病并发症状态 $h_{i,t}$ 分为三类：未出现慢性病并发症，已患慢性病并发症以及死亡状态(吸收态)。对于未出现慢性病并发症的患者状态用 H_0 表示。对于已患慢性病并发症的患者，用 $H_1,H_2,\cdots,H_k$ 分别对应地表示慢性病并发症由轻到重的 k 个分期状态。用 H_a,H_b 分别表示糖尿病患者死于慢性病并发症晚期、死于高龄等其他因素这两种状态。综上，患者的慢性病并发症状态 $h_{i,t}$ 可以表示为

$$h_{i,t}\in\{H_0,H_1,H_2,\cdots,H_k,H_a,H_b\} \tag{9-3}$$

患者状态 $x_{i,t}$ 的所有可能的取值的集合为患者的状态空间，用 χ 表示，即 $x_{i,t}\in\chi$。

9.3.3　决策空间

患者 i 在 t 时刻来医院就诊并做完临床指标检查后，需要根据患者当前时刻的状态 $x_{i,t}$ 来决定新的用药方案 $a_{i,t}$。将所有用药方案 $a_{i,t}$ 的集合设为 A，即 $a_{i,t} \in A$。可选择的用药方案 $a_{i,t}$ 如式 (9-4) 所示，包括以下五种决策：

$$a_{i,t}(m_{i,t}) = \begin{cases} \text{Keep } m_{i,t+1} = m_{i,t}, m_{i,t} = \{M_{i,t,1}, M_{i,t,2}, \cdots, M_{i,t,j}\} \\ \text{Increase } M_{i,t,j} \text{ from 0 to 0.5 （加入一种药物）} \\ \text{Increase } M_{i,t,j} \text{ from 0.5 to 1 （增加一种药物的剂量）} \\ \text{Derease } M_{i,t,j} \text{ from 1 to 0.5 （降低一种药物的剂量）} \\ \text{Derease } M_{i,t,j} \text{ from 1 to 0 （停用一种药物）} \end{cases} \quad (9\text{-}4)$$

式 (9-4) 中每一行的具体意义如下。

(1) 保持患者现有的用药方案不变。保持现有用药方案不变即现用药物的种类和每一种药物的剂量 $M_{i,t,j}$（$j = 1, 2, \cdots, n$）都保持不变。

(2) 加入一种药物。即将一种药物的剂量从 0 变成 0.5 倍标准剂量。本章为了避免新药物的副反应，假设加入一种新药物需要先从 0.5 倍标准剂量开始服用。该 0.5 倍的标准并不是医学指南明文规定对所有药物的标准，但符合大多数从小剂量开始使用新药物以避免患者使用新药物副反应过大的情况。例如，美国糖尿病协会（American Diabetes Association，ADA）发布的糖尿病临床指南中（American Diabetes Association，2020）对于许多药物如二甲双胍、阿司匹林、胰岛素都建议从小剂量开始以降低药物副反应，尤其考虑到在糖尿病群体中存在较多的老年患者对于低血糖的承受能力较低，应从小剂量开始使用。

(3) 增加一种药物的剂量，即将一种药物的剂量从 0.5 倍标准剂量增加至 1 倍标准剂量。对于大多数人群，在标准剂量范围内使用药物是没有风险的，但超过标准剂量使用时风险不可控，如糖尿病中过量服用降糖药可能导致低血糖事件。为了最小化用药风险，假设增加药物剂量是指在不超过标准剂量的条件下增加。

(4) 降低一种药物的剂量，即将一种药物的剂量从 1 倍标准剂量降低至标准剂量的 1/2。当一种药物以标准剂量服用一个疗程后，出现了低血糖、低血压等副作用，说明该药物对控制患者的血糖、血压有效。然而，目前适用大多数人群的标准服用剂量对于该患者而言仍然过高。因此，后续疗程中需要降低该药物的剂量（以 0.5 倍标准剂量服用）。

(5) 停用一种药物，即将一种药物的剂量从 1 倍标准剂量降低至 0。当一种药物以标准剂量服用一个疗程后，患者需要控制的某一项身体指标（如血糖、血压）

没有降低反而超出了控制目标，则该药物对该患者无效，后续疗程中停止使用该药物。在停药时本章只考虑了对于按照标准剂量服用的药物因为对于患者无效后停药（从 1 减到 0），而没有考虑对 0.5 倍标准剂量服用的药物停药（从 0.5 减到 0），其原因是 0.5 倍标准剂量下的药物对于患者控制血糖或血压的目标无效的原因可能是药物剂量不够，而不是药物本身对患者无效。因此，在标准剂量下判断药物是否对患者无效可以排除药物剂量不足的因素。

9.3.4 状态转移概率

在 t 时刻的用药决策将会使患者的用药状态 $m_{i,t}$ 以及患者的慢性病并发症状态 $h_{i,t}$ 发生相应的变化。对于患者的用药状态 $m_{i,t}$，在 t 时刻的用药决策直接决定着患者用药状态 $m_{i,t}$ 的改变方式，如式（9-4）所示。

对于患者的慢性病并发症状态 $h_{i,t}$，其状态转移路线如图 9-2 所示。由于时间单位设为一个季度，在短时间内，本章假设慢性病并发症分期之间一般只会在邻近状态发生转移，即按照 $H_0, H_1, \cdots, H_k$ 的顺序进行转移。并且，根据慢性病并发症的特点，处于慢性病并发症早期（假设为 $H_1, H_2, \cdots, H_{\text{early}}$）的患者，经过治疗后可能会有所恢复，然而对于已进入到慢性病并发症晚期（假设为 $H_{\text{advanced}}, \cdots, H_k$）的患者，基本不会发生逆转，只可能维持现有状态或者继续恶化。例如，糖尿病肾病在早期阶段（1～3 期）有可能经过控制恢复健康状态，但进入临床终末期阶段后（4～5 期）基本不可逆转。H_a 和 H_b 分别表示患者因慢性病并发症而死亡和因年龄等其他因素死亡，进入到吸收态 H_a 和 H_b 后，患者将不会再进行状态转移。

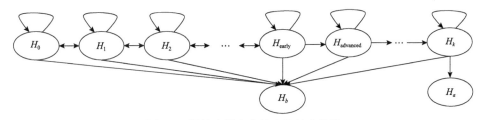

图 9-2　慢性病并发症状态的转移路线

慢性病患者的状态转移过程可以通过状态转移概率进行模拟。为了建立患者的状态转移概率矩阵，需要定义各慢性病并发症状态下的转移概率。

首先，从初始状态开始，将从未患慢性病并发症状态转移到慢性病并发症 1 期状态的概率设为 $s_{i,t}$。其次，对于处于慢性病并发症各分期下的患者，其状态转移主要有四个方向：恶化到下一分期，恢复到上一分期，保持现有分期不变，或因其他原因而死亡。将恶化到下一分期的概率设为 $\pi^w_{i,t}$，恢复到上一分期的概率

设为 $\pi^r_{i,t}$。最后，将慢性病并发症终末期 H_k 的患者死亡概率设为 $d^a_{i,t}$，$d^a_{i,t}$ 与患者进入慢性病并发症终末期的时长有关。此外，随着年龄增长，患者在任意时刻都有一定的死亡概率，将这种死亡概率设为 $d^b_{i,t}$。

综合利用患者患上慢性病并发症的概率 $s_{i,t}$、恶化到下一分期的概率 $\pi^w_{i,t}$、恢复到上一分期的概率 $\pi^r_{i,t}$ 以及死亡概率 $d^a_{i,t}$、$d^b_{i,t}$ 这五个概率，可以通过概率计算得到慢性病患者慢性病并发症状态的转移概率矩阵，如表 9-1 所示。

表 9-1　慢性病并发症状态的转移概率

状态	H_0	H_1	...	H_{early}	$H_{advanced}$	...	H_k	H_a	H_b
H_0	$(1-s_{i,t})\cdot(1-d^b_{i,t})$	$s_{i,t}\cdot(1-d^b_{i,t})$	...	0	0	...	0	0	$d^b_{i,t}$
H_1	$\pi^r_{i,t}\cdot(1-d^b_{i,t})$	$(1-\pi^r_{i,t}-\pi^w_{i,t})\cdot(1-d^b_{i,t})$	...	0	0	...	0	0	$d^b_{i,t}$
...	...	...	...	...	...	...	...	...	...
H_{early}	0	0	...	$(1-\pi^r_{i,t}-\pi^w_{i,t})\cdot(1-d^b_{i,t})$	$\pi^w_{i,t}\cdot(1-d^b_{i,t})$	...	0	0	$d^b_{i,t}$
$H_{advanced}$	0	0	...	0	$(1-\pi^w_{i,t})\cdot(1-d^b_{i,t})$	...	$\pi^w_{i,t}\cdot(1-d^b_{i,t})$	0	$d^b_{i,t}$
...	...	...	...	...	...	...	...	...	...
H_k	0	0	...	0	0	...	$1-d^a_{i,t}-d^b_{i,t}$	$d^a_{i,t}$	$d^b_{i,t}$
H_a	0	0	...	0	0	...	0	0	0
H_b	0	0	...	0	0	...	0	0	0

注：省略号 "…" 表示该单元格的计算结果省略，采用类似的步骤可以计算得出

患者患上慢性病并发症的概率 $s_{i,t}$、恶化到下一分期的概率 $\pi^w_{i,t}$ 以及恢复到上一个分期的概率 $\pi^r_{i,t}$ 与各患者的临床指标高度相关。慢性病并发症的监测中，需要关注的患者临床指标主要包括两类：原生病的监测指标与并发症的监测指标。原生病的主要监测指标用 G1 表示，并发症的主要监测指标用 G2 表示。

患者的原生病指标 G1 和并发症指标 G2 的变化直接受到患者服药状态的影响。考虑到用药试验对患者可能产生的健康风险，慢性病干预研究（Mason et al., 2014；Zargoush et al., 2018；Schell et al., 2019）一般采用预先设定的参数模型来

模拟患者服用某一种药物后临床指标的变化规律。分别用 ε_j 和 θ_j 来表示每日服用标准剂量的药物 j 一个疗程后原生病指标 $G1$ 和并发症指标 $G2$ 的降低值。此外，由于每种药物的服用频率、副作用大小等特征不同，每种药物具有不同的患者依从性。用 μ_j 表示药物 j 的服用依从性，当 μ_j 取值为 1 时，表示患者完全按照规定的剂量服药；当 μ_j 取值为 0 时，表示患者完全未按照规定剂量服药。综上，$\sum\limits_j \varepsilon_j M_{i,t,j} \mu_j$ 表示患者正在服用的所有药物能累加的原生病指标 $G1$ 降低值。最后，由于各患者自身的身体系统存在个体差异，最终的临床指标变化结果存在随机性。为了模拟这种随机差异，假设患者下一次检查时的原生病指标 $G1$ 服从均值为 $G1_{i,t-1} - \sum\limits_j \varepsilon_j M_{i,t,j} \mu_j$，标准差为 ∂_G1 的正态分布（Zargoush et al.，2018），并且取值范围控制在 $[G1_{\min}, G1_{\max}]$ 之间，因为患者的生化指标不会一直降低至负数，也不会一直增长到超大值，如式（9-5）所示：

$$\beta\_G1_{i,t+1} = G1_{i,t-1} - \sum_j \varepsilon_j M_{i,t,j} \mu_j$$

$$G1_{i,t} \sim N(\beta\_G1_{i,t+1}, \partial\_G1^2), \quad G1_{i,t} \in [G1_{\min}, G1_{\max}] \tag{9-5}$$

采用类似的推导过程，得到并发症指标 $G2$ 的变化如下：

$$\beta\_G2_{i,t+1} = G2_{i,t-1} - \sum_j k_j M_{i,t,j} \mu_j$$

$$G2_{i,t} \sim N(\beta\_G2_{i,t+1}, \partial\_G2^2), \quad G2_{i,t} \in [G2_{\min}, G2_{\max}] \tag{9-6}$$

通过计算患者下一个疗程服药状态下可能达到的临床指标值，结合患者的年龄 $\mathrm{Age}_{i,t}$、慢性病病程 $\mathrm{DUR}_{i,t}$（即患上该慢性病的时长）这两个也与并发症状态转移概率相关的因素（一般情况下，患者的年龄越大，病程越长，则恢复到上一分期的概率越小，恶化到下一分期的概率越大），可以对患者一个疗程之后患上慢性病并发症的概率 $s_{i,t}$、恶化到下一分期的概率 $\pi^w_{i,t}$ 以及恢复到上一分期的概率 $\pi^r_{i,t}$ 进行估计。根据现有医学研究（Zhou et al.，2020），概率估计形式一般采用逻辑回归（LR）模型，各协变量的系数可以从现有病例数据集中估计得出，即

$$s_{i,t} = \mathrm{LR}_1(G1_{i,t}, G2_{i,t}, \mathrm{Age}_{i,t}, \mathrm{DUR}_{i,t})$$

$$\pi^w_{i,t} = \mathrm{LR}_2(G1_{i,t}, G2_{i,t}, \mathrm{Age}_{i,t}, \mathrm{DUR}_{i,t}) \tag{9-7}$$

$$\pi^r_{i,t} = \mathrm{LR}_3(G1_{i,t}, G2_{i,t}, \mathrm{Age}_{i,t}, \mathrm{DUR}_{i,t})$$

9.3.5 回报值

在慢性病患者的治疗中，治疗手段的即时回报主要是指治疗手段实施后对患者的健康质量的提升，同时需要扣除治疗所花费的经济成本。在 t 时刻患者的即时回报 $r_{i,t}$ 为患者的健康效用值 $U_{i,t}$ 所带来的回报扣除患者花费的治疗成本 $C_{i,t}$。

患者的健康效用值 $U_{i,t}$ 主要与患者所处的慢性病并发症状态 $h_{i,t}$ 及服药状态 $m_{i,t}$ 相关。作为基准，一个完全健康的人的健康效用值 $U_{i,t}$ 设为 1。将处于慢性病并发症状态 $h_{i,t}$ 对患者 $U_{i,t}$ 的影响设为 $-\omega_h$（$\omega_h \in [0,1]$）。随着患者从未得并发症的状态 H_0 到并发症逐渐加深，ω_h 将逐渐增大；直至死亡状态 H_a 或 H_b 时，ω_h 增至最大值 1，此时患者的 $U_{i,t}$ 为 0。服用药物对 $U_{i,t}$ 的不良影响即药物可能产生的不良反应，如服用降糖药可能发生低血糖事件引起的心悸、晕眩。设 δ_j 为患者在 $[t, t+1)$ 时间内按标准剂量服用一个疗程的药物 j 带来的对患者 $U_{i,t}$ 的不良影响，则 $\sum_j \delta_j M_j \mu_j$ 表示一个疗程内患者正在服用的所有药物能累加的对 $U_{i,t}$ 的不良影响。扣除了慢性病并发症状态和服药对 $U_{i,t}$ 的累积影响后，患者在 t 时刻的 $U_{i,t}$ 可以表示为

$$U_{i,t}(m_{i,t}, h_{i,t}) = 1 - \omega_h - \sum_j \delta_j M_j \mu_j, \quad \omega_h, \delta_j \in [0,1] \tag{9-8}$$

患者的治疗成本 $C_{i,t}$ 主要包括医生每次开出的各种药物的花费。设每月按日标准服用剂量服用药物 j 的成本为 γ_j，则患者一个疗程（三个月）的治疗成本 $C_{i,t}$ 可表示为

$$C_{i,t} = 3 \sum_j \gamma_j M_j \tag{9-9}$$

由于 $U_{i,t}$ 的单位和 $C_{i,t}$ 不同，两者不能直接相减，需要将 $U_{i,t}$ 乘以一个系数 WTP 进行转换。WTP 表示患者愿意为提升一单位的健康效用值所付出的金钱成本，则 $U_{i,t} \cdot \text{WTP}$ 即为患者 i 在 t 时刻的健康效用值所带来的价值，将其扣除治疗成本 $C_{i,t}$ 后，即为患者 i 在 t 时刻的总即时回报：

$$r_{i,t} = U_{i,t} \cdot \text{WTP} - C_{i,t} \tag{9-10}$$

9.3.6 值函数与决策规则

MDP 框架中，决策规则是选择当前状态下具有最大价值的决策。某一个状态

$x_{i,t}$ 下做出决策 $a_{i,t}$ 的价值用 $V_{i,t}(x_{i,t}, a_{i,t})$ 表示，通过该决策的即时回报值 $r_{i,t}$ 加上长期回报值计算得到，其中长期回报值是指在未来积累的回报值的总和。通过式(9-10)计算得到患者在 t 时刻的即时回报 $r_{i,t}$ 后，结合患者的状态转移概率 $P_{i,t}(x_{i,t+1} \mid x_{i,t}, a_{i,t})$，得到患者在 t 时刻的各决策的价值 $V_{i,t}$，如式(9-11)所示：

$$
\begin{aligned}
V_{i,t}(x_{i,t}, a_{i,t}) = r_{i,t}(x_{i,t}, a_{i,t}) \\
+ \lambda \sum_{x_{i,t+1} \in \chi} P_{i,t}(x_{i,t+1} \mid x_{i,t}, a_{i,t}) \max_{a_{i,t} \in A} V_{i,t+1}(x_{i,t+1}, a_{i,t+1}) \\
\forall t = 0,1,2,\cdots,T-1
\end{aligned}
\tag{9-11}
$$

式中，λ（$\lambda \in [0,1]$）表示时间折扣率。λ 越大，长期回报值在模型中的权重越大。各个用药决策的价值中的最大值设为 $Q_{i,t}(x_{i,t})$，即

$$
Q_{i,t}(x_{i,t}) = \max_{a_{i,t} \in A} V_{i,t}(x_{i,t}, a_{i,t})
\tag{9-12}
$$

在终点时刻 $t = T$ 时，由于患者已经进入吸收态，无法进行状态转移，定义终点时刻的价值为 $Q_{i,T}(x_{i,T}) = V_{i,t}(x_{i,T}) = r_{i,T}(x_{i,T})$。

干预的目的即为最大化当前状态下的患者的即时回报和长期回报。因此，最优干预策略就是每一次都选择具有最大价值的策略去执行，即

$$
a^* = \arg \max_{a_{i,t} \in A} V_{i,t}(x_{i,t}, a_{i,t})
\tag{9-13}
$$

9.3.7 理论分析

本节将讨论 PPIM 的几个理论性质。为了方便进行数学化推导，根据病情严重程度的递增关系，将慢性病并发症状态从未患并发症到并发症 1 期至终末期，直至因并发症而死亡的状态序列看成一个单调递增的序列。

根据慢性病并发的特点，得到如下两个命题。

命题 1：PPIM 下决策 $a_{i,t}$ 的即时回报值 $r_{i,t}$ 关于慢性病并发症状态 $h_{i,t}$ 单调非增。

证明：根据慢性病并发症的特点，随着患者从未患并发症状态 H_0 到并发症逐渐加深，慢性病并发症状态对患者健康效用值的负效用绝对值 $\omega_{h_{i,t}}$ 单调非减。根据式(9-8)可得，患者健康效用值 $U_{i,t}$ 关于慢性病并发症状态 $h_{i,t}$ 单调非增。再根据式(9-10)决策 $a_{i,t}$ 的即时回报值 $r_{i,t}$ 与健康效用值 $U_{i,t}$ 的正关系，可得即时回报值 $r_{i,t}$ 关于慢性病并发症状态 $h_{i,t}$ 单调非增。

命题 1 从理论上验证了对于慢性病并发症，在早期进行的干预相比晚期对于患者的即时回报更大，也说明了对于慢性病并发症高风险患者越早进行干预越好。

命题 2：PPIM 下，患者经过一个疗程治疗后，保持现有疾病分期不变或者转移到下一个更严重的疾病分期这两个事件的概率之和 $P_{i,t}(h_{i,t+1}|h_{i,t},m_{i,t},a_{i,t})(h_{i,t+1} \geqslant h_{i,t})$ 关于慢性病并发症状态 $h_{i,t}$ 单调非减。

证明：根据概率总和为 1 不变，证明命题 2 等同于证明患者经过一个疗程治疗后能恢复到上一个疾病分期的概率 $P_{i,t}(h_{i,t+1}|h_{i,t},m_{i,t},a_{i,t})$ $(h_{i,t+1} < h_{i,t})$ 关于慢性病并发症状态 $h_{i,t}$ 单调非增。根据图 9-2 慢性病并发症状态转移路线与表 9-1 转移概率矩阵，处于并发症前期 $H_1, H_2, \cdots, H_{early}$ 经过治疗可能保持现有状态、恶化到下一状态或恢复到上一状态，而处于并发症后期 $H_{advanced}, \cdots, H_k$ 及吸收态后完全不可能发生逆转，即

$$P_{i,t}(h_{i,t+1}|h_{i,t},m_{i,t},a_{i,t})\ (h_{i,t+1} < h_{i,t}) = \begin{cases} \pi^r_{i,t}(1-d^b_{i,t}), & \text{if } h_{i,t} = H_1, \cdots, H_{early} \\ 0, & \text{if } h_{i,t} = H_{advanced}, \cdots, H_k, H_a, H_b \end{cases} \quad (9\text{-}14)$$

因此在 $h_{i,t} = H_{early}, H_{advanced}, \cdots, H_k, H_a, H_b$ 序列上，$P_{i,t}(h_{i,t+1}|h_{i,t},m_{i,t},a_{i,t})$ $(h_{i,t+1} < h_{i,t})$ 关于慢性病并发症状态 $h_{i,t}$ 单调非增。而在 $h_{i,t} = H_1, H_2, \cdots, H_{early}$ 序列上，恢复到上一个疾病分期的概率为 $\pi^r_{i,t}(1-d^b_{i,t})$。根据式 (9-7)，$\pi^r_{i,t}$ 与患者的慢性病病程 $\text{DUR}_{i,t}$ 相关，即慢性病病程 $\text{DUR}_{i,t}$ 越长，$\pi^r_{i,t}$ 越小。根据慢性病的累积发展特点，慢性病并发症状态越严重的患者，慢性病病程也越长，因而 $\pi^r_{i,t}$ 关于慢性病并发症状态 $h_{i,t}$ 单调非增。此外，由于 $d^b_{i,t}$ 是指患者由于年龄等非并发症原因死亡的概率，是一个与慢性病并发症状态 $h_{i,t}$ 无关的数值，则 $\pi^r_{i,t}(1-d^b_{i,t})$ 关于慢性病并发症状态 $h_{i,t}$ 单调非增。综上便可得到，在 $h_{i,t} = H_1, H_2, \cdots, H_{early}$ 序列上，恢复到上一个疾病分期的概率 $P_{i,t}(h_{i,t+1}|h_{i,t},m_{i,t},a_{i,t})$ $(h_{i,t+1} < h_{i,t})$ 也关于慢性病并发症状态 $h_{i,t}$ 单调非增，从而命题 2 得证。

命题 2 从理论上验证了对于慢性病并发症患者，处于的并发症分期越大，恢复健康的概率越小，病情恶化的概率越大的规律。

在给出命题 4 之前，先给出以下一个关键的数学命题。

命题 3：假设存在两组非负的概率序列 $\{p_j\}$ 和 $\{p'_j\}$，对于所有的 k 满足 $\sum_{j=k}^{N} p_j \leqslant \sum_{j=k}^{N} p'_j$，该不等式在 $k = 0$ 时取等号，即 $\sum_{j=0}^{N} p_j = \sum_{j=0}^{N} p'_j = 1$，并且，存在另一个单调非增序列 $\{q_j\}$（$q_{j+1} \leqslant q_j, j = 0, 1, \cdots, N$），那么以下不等式成立：

$$\sum_{j=0}^{N} q_j p_j \geqslant \sum_{j=0}^{N} q_j p'_j \quad (9\text{-}15)$$

证明：令 $q_{-1} = 0$，则

$$
\begin{aligned}
\sum_{j=0}^{N} q_j p_j &= \sum_{j=0}^{N}\left(p_j \sum_{i=0}^{j}(q_i - q_{i-1}) \right) \\
&= p_0(q_0 - q_{-1}) + p_1(q_1 - q_0 + q_0 - q_{-1}) + \cdots \\
&\quad + p_N(q_N - q_{N-1} + \cdots + q_0 - q_{-1}) \\
&= (q_0 - q_{-1})(p_0 + p_1 + \cdots + p_N) + (q_1 - q_0)(p_1 + \cdots + p_N) + \cdots \\
&\quad + (q_N - q_{N-1})p_N \\
&= \sum_{j=0}^{N}\left((q_i - q_{i-1}) \sum_{i=j}^{N} p_j \right) \\
&= \sum_{j=1}^{N}\left((q_i - q_{i-1}) \sum_{i=j}^{N} p_j \right) + q_0 \sum_{i=j}^{N} p_j \\
&\geqslant \sum_{j=1}^{N}\left((q_i - q_{i-1}) \sum_{i=j}^{N} p_j' \right) + q_0 \sum_{i=j}^{N} p_j' \\
&= \sum_{j=0}^{N} q_j p_j'
\end{aligned}
\tag{9-16}
$$

上式中的不等式是通过 $\sum\limits_{j=k}^{N} p_j \leqslant \sum\limits_{j=k}^{N} p_j'$ ，$q_i - q_{i-1} \leqslant 0$ 以及 $\sum\limits_{i=0}^{N} p_j = \sum\limits_{i=0}^{N} p_j'$ 推出，最后一行的等式是由前面行的拆解步骤的反向操作得到。

综合运用命题 1 至命题 3，通过归纳法，可以推导出以下命题。

命题 4：PPIM 下，各个决策 $a_{i,t}$ 的价值 $V_{i,t}(x_{i,t}, a_{i,t})$ 关于慢性病并发症状态 $h_{i,t}$ 单调非增。

证明：略。

命题 4 说明了慢性病并发症状态 $h_{i,t}$ 越小，PPIM 下各决策 $a_{i,t}$ 产生的价值 $V_{i,t}(x_{i,t}, a_{i,t})$ 越大。根据式 (9-13)，PPIM 应选择能够使慢性病并发症状态 $h_{i,t}$ 最小的决策。

9.4 糖尿病肾病动态干预数值实验

与上一章相对应，本章也选择了糖尿病的一种常见且危害较大的并发症——糖尿病肾病为案例，为糖尿病肾病的高风险患者制定干预策略。通过仿真实验对比了同一群患者群体在本章提出的 GMPC 模型以及现有的干预模型下的并发症发展结果，验证了 GMPC 模型的有效性。仿真实验需要设置的药效、药物成本、药物副作用等相关参数来源于已发表文献，在下文中将具体给出。

9.4.1　数据集

为了验证模型在真实患者数据上的有效性，一般采用现有临床研究收集的患者数据(Mason et al.，2014；Negoescu et al.，2018)或在某个医疗机构就诊的慢性病患者数据(Zargoush et al.，2018)作为仿真实验的初始样本数据。

本章仿真实验的初始数据采用了 DCCT 临床研究数据集(Diabetes Control and Complications Trial Research Group et al.，1993)。该数据集在试验开始时收集了美国和加拿大 1441 名糖尿病患者的年龄、性别、体重指数、糖化血红蛋白(糖尿病主要监测指标)、尿白蛋白排泄率(肾病主要监测指标)、病程、高血压等数据，之后每年进行身体检查。试验开始一年后，有 12 名患者退出，还剩余 1429 名患者继续参加实验，该数据集记录了 1429 名患者的糖尿病肾病分期数据。由于状态转移的仿真实验中，在初始时刻各患者的糖尿病肾病分期状态需要是已知的，因此以 DCCT 试验一年后 1429 名患者的数据作为仿真实验的初始数据。用于进行实验的 1429 名患者平均年龄 27.827 岁，平均病程 6.644 年，初始时 93.63% 的患者都为未患糖尿病肾病状态。

根据 "Standards of medical care in diabetes: 2020 abridged for primary care providers" (American Diabetes Association，2020)，糖尿病肾病根据患者的肾小球滤过率指标可分为 1 期至 5 期：1 期(肾小球滤过率 ≥90)——肾小球高滤过和肾脏肥大期；2 期(60 ≤ 肾小球滤过率 <90)——正常白蛋白尿期；3 期(30 ≤ 肾小球滤过率 <60)——早期糖尿病肾病期；4 期(15 ≤ 肾小球滤过率 <30)——临床糖尿病肾病期；5 期(肾小球滤过率 <15)——终末期肾衰竭。因此，在糖尿病肾病背景下患者可能具有 8 种慢性病并发症状态 $\{H_0, H_1, H_2, H_3, H_4, H_5, H_a, H_b\}$。$H_1$ 至 H_5 分别对应糖尿病肾病 1 期至 5 期，其中 H_1 至 H_3 为糖尿病肾病早期，H_4 至 H_5 为糖尿病肾病晚期，两个早期和晚期的临界状态 H_3 和 H_4 分别对应图 9-2 状态转移中的 H_{early} 与 $H_{advanced}$，H_5 对应糖尿病肾病终末期 H_k。

9.4.2　对比方法与评价指标

本实验对比的现有干预策略包括如下内容。

(1)无治疗策略，即不进行任何药物干预的基准策略。

(2)固定干预策略，即美国糖尿病协会推荐的适用于大多数对糖尿病肾病患者的固定干预方针。该干预策略中，对于所有患者首先使用二甲双胍进行治疗；如果治疗三个月后糖化血红蛋白仍不达标(指超出目标值 1.5 以上)时，则加入 SGLT2 抑制剂进行治疗；如果三个月后依然不达标，则按照以上规则依次按照 DPP-4 抑制剂、噻唑烷二酮以及磺脲类药物的顺序加入治疗。由于对于所有患者该干预策略的药物都按照固定顺序加入，将该干预策略简称为固定干预策略。

对慢性病并发症干预策略的评价指标可以分为以下三级。

一级指标以评估干预策略帮助慢性病患者预防并发症的能力为目的。本实验用糖尿病肾病的发病率作为一级指标。糖尿病肾病的发病率是指某一时刻患上糖尿病肾病 1 期及以上的患者占所有糖尿病患者的比例。对一个患者群体使用某一干预策略后糖尿病肾病的发病率越低，说明该干预策略对于预防糖尿病肾病的能力越高。一般随时间推移，糖尿病肾病的发病率逐渐上升。为了体现这种动态变化，使用以下指标来对比评估各干预策略对于预防糖尿病肾病的能力。①实验开始五年后的糖尿病肾病发病率；②实验开始十年后的糖尿病肾病发病率；③实验开始二十年后的糖尿病肾病发病率。

二级指标以评估干预策略延缓并发症进程的能力为目的。患者从未患糖尿病肾病到患上糖尿病肾病 1 期至 5 期所用时长越长，该干预策略对于延缓糖尿病并发症进程的能力越高。本实验分别用以下指标来反映干预策略延缓糖尿病并发症进程的能力。①从未患糖尿病肾病到患上糖尿病肾病 1 期所用时长；②从未患糖尿病肾病到患上糖尿病肾病 2 期所用时长；③从未患糖尿病肾病到患上糖尿病肾病 3 期所用时长；④从未患糖尿病肾病到患上糖尿病肾病 4 期所用时长；⑤从未患糖尿病肾病到患上糖尿病肾病 5 期所用时长。

三级指标以评估该干预策略下慢性病并发症的致死率为目的。对一个患者群体使用某一干预策略后死于糖尿病肾病患者占所有死亡患者的比例越低，该干预策略对于降低糖尿病肾病的致死率的能力越高。本实验用终点的吸收态下死于糖尿病肾病患者占所有死亡患者的比例来评估糖尿病肾病的致死率。

通过这三组指标可以综合性地对比不同的干预策略在干预研究的三级目标下分别取得的成果。这三组指标的应用范围并不限制于糖尿病肾病，也可以应用到对其他慢性病并发症的干预策略评价中。

9.4.3 仿真实验参数及来源

糖尿病肾病的治疗机制与一般肾病的治疗机制存在根本差异。糖尿病肾病的治疗重点是在控糖降糖上，也就是控制原生病上，因为糖尿病肾病的发生与患者的血糖控制不佳直接相关。大规模的前瞻性随机研究(Diabetes Control and Complications Trial Research Group et al., 1993)显示，以达到接近正常血糖为目的对患者进行强化血糖控制，可以帮助糖尿病患者预防白蛋白尿的发生。因此，本实验在关于糖尿病肾病治疗的用药决策时，主要考虑的是口服降糖药物的选择。

口服降糖药物包括五大类：双胍类(Metformin)、SGLT2 抑制剂、DPP-4 抑制剂、噻唑烷二酮类(Thiadolizine)、磺脲类(Sulfonylurea)。本实验从以上五类降糖药物中各选了一种代表性药物纳入用药选择范围，包括二甲双胍、达格列净、西格列汀、吡格列酮以及格列美脲，分别用药物 A、药物 B、药物 C、药物 D、药物 E 表示。在选择一种新药物加入治疗时，还需要考虑到部分降糖药物通过肾脏代谢可能造成严重的副作用，选择的药物不能超过临床指南规定的各糖尿病肾病分期下的可用药物范围，如表 9-2 所示。

表 9-2　各类药物在糖尿病肾病各分期下的使用禁忌

药物		糖尿病肾病各分期下禁忌				
		1 期	2 期	3 期	4 期	5 期
双胍类：	药物 A（二甲双胍）	可用	可用	可用	禁用	禁用
SGLT2 抑制剂：	药物 B（达格列净）	可用	可用	禁用	禁用	禁用
DPP-4 抑制剂：	药物 C（西格列汀）	可用	可用	可用	禁用	禁用
噻唑烷二酮类：	药物 D（吡格列酮）	可用	可用	可用	可用	可用
磺脲类：	药物 E（格列美脲）	可用	可用	可用	可用	可用

资料来源：American Diabetes Association（2020）

仿真实验中根据糖化血红蛋白控制目标设置了停药条件，即当一种新加入的药物以标准剂量服用一个疗程后，糖化血红蛋白没有降低反而超出了控制目标，则判断该药物对患者无效而停药。实验中的糖化血红蛋白控制目标来源于糖尿病临床指南（American Diabetes Association，2020），该指南对于不同年龄以及不同糖尿病肾病分期的患者设置了不同的控制目标。此外，本实验根据药物副作用设置了减药条件。在糖尿病肾病实验中，药物副作用主要是指降糖药导致的低血糖事件。根据糖尿病临床指南（American Diabetes Association，2020），仿真实验中以血糖小于 3.9 作为低血糖事件发生标志，即某一药物以标准剂量服用出现低血糖则将该药物降低至标准剂量的 1/2。

本实验选择糖化血红蛋白作为原生病的主要监测指标 $G1$，因为血糖是糖尿病患者的主要控制因素，而糖化血红蛋白是血糖和红细胞相结合的产物，糖化血红蛋白的高低代表着患者过去两至三个月时间的平均血糖水平，可以反映出患者在过去一个疗程中的血糖控制状况。本实验选择的并发症主要监测指标 $G2$ 为尿白蛋白排泄率，该指标是肾病患者的主要监测指标，该指标越高，患者的蛋白尿症状越严重，肾功能受损状况越糟糕。将糖化血红蛋白与尿白蛋白排泄率这两个指标结合，可以综合反映患者的糖尿病状态与糖尿病肾病的状态。

已有文献通过临床实验验证了药物 A、药物 B、药物 C、药物 D、药物 E 这五种药物分别对于原生病关键指标糖化血红蛋白 $G1$ 以及并发症关键指标尿白蛋白排泄率指标 $G2$ 具有降低作用，并给出了降低值的均值（Storgaard et al.，2016；Sherifali et al.，2010；Nagi and Yudkin，1993；Cherney et al.，2020；Nakamura et al.，2001；Luo et al.，2018；Ofori-Asenso et al.，2020；Horii et al.，2019），使用这些数据来模拟患者服用某一种降糖药后糖化血红蛋白和尿白蛋白排泄率的变化。

糖尿病肾病 5 期(终末期)患者死亡概率函数 $d^a_{i,t}$ 以及任何一个时刻患者由于其他原因的死亡概率函数 $d^b_{i,t}$ 来源于已发表的相关文献(Sørensen et al., 2007; Lewington et al., 2002)。前者与患者进入终末期的时长有关,进入终末期时长越长,死于糖尿病肾病的概率越大;后者与患者年龄有关,年龄越大,由于年龄等因素而死亡的概率越大。

回报方程中需要设置的参数包括药物副作用对患者健康效用值的影响程度 δ_j、患者处于某个糖尿病肾病状态对其健康效用值的影响程度参数 ω_h 以及一个疗程的药物服用成本 γ_j。这些参数的取值都来源于已发表的相关文献(Yu et al., 2018; Palanisamy et al., 2017; Engel et al., 2017; Vlckova et al., 2009; Malawana et al., 2018; Gorodetskaya et al., 2005; Shingler et al., 2015; American Diabetes Association, 2020)。

最后,回报方程以及值函数迭代中还需要设置患者的支付意愿水平 WTP 以及时间折扣率 λ。参照已发表的相关文献,本实验将患者的支付意愿水平设为 100 000 美元(Rascati, 2006; Mason et al., 2014),将时间折扣率设为 0.97(Mason et al., 2014)。

9.4.4 实验过程与实验结果

仿真实验中,一次状态转移的时间间隔为三个月,即设定每三个月患者的身体指标和糖尿病肾病分期状态会发生一次改变。仿真实验的详细步骤如下。

(1)在基线时刻,输入某一患者的初始健康指标、初始用药状态和初始并发症分期状态(未患糖尿病肾病或糖尿病肾病 1~5 期)。

(2)估计该患者服药 3 个月后的身体监测指标的变化[如式(9-5)和式(9-6)所示]。

(3)根据该患者服药后的身体监测指标,结合患者的年龄与病程,估计该患者患上并发症、并发症恶化到晚期以及并发症恢复到早期状态转移概率函数[如式(9-7)所示]。

(4)利用上述概率计算出该患者在各并发症分期之间的状态转移概率矩阵[如表 9-1 所示]。

(5)基于该患者的状态转移概率矩阵,通过软件模拟该患者在糖尿病肾病分期 1 期至 5 期之间的状态随机转移,得到患者服药 3 个月后的并发症状态。

(6)根据患者当前的并发症状态以及当前的用药情况,为患者制定新用药决策。

(7)重复(2)至(6),直到患者达到 100 岁或进入死亡状态。

将该状态转移的仿真实验进行 20 次后,得到患者 5 年后的并发症分期状态;将该状态转移的仿真实验进行 40 次后,得到患者 10 年后的并发症分期状态;以此类推,将该状态转移的仿真实验进行 80 次后,得到患者 20 年后的并发症状态(3 个月×20=5 年,3 个月×40=10 年,3 个月×80=20 年)。通过使用同样的方法得到所有患者在 5 年、10 年和 20 年后的并发症状态。

　　由于模型中患者每一次服用药物后糖化血红蛋白以及尿白蛋白排泄率的变化都是按照一定的分布随机取值的，并且患者的慢性病并发症状态之间的转移也是按照状态转移概率随机模型得到的，因此每一次实验结果存在随机性。为了降低随机性对实验结果的影响，每一个干预策略都在 DCCT 数据集上进行了 10 次重复随机实验，并计算 10 次重复随机实验后各个评价指标的平均值以及标准差。

　　实验结果如表 9-3 所示。从糖尿病肾病的发病率纵向比较来看，各个干预策略下的 5 年发病率、10 年发病率以及 20 年发病率依次递增，这是因为随着患者病程延长，患上糖尿病肾病概率逐渐上升。根据患者未患糖尿病肾病到进入糖尿病肾病 1 期～5 期时长的纵向比较来看，各个干预策略下，患者从糖尿病肾病 1 期恶化到糖尿病肾病 2 期，以及从糖尿病肾病 2 期恶化到糖尿病肾病 3 期之间的时间较长，而从糖尿病肾病 3 期开始恶化到下一分期的时间变短，这是因为糖尿病肾病的早期发展速度较慢，而进入中晚期后发展速度变快。从未患糖尿病肾病到糖尿病肾病 1 期至 5 期的平均时长是仿真实验中最终进入到该糖尿病肾病分期的患者他们经历的时长的平均值，而不是所有 1429 名患者的平均值。例如，在无治疗策略下，从未患糖尿病肾病到糖尿病肾病 5 期的平均时长是 49.708 年，该病程是极少数最终进入到糖尿病肾病 5 期的患者的平均值。该时长较长有两方面的原因：一方面，DCCT 数据集中的 1429 名患者基本都为少年和青年人，在基线时刻的平均年龄只有 27.827 岁，相比于中老年人，少年和青年人会更晚进入糖尿病

表 9-3　PPIM 与无治疗策略、固定干预策略的实验结果对比

对比方法	无治疗策略	固定干预策略	PPIM
糖尿病肾病发病率(5 年)	63.17% (0.91%)	36.71% (1.13%)	18.93% (0.64%)
糖尿病肾病发病率(10 年)	91.42% (0.81%)	59.92% (1.06%)	29.60% (1.24%)
糖尿病肾病发病率(20 年)	99.73% (0.13%)	88.54% (0.52%)	61.00% (1.30%)
从未患糖尿病肾病到进入糖尿病肾病 1 期所用时长(单位:年)	5.053 (0.114)	10.032 (0.123)	17.416 (0.238)
从未患糖尿病肾病到进入糖尿病肾病 2 期所用时长(单位:年)	27.227 (0.456)	33.923 (0.779)	38.612 (0.501)
从未患糖尿病肾病到进入糖尿病肾病 3 期所用时长(单位:年)	37.841 (0.742)	44.408 (1.808)	47.974 (1.275)
从未患糖尿病肾病到进入糖尿病肾病 4 期所用时长(单位:年)	44.513 (0.911)	49.793 (3.814)	53.064 (3.688)
从未患糖尿病肾病到进入糖尿病肾病 5 期所用时长(单位:年)	49.708 (1.012)	51.942 (7.054)	65.600 (4.568)
终点的吸收态下死于糖尿病肾病患者占所有死亡患者的比例	7.91% (1.00%)	0.63% (0.13%)	0.20% (0.09%)

注：实验结果数值为 1429 名患者各进行 10 次随机实验得到的平均值(标准差)

肾病 5 期；另一方面，在 49.708 年病程中，未患糖尿病肾病阶段以及无临床症状的糖尿病肾病 1 期～3 期阶段占了其中绝大多数时间（37.841 年）。

从各个干预策略的横向比较来看，无治疗策略效果最差，因为没有进行任何干预，99.73%的患者会在 20 年内患上糖尿病肾病。固定干预策略的各项指标优于无治疗策略，说明固定干预策略下患者通过持续用药能够取得预防效果。最后，PPIM 优于固定干预策略，因为 PPIM 针对慢性病患者的实时状态采用了不同的干预策略，取得了比固定干预策略更好的预防效果，具体表现在 5 年发病率、10 年发病率以及 20 年发病率比固定干预策略低 17.78、30.32、27.54 个百分点，进入糖尿病肾病 1 期～5 期时间比固定干预策略延缓 7.384 年、4.689 年、3.566 年、3.271 年、13.658 年，以及糖尿病肾病致死率比固定干预策略降低 0.43 个百分点。

此外，从各个评价指标的标准差来看，10 次重复实验下得到的各个评价指标的标准差均处于较小范围，说明了实验结果具有一定的稳定性。综上，在各个评价指标上，综合考虑患者个性化特征和用药效果进行动态调整的 PPIM 都要优于现有的无治疗策略以及固定干预策略。

最后，通过具体分析 PPIM 下得到的干预治疗结果，可以发现以下几个规律。

（1）PPIM 个性化干预模型下大部分患者（73.37%）最终会停留在糖尿病肾病 1 期（早期阶段），不会再向晚期恶化。

图 9-3 展示了最终状态下患者群体中各糖尿病肾病分期所占比例，PPIM 下 73.37%的患者为糖尿病肾病 1 期状态，不会再向晚期恶化；而在无治疗策略下，

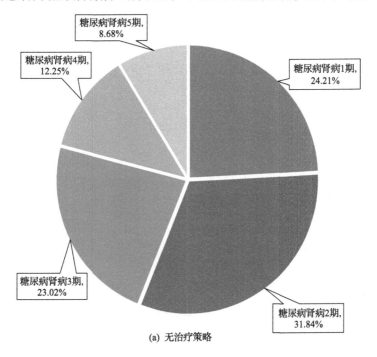

(a) 无治疗策略

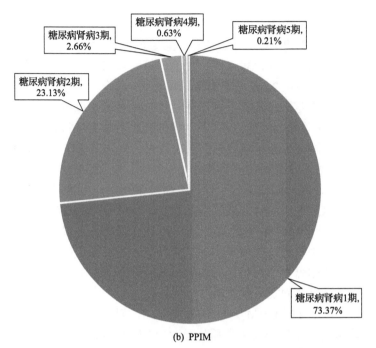

(b) PPIM

图 9-3　最终状态下患者群体中各糖尿病肾病分期所占比例

患者的最终状态在糖尿病肾病 1 期~5 期均有不同程度的分布。该结果直观地展示了 PPIM 通过持续的用药干预防止并发症进入晚期的有效性。

（2）相比于患有较轻并发症的患者，患有严重并发症的患者经历个性化干预治疗后健康状态的提升幅度更大。

如图 9-4 所示，患者的初始并发症状态越严重，在 PPIM 个性化干预模型下

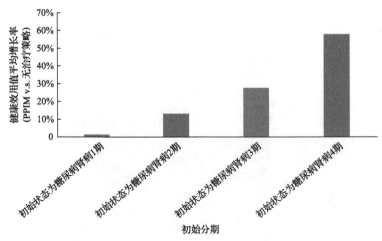

图 9-4　不同初始分期的患者健康效用值平均增长率（PPIM v.s. 无治疗策略）

患者健康效用值的平均增长率越高(以无治疗策略为基准),其原因是初始患有严重疾病的患者经历干预治疗后比初始患有相对较轻疾病的患者的健康状态提升更为明显。

(3)从横向对比结果看,PPIM 个性化干预模型会根据患者间病情状态的不同而选择差异化的用药顺序。

在固定干预策略中,对所有患者都采用相同的初始药物(药物 A)。与固定策略不同,PPIM 个性化干预模型根据慢性病患者并发症分期的状态选择不同的初始药物。如图 9-5 所示,对于初始状态为未患病的群体,药物 A 和药物 D 是最广泛选择的两种药物,因为这两种药物成本低且副作用相对轻微。而当患者状态为较严重的糖尿病肾病 3 期与 4 期时,药物 E 的选择比例因其广泛的应用范围和高药效性而增加。由于 PPIM 根据患者病情状态而选择个性化的用药方案,因此对于不同初始状态的患者,PPIM 选择的初始药物具有显著差异。

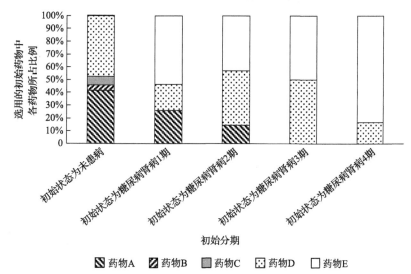

图 9-5 不同初始分期的患者群体选用的初始药物中各药物所占比例

9.4.5 鲁棒性分析

由于药物性质参数来源于已发表文献,在不同的情境下这些参数的值可能发生变化。系统在一定程度的参数摄动下维持某些性能的特性称为鲁棒性。为了验证 PPIM 的干预效果在不同参数设置环境下的鲁棒性,本实验探究了药物降低糖化血红蛋白值 ε_j、药物降低尿白蛋白排泄率值 θ_j、药物依从性 μ_j、药物副作用对健康效用值的影响 δ_j 这四个药物性质参数±10%对并发症干预效果的影响,以及在五种可选药物中删除一种药物后对并发症干预效果的影响。从五药物中各选择了一种药物来分别执行这五种药物参数性质改变操作。实验方法为单因素敏感性分析，即在其他参数不变的情况下，改变其中一个参数来计算评价指标相比于初始值的变化率。

实验结果如图 9-6 所示，参数改变对糖尿病肾病五年发病率以及从未患糖尿病肾病至患上糖尿病肾病 1 期时长影响非常小，变化率控制在 10% 以内，验证了 PPIM 对药物参数的鲁棒性。参数改变对糖尿病肾病致死率的影响较大，其原因是糖尿病肾病死亡人数基数较小且死亡人数是离散值。在较小的基数下发生改

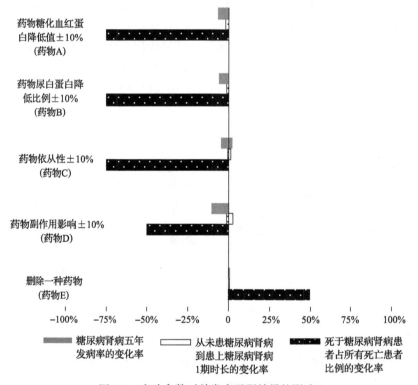

图 9-6　实验参数对并发症干预效果的影响

变将导致较大的变化率。例如，糖尿病肾病死亡人数从 1 减为 0，致死率的变化率为 $(0-1)/1 = -100\%$，但实际上死亡人数只变化了 1 人。因此，在图 9-6 中，参数改变后致死率的变化率相对较高。

9.4.6　仿真实验结果与临床试验结果对比

以上实验结果均通过仿真实验得到。由于对慢性病患者的干预研究通常需要进行 5 年以上的临床试验才能得到长期治疗效果，本章无法进行真实的临床试验以进一步验证仿真实验的结果。与本章相关的本领域已发表论文（Mason et al.,

2014；Zargoush et al.，2018；Schell et al.，2019)均只采用了仿真实验。因为仿真实验可以快速对比不同干预策略对于同一批患者的长期效果，且采用仿真实验可以避免临床实验所面临的健康风险。

为了进一步佐证仿真实验得到的数据是否与真实临床研究结果匹配，在以下三个数据上对比了仿真实验结果与已发表文献或统计资料中的结果。

(1)糖尿病肾病发病率。U.K. Prospective Diabetes Study(UKPDS)研究(Retnakaran，2006)佐证了本章通过仿真实验得到的糖尿病肾病发病率结果。UKPDS通过对超过5000位糖尿病患者群体进行20年的随访,统计得到了糖尿病患者中发生肾病的患者比例随时间变化曲线,该曲线显示随访5年时患者中糖尿病肾病发病率约为35%，随访10年时患者中糖尿病肾病发病率约为50%，随访20年时患者中糖尿病肾病的发病率约为75%。这三个数据基本与本章通过仿真实验得到的固定干预策略下糖尿病肾病5年发病率36.71%、10年发病率59.92%、20年发病率88.54%的趋势曲线非常相似，证明了仿真实验得到的数据结果的可信度。

(2)进入糖尿病肾病5期患者比例。U.S. Renal Data System(Burrows et al.，2010)的数据显示，从1996年到2006年，糖尿病患者中发生终末期肾病(即糖尿病肾病5期)的患者比例在0.19%到0.34%之间。该数据说明了绝大部分糖尿病患者最终不会进入到糖尿病肾病5期。本章的仿真实验显示PPIM个性化干预模型下该比例为0.21%，即1429名患者中在PPIM干预状态下最终只有3名患者进入了糖尿病肾病5期，与医学统计数据中在干预状态下绝大部分糖尿病患者最终不会进入到糖尿病肾病5期的结论一致。

(3)终点时刻糖尿病患者死因中糖尿病肾病所占比例。Rodriguez等(2019)通过分析2003年至2016年的糖尿病患者死亡报告，得出肾病占到糖尿病患者死亡原因的1%～5%，而本章通过仿真实验得到的终点时刻(患者达到100岁或死亡状态中)下死于糖尿病肾病的糖尿病患者的比例为0.20%～1.27%，与真实数据相差较小。

综上所述，以上真实临床研究中的统计数据与本章得到的仿真实验结果基本匹配，证明了仿真实验结果的有效性。

9.5 本 章 小 结

现有的固定用药顺序的用药方案不能适应慢性病患者的异质性和病情变化性，针对该问题，本章提出了一种数据驱动的慢性病并发症干预模型PPIM。与现有的固定用药顺序的慢性病并发症干预策略相比，该模型具有以下两方面的创新：①该模型提供"一人一方"的个性化干预治疗方案，可以根据每个疗程的用药决策对该患者目前的并发症分期的转移概率的影响来进行该疗程的最佳用药选择以及用药剂量；②该模型是实时数据驱动的动态干预模型，可以根据每个疗程的患者的用药反馈来动态调整药物选择与药物剂量，以降低药物副反应以及进一步提升药物治疗效果。在糖尿病肾病数据集上的仿真实验结果证明了该模型可以根据慢性病患者所处的并发症状态制定动态的干预策略。并且，与固定用药顺序的干预策略相比，PPIM 模型下糖尿病患者群体中肾病的 5 年发病率降低了 17.78%。该模型为如何帮助高并发症风险的慢性病患者通过动态干预治疗预防以及延缓并发症的发生提供了有效的解决方案。

参 考 文 献

高文娟, 孔懋, 魏学娟, 等. 2020. 高血压患者药物依从性影响因素研究进展. 慢性病学杂志, 21(2): 221-223.

蓝晓步, 周刚, 孙玉红. 2021. 糖尿病并发症的发病机制及其药物治疗研究进展. 临床合理用药杂志, 14(5): 178-181.

梁峰, 徐苹. 2020. 基于 MDP 和动态规划的医疗检查预约调度优化方法研究. 运筹与管理, 29(5): 17-25.

钟建勋, 都胜男, 程虹. 2021. 高血压及其合并症的药物治疗进展. 临床药物治疗杂志, 19(2): 70-75.

Akhavizadegan F, Ansarifar J, Jolai F. 2017. A novel approach to determine a tactical and operational decision for dynamic appointment scheduling at nuclear medical center. Computers & Operations Research, 78: 267-277.

American Diabetes Association. 2020. Standards of medical care in diabetes: 2020 abridged for primary care providers. Clinical Diabetes, 38(1): 10-38.

Batun S, Schaefer A J, Bhandari A, et al. 2018. Optimal liver acceptance for risk-sensitive patients. Service Science, 10(3): 320-333.

Burrows N R, Li Y, Geiss L S. 2010. Incidence of treatment for end-stage renal disease among individuals with diabetes in the U.S. continues to decline. Diabetes Care, 33(1): 73-77.

Cherney D Z I, Heerspink H J L, Frederich R, et al. 2020. Effects of ertugliflozin on renal function over 104 weeks of treatment: a post hoc analysis of two randomised controlled trials. Diabetologia, 63(6): 1128-1140.

Cheung N, Mitchell, P, Wong T Y. 2010. Diabetic retinopathy. The Lancet, 376(9735): 124-136.

Diabetes Control and Complications Trial Research Group, Nathan D M, Genuth S, et al. 1993. The effect of intensive treatment of diabetes on the development and progression of long-term complications in insulin-dependent diabetes mellitus. The New England Journal of Medicine,

329(14): 977-986.

Engel S S, Suryawanshi S, Stevens S R, et al. 2017. Safety of sitagliptin in patients with type 2 diabetes and chronic kidney disease: outcomes from TECOS. Diabetes, Obesity and Metabolism, 19(11): 1587-1593.

Gorodetskaya I, Zenios S, McCulloch C E, et al. 2005. Health-related quality of life and estimates of utility in chronic kidney disease. Kidney International, 68(6): 2801-2808.

Horii T, Momo K J, Yasu T, et al. 2019. Determination of factors affecting medication adherence in type 2 diabetes mellitus patients using a nationwide claim-based database in Japan. PLoS One, 14(10): e0223431.

Hosseini M M, Zargoush M, Alemi F, et al. 2020. Leveraging machine learning and big data for optimizing medication prescriptions in complex diseases: a case study in diabetes management. Journal of Big Data, 7(1): 1-24.

Kotas J, Ghate A. 2018. Bayesian learning of dose: response parameters from a cohort under response-guided dosing. European Journal of Operational Research, 265(1): 328-343.

Lewington S, Clarke R, Qizilbash N, et al. 2002. Age-specific relevance of usual blood pressure to vascular mortality: a meta-analysis of individual data for one million adults in 61 prospective studies. Lancet, 360(9349): 1903-1913.

Liu X Y, Varshney U. 2020. Mobile health: a carrot and stick intervention to improve medication adherence. Decision Support Systems, 128: 113165.

Luo Y, Lu K, Liu G, et al. 2018. The effects of novel antidiabetic drugs on albuminuria in type 2 diabetes mellitus: a systematic review and meta-analysis of randomized controlled trials. Clinical Drug Investigation, 38(12): 1089-1108.

Malawana M, Hutchings A, Mathur R, et al. 2018. Ethnic variations in the risk of hypoglycaemia among people with type 2 diabetes prescribed insulins and/or sulfonylureas: a historical cohort study using general practice-recorded data. Diabetic Medicine, 35(12): 1707-1715.

Mason J E, Denton B T, Shah N D, et al. 2014. Optimizing the simultaneous management of blood pressure and cholesterol for type 2 diabetes patients. European Journal of Operational Research, 233(3): 727-738.

Nagi D K, Yudkin J S. 1993. Effects of metformin on insulin resistance, risk factors for cardiovascular disease, and plasminogen activator inhibitor in NIDDM subjects: a study of two ethnic groups. Diabetes Care, 16(4): 621-629.

Nakamura T, Ushiyama C, Osada S, et al. 2001. Pioglitazone reduces urinary podocyte excretion in type 2 diabetes patients with microalbuminuria. Metabolism: Clinical & Experimental, 50(10): 1193-1196.

Negoescu D M, Bimpikis K, Brandeau M L, et al. 2018. Dynamic learning of patient response types:

an application to treating chronic diseases. Management Science, 64 (8): 3469-3488.

Ofori-Asenso R, Sahle B W, Chin K L, et al. 2020. Poor adherence and persistence to sodium glucose co-transporter 2 inhibitors in real-world settings: evidence from a systematic review and meta-analysis. Diabetes Metabolism Research and Reviews, 37 (1): e3350.

Palanisamy S, Yien E L H, Shi L W, et al. 2017. Systematic review of efficacy and safety of newer antidiabetic drugs approved from 2013 to 2017 in controlling HbA1c in diabetes patients. Pharmacy, 6 (3): 57.

Puterman M L. 1994. Markov Decision Processes. New York: John Wiley & Sons.

Rascati K L. 2006. The $64,000 question: what is a quality-adjusted life-year worth?. Clinical Therapeutics, 28 (7): 1042-1043.

Retnakaran R, Cull C A, Thorne K I, et al. 2006. Risk factors for renal dysfunction in type 2 diabetes: U.K. prospective diabetes study 74. Diabetes, 55 (6): 1832-1839.

Robbins M J, Jenkins P R, Bastian N D, et al. 2020. Approximate dynamic programming for the aeromedical evacuation dispatching problem: value function approximation utilizing multiple level aggregation. Omega, 91: 102020.

Rodriguez F, Blum M R, Falasinnu T, et al. 2019. Diabetes-attributable mortality in the United States from 2003 to 2016 using a multiple-cause-of-death approach. Diabetes Research and Clinical Practice, 148: 169-178.

Schell G J, Garcia G G P, Lavieri M S, et al. 2019. Optimal coinsurance rates for a heterogeneous population under inequality and resource constraints. IISE Transactions, 51 (1): 74-91.

Sherifali D, Nerenberg K, Pullenayegum E, et al. 2010. The effect of oral antidiabetic agents on A1C levels: a systematic review and meta-analysis. Diabetes Care, 33 (8): 1859-1864.

Shingler S, Fordham B, Evans M, et al. 2015. Utilities for treatment-related adverse events in type 2 diabetes. Journal of Medical Economics, 18 (1): 45-55.

Sørensen V R, Mathiesen E R, Heaf J, et al. 2007. Improved survival rate in patients with diabetes and end-stage renal disease in Denmark. Diabetologia, 50 (5): 922-929.

Steimle L N, Denton B T. 2017. Markov decision processes for screening and treatment of chronic diseases//Boucherie R, van Dijk N. Markov Decision Processes in Practice. Cham: Springer: 189-222.

Storgaard H, Gluud L L, Bennett C, et al. 2016. Benefits and harms of sodium-glucose co-transporter 2 inhibitors in patients with type 2 diabetes: a systematic review and meta-analysis. PLoS One, 11 (11): e0166125.

Torrance G W, Feeny D. 1989. Utilities and quality-adjusted life years. International Journal of Technology Assessment in Health Care, 5 (4): 559-575.

Vlckova V, Cornelius V, Kasliwal R, et al. 2009. Hypoglycaemia with oral antidiabetic drugs. Drug

Safety, 32(5): 409-418.

You Y X, Hua Z S. 2022. An intelligent intervention strategy for patients to prevent chronic complications based on reinforcement learning. Information Sciences, 612: 1045-1065.

Yu O, Azoulay L, Yin H, et al. 2018. Sulfonylureas as initial treatment for type 2 diabetes and the risk of severe hypoglycemia. The American Journal of Medicine, 131(3): 11-22.

Zargoush M, Gümüs M, Verter V, et al. 2018. Designing risk-adjusted therapy for patients with hypertension. Production and Operations Management, 27(12): 2291-2312.

Zhou F, Gillespie A, Gligorijevic D, et al. 2020. Use of disease embedding technique to predict the risk of progression to end-stage renal disease. Journal of Biomedical Informatics, 105: 103409.

10　慢性病共病的数智管理问题

当前，随着人口老龄化不断加剧，我国慢性病患者基数不断扩大，慢性病的多病共存现象日益普遍。据统计，2019 年我国 60 岁以上人群同时患有多种(两种及以上)慢性病比例高达 65.1%(王述寒等，2021)。慢性病共病患者不仅所患多种慢性疾病，而且这些慢性疾病之间存在非常复杂的关联关系。我们定义慢性病共病为多种相互关联的疾病在同一患者身上发生与发展的规律性现象。存在关联关系且相互影响的多种疾病之中的一种疾病被称为索引疾病，是该患者治疗的关键，其他的疾病或病症被称为索引疾病的共病。索引疾病与共病的关联关系可能是因果关系、并发症、并存(长期存在)和间发(短期、临时)。

与慢性病共病相比，多病则指的是一个人体内多种慢性疾病共存的情况，并不特指任何一个作为主要疾病。相较于多病，慢性病共病的治疗更复杂。这是因为不仅需要处理多个疾病的症状和并发症，还需要考虑这些疾病之间的相互影响和药物相互作用。患者可能需要对慢性病共病进行综合化的终身管理和治疗，而在长期的多重用药治疗过程中产生的各种自我管理负担以及经济负担更大，且可能导致更频繁的药物不良反应以及其他严重健康问题，患者的残疾、失能和过早死亡的风险更高。慢性病共病不仅会出现在老年人群中，随着现代社会中亚健康生活方式的普遍存在，慢性病共病在年轻人中的发病率逐渐上升，且发病年龄呈现显著降低趋势。因此，慢性病共病的防治已经成为我国以及全球健康和医疗服务体系发展过程中的重大挑战。

我国医疗卫生系统在慢性病共病管理方面相对薄弱，相关卫生服务规范与实践指南主要针对单种慢性病，难以满足慢性病共病患者的卫生服务需求。以我国常见 2+3 疾病情况为例，包括高血压、糖尿病、结核病、肝炎、严重精神障碍。目前，我国高血压患者数量高达约 2.45 亿人，而高血压通常与糖尿病、结核病、肝炎、精神障碍等多种慢性病同时存在。高血压、糖尿病属于一般性的慢性病，也是非传染性的疾病，肝炎和结核病也是慢性病，但是它们是属于传染性的慢性病，精神障碍属于心理疾病。这三大类疾病的发病、防治和管理的规律不同，合起来管理对于卫生服务模式的设计来说是一项重大的挑战。这些共病不仅对患者本人构成了巨大的挑战，还对卫生系统的可持续性产生了压力。为了改善慢性病共病管理，我国需要制定更全面的卫生服务政策，包括不同疾病管理的指南和卫生服务模式的创新，即通过对慢性病及其医疗卫生服务状态的动态监测，揭示不同的索引疾病与共病之间的复杂关系及其动态演化规律，针对不同的关系，设计不同的医疗卫生服务模式以及资源配置方案，以此降低慢性病共病给医疗卫生体系以及慢性病共病患者带来沉重的服务供给负担与经济负担，最大化有限资源的利用效率。

　　本章的目的是，在已有相关研究总结的基础上，分析数智化创新背景下建立多病共管共治的系统服务模式需要解决的关键问题，以探讨实现数字技术支持下慢性病共病医疗卫生服务的动态监测、卫生服务模式的设计优化以及有限医疗资源的最大化利用研究的努力方向。

10.1　问　题　背　景

　　慢性病共病监测指通过连续、系统地收集疾病影响因素资料，经过数据分析、解释后及时将信息反馈给卫生部门及相关决策者，为相关医疗决策、干预及评价提供支持。传统的慢性病共病监测主要依靠人群抽样与问卷调查进行，随着近年来智能监测及远程医疗设备的广泛应用，慢性病共病人群的数据采集、融合和特征提取技术发生了深刻的变化，监测方法与策略也随之转变。本节围绕慢性病共病监测中重点与难点问题，从以下四个方面对国内外研究进行总结与分析：①慢性病共病健康数据采集；②慢性病共病多源多模态数据融合；③慢性病共病复杂关联特征提取；④慢性病共病医疗卫生服务动态监测。

10.1.1　慢性病共病健康数据采集

　　慢性病共病人群健康数据采集工作是慢性病发生、发展循证依据的主要来源，是慢性病防控的起点和决策制定的重要支撑。传统上，慢性病人群健康数据的采集多依赖于人群抽样调查与各类医疗机构的疾病计数，主要数据来源包括电子病历、医院或监测点检测结果，以及初级保健医生填写的调查问卷等(Larsen et al.，2017；Déruaz-Luyet et al.，2017)。依托于中国疾病预防控制中心的慢性病监测系统，我国慢性病人群健康数据采集的主要方式包括三类：一是以各类医疗机构为基础的数据采集，如各地开展的死因监测报告系统、肿瘤登记报告、"四病"报告等；二是以抽样人群为基础的数据采集，疾病预防控制中心在全国范围内分层随机抽取疾病监测点，开展慢性病、共病和行为危险因素的数据采集；三是全国或部分地区开展的一些慢性病共病专项调查，如中国健康与养老追踪调查(刘帅帅等，2021)、中国慢性病与营养监测项目，以及市、县级区域性小规模慢性病共病调查等(刘贵浩和薛允莲，2022；张家泳等，2018)。这些抽样调查与专项调查为了解我国慢性病人群基本情况奠定了基础，然而，此类数据采集方式的人群覆盖范围较小，常常导致抽样偏差、数据完整性与连续性差等问题。另外，受调查设备与医疗条件的影响，抽样调查可采集的病患体征参数和指标十分有限，无法对患病情况进行准确、全面检查，难以满足慢性病共病准确筛查与监测的需求。

随着物联网、可穿戴传感器、远程医疗设备等数字支持技术的快速发展，近年来，慢性病人群监测相关领域出现了许多新数据采集技术与手段。例如，利用便携式心率监测仪、血糖仪、血压计等各类移动医疗设备替代传统医疗监测点的人工检测与问卷调查（王述寒等，2021），提高数据采集效率与样本采集密度，扩大人群监测范围；综合利用各类可穿戴传感器远程医疗设备、云数据与计算平台，实现对高风险患者人群的长期健康状态追踪，为医生提供更全面的患者健康概览（Mukhopadhyay，2015；Lopez-Nava and Munoz-Melendez，2016；Wen et al.，2016）；将地理信息系统应用到慢性病共病的研究中，用于分析糖尿病、高血压等慢性病的空间分布特征，为区域化防控措施提供更为精细和全面的数据支持（王进进等，2020；程文炜等，2017；谭利明等，2019）。这些研究为慢性病人群数据采集带来了新技术与新机遇。

总体来看，在物联网传感器技术快速发展的背景下，慢性病人群数据采集研究逐渐从传统的人群抽样筛查向个体化、精细化监测技术和手段转变，如何运用数字支持技术提高数据采集效率与准确性已成为国内外研究关注的焦点。然而，当前数据采集技术研究主要集中在单种慢性病监测上，面对我国慢性病共病管理实践仍有许多问题和挑战需要解决，具体包括：①数据采集技术与类型单一，监测指标范围小。不同于单种慢性病，慢性病共病数据采集涉及索引疾病及各类共病，所需检测的体征指标复杂多样，需要结合患者医疗记录、调查问卷、远程设备监测记录等数据共同验证，简单应用移动和可穿戴设备采集数据难以满足慢性病共病监测的现实需求；②不同来源数据的采集成本与测量误差分析较少，缺少针对多源多模态数据的总体采集方案设计与优化。在各类数字技术的支持下，慢性病共病的数据采集需要考虑不同来源数据的成本及测量误差，对各类数据的采集间隔、采集样本密度进行决策，尽可能提高资源利用率。现有文献集中于各类医疗设备与传感器监测技术上，缺少此类决策与优化模型研究。因此，相较于现有研究成果，慢性病共病人群数据采集问题更为复杂，需要结合各类慢性病指标的检测需求与数据采集技术特点进行深入研究。

10.1.2 慢性病共病多源多模态数据融合

在物联网、大数据等各类数字技术支持下，慢性病共病研究可以获得患病人群的高维度、多尺度的多源多模态数据，包括人群抽样调查、医疗电子病历、可穿戴传感器及远程医疗监测数据等。这些多模态数据从不同角度描述患者的健康状态，具有潜在的一致性和互补性，通过跨模态合并可以为患者提供更加全面、准确的诊断结果，对慢性病共病监测具有重要支持作用。

近年来，针对多源多模态数据融合研究已日益受到学者和专家的关注与重视，相关研究成果可以总结为三类：分层数据融合策略与方法、基于深度特征学习的融合方法、基于语义表示的融合方法。分层数据融合策略与方法通常将融合任务分为数据层、特征层与决策层三个典型层次。数据层负责数据格式的统一，将数据转换为同模态进行分析处理，代表性方法包括卡尔曼滤波器、粒子滤波器、贝叶斯理论（Majnarić et al., 2021）、聚类算法（Uddin et al., 2022）等；特征层将多模态数据映射到同一空间，通过相关模型算法进行特征提取与整合，代表性方法包括 SVM、模糊理论、D-S 证据理论、神经网络等；决策层通过各类优化方法与规则对模型决策与预测结果进行融合，以提高分类与预测的准确度，代表性方法包括神经网络、产生式规则、逻辑模糊方法、知识系统等。

基于深度特征学习的融合方法着重于运用卷积神经网络、双向自编码器、长短期记忆网络等深度学习模型，从不同结构类型数据提取的原始特征中学习新的表示形式，实现多源数据的跨模态学习与表征。代表性综述研究包括：Stahlschmidt 等（2022）总结了基于全连接神经网络、卷积神经网络、循环神经网络、图神经网络、自编码器等模型在医疗领域多模态数据融合问题中的应用，综合考虑了电子医疗记录、医疗图像及基因组检测等多模态数据间的潜在互补与一致性信息，从网络层次结构角度将数据融合分为前端融合、中端融合与末端融合，总结了自编码器、同质与异质中端融合、元学习与末端聚合策略的代表性成果；余辉等（2020）梳理国内外多源多模态数据融合与集成研究的发展脉络，对比经典深度学习、跨模态学习、共享表征学习与多模态融合方法的特点与适用范围，总结了医疗记录、移动和可穿戴设备数据融合在医学领域应用面临的难点和挑战。

基于语义表示的融合方法在特征学习的基础上，结合不同特征在语义上的关系对数据集进行进一步的处理，以实现数据信息的增强、补充和知识迁移。陈平等（2019）提出了一种基于语义分析的慢性病监测与防控系统，通过自然语言处理和语义识别对患者生命体征、就诊信息等多方面的数据进行特征提取和整合，实现对慢性病患者的远程监测和管理；Jonsson（2019）提出了一种基于强化学习的数据融合框架，能够根据电子病历中的文本与序列化数据对患者健康状态进行监测与分析，为医生提供治疗方案的决策支持；Majnarić 等（2021）综合深度学习、强化学习及语义分析方法对电子病例及各类医疗记录进行数据融合，为患者表型分析、疾病监测和分类提供数据支持。

上述数据融合研究成果为本章中慢性病共病多源多模态数据融合方法提供了理论基础和构建思路。然而，现有数据融合相关研究仅考虑了数据层面的整合，缺少对不同数据指标间的关联与现实意义的深入分析。在慢性病共病监测的问题背景下，数据融合方法不仅需要考虑跨模态数据处理，还需要结合医学知识考虑不同数据指标在各类慢性病共病诊断中的作用，融合结果既要准确描述慢性病共病的发展状态，也需要反映索引疾病与各类共病之间的关联关系，因此需要结合多模态数据的潜在一致性与数据指标的现实意义，开展数据与知识驱动的多模态数据融合研究。此外，现有研究着重于不同结构类型数据的融合方法探索，缺少对不同时间、空间尺度下多模态数据融合研究，在各类移动医疗设备与可穿戴传感器的支持下，同类数据指标常常具有不同时空尺度与测量误差的多种监测结果，需要结合不同数据采集的技术特点，对多尺度多视角下数据融合进行进一步研究。

10.1.3 慢性病共病复杂关联特征提取

特征提取是慢性病共病监测研究的关键环节。一方面，特征提取需要从慢性病患者的医疗记录中识别关键特征，为慢性病发展过程监测与医疗卫生服务分析提供基础，另一方面，特征提取需要深入挖掘不同慢性病共病之间的复杂相关性，提取不同疾病间的关联规则，揭示索引疾病与各类共病间的影响机制。

面对医疗数据的复杂、高维特征，现有研究集中于基于深度学习的特征提取方法，代表性成果可以总结为两类：第一类研究主要采用神经网络提取各类慢性病的演化特征。Kopylov 等（2021）通过基于质谱的蛋白质组学和代谢组学分析，结合系统生物学和一维卷积神经网络机器学习方法，探究了癌症与精神分裂症在共病水平上的关联，提出模型能准确区分不同的癌症表型和精神分裂症。Wang 等（2020）使用长短时记忆循环神经网络提出了通用疾病演化特征提取模型，为多疾病风险预测提供支持。黄旭等（2020）采用集成学习算法和神经网络模型实现了多种慢性病演化的动态特征提取，构建慢性病风险预测模型。第二类研究采用图关联工具识别慢性病人群的患病特征。Uddin 等（2022）构建了基于双模图的患者网络，融合了传统医疗记录特征与复杂网络特征指标，增强了对患者与各类慢性病患病关系的准确预测。Lu 和 Uddin（2022）对基于图机器学习嵌入模型和基于相似性的链接预测方法进行了性能比较，发现图机器学习嵌入模型能够有效处理多源多模态数据，在慢性病特征提取与风险预测方面具有更高的准确性。

现有特征提取研究成果为本章慢性病共病监测中的特征提取研究提供了基础和借鉴。然而，当前特征提取方法研究主要针对单种慢性疾病，着重于对慢性病患者各类体征参数与指标数据的分布特征与提取，有关慢性病共病关联特征分析局限于简单描述统计和相关系数分析。未来的特征提取方法应强调识别多种索引疾病和共病之间的复杂关联关系，即在人群中的慢性病共病高频组合基础上构建复杂网络模型，从多源多模态数据融合结果中提取复杂关联网络特征，为后续慢性病共病簇团网络与需求演化轨迹分析提供基础，同时需要考虑不同共病之间的相互作用，研究索引疾病在不同共病影响下的长期演化特征。

10.1.4 慢性病共病医疗卫生服务的动态监测

慢性病医疗卫生服务监测强调群体流行病学研判和长期趋势分析。相关研究通常以最小化病人检测成本与患病风险为目标，通过分析疾病风险指标与人工统计数据，在一定资源的约束下探索最优检测决策或策略。当前，慢性病卫生服务监测研究主要集中在单种慢性病的动态监测问题上，研究成果可以总结为两类。

第一类研究从群体角度研究慢病人群的动态监测模型与方法，代表性成果包括：Güneş 等(2015)提出了有限资源条件下人群结直肠癌监测与防治模型，该模型通过常微分方程描述人群结直肠癌病变发展的动态演化过程，以最小化病人死亡率为目标，求解得到肠镜检测资源分配的最优决策及人群结直肠癌监测与防治方案；Cevik 等(2018)提出了面向人群乳腺癌的动态监测模型，该模型将乳腺癌病变过程及监测描述为有约束下 POMDP 问题，以最大化人群的期望质量调整寿命为目标，通过网络近似方法把该问题转换为整数规划模型进行求解；Lee 等(2019)提出了面向肝细胞癌监测与筛查策略优化模型，该模型重点考虑了人群中的个体差异，将每个病人肝细胞癌病变的过程描述为不同的 POMDP 模型，在一定资源约束下对多个模型同时进行求解，得到肝细胞癌最优监测策略；Zhang 等(2022)提出了针对前列腺癌主动监测策略的两阶段随机规模模型。该模型重点考虑了不同个体的前列腺癌病变过程的差异性，从两个层面制定主动监测策略：一是从总体角度决定人群前列腺癌的检测周期，二是从个体的角度根据每个病人的风险指标制定检测决策，决策目标包含癌症检测正确率、误诊率以及开展癌症检测的成本。

第二类研究从个体角度研究慢病个性化动态监视模型与方法，代表性研究成果包括：Erenay 等(2014)提出了基于 POMDP 的结直肠癌监测与预防模型，该模型重点考虑年龄、性别及各类个人因素对结直肠癌病变发展的影响，在 MDP 下以最大化期望质量调整寿命为目标探索最优监测策略。Ayer 等(2016)研究了女性依从度的差异性对乳腺癌监测和筛查策略优化的影响，通过构建 POMDP 模型描述乳腺癌病变过程，同时在模型中设置不确定参数描述个人依从度及风险指标对乳腺癌发展阶段的影响，探索乳腺癌个性化动态监测方案和策略。近年来，随着社会对慢性病共病的关注度不断升高，一些学者对慢性病共病动态监测问题进行了一定的探索。Hajjar 和 Alagoz(2023)研究在高血压、糖尿病等共病情况下索引疾病的动态监测模型与方法，构建了 POMDP 模型和马尔可夫链模型描述索引疾病和共病的动态演化过程，并将二者集成，运用动态规划及近似动态规划方法探索最优个性化监测策略。

总体来看，当前国内外学者对慢性病人群健康监测问题进行了大量的研究，并对两种共病组合下慢性病监测问题进行了探索，形成了一些初步研究成果。然而，慢性病共病动态监测研究仍处于初期阶段，结合我国居民慢性病共病复杂特征后，问题比现有研究更为棘手和复杂，有以下难点和问题需要解决。

(1)多种慢性病共病组合下决策过程复杂性。中国居民慢性病共病复杂多样，包括高血压、糖尿病等常见共病组合，以及现有研究尚未涉及的三种及多种共病组合，动态监测决策需要考虑不同疾病之间的相互影响，针对不同疾病组合和病情阶段设定有针对性的监测策略，决策过程更为复杂，求解规模更为庞大。

(2)慢性病共病人群卫生服务需求的差异性。与单种慢性病相比，慢性病共病人群具有更为广泛的医疗卫生服务需求，不同地域人群在不同共病组合及病情阶段下的医疗服务需求具有较大差异，影响因素数据大且难以用简单概率分布描述，这给慢性病共病人群医疗卫生服务监测带来了极大挑战。

(3)多源数据融合下监测模型和方法的转变。随着智能监测、远程医疗数据的接入，慢性病共病的监测数据从传统静态抽样数据向连续动态数据转变，从大规模人群数据向居民个性化数据转变，相应的监测模型和方法需要结合数据融合及特征提取研究成果，需要对慢性病共病医疗卫生服务的个性化动态监测开展更为深入的研究。

10.2　共病群体的簇团网络和卫生服务需求演化

研究慢性病共病簇团网络和卫生服务需求的演化轨迹，可以帮助我们更好地理解索引疾病以及共病之间的复杂性，为相关政策评估和服务模式优化提供指导，从而可以进一步提升卫生服务资源的配置效率。下面先总结慢性病共病群体的簇团网络构建以及卫生服务需求的演化轨迹的预测方法，然后分析当前研究对于其网络结构以及卫生服务需求演化的认识。

10.2.1　慢性病共病群体的簇团网络

簇团网络的划分为共病患者的分组管理奠定了基础。揭示共病群体的簇团网络结构不仅有助于深刻理解索引疾病以及共病之间的潜在机制，也让决策者可以更有针对性地制定预防和检测措施、配置医疗服务资源、优化服务模式设计等。目前对于最适宜的构建此类簇团网络的聚类识别和分析方法仍然有争议(Ng et al., 2018)。最常用的两种聚类方法是因子分析和层次聚类方法(Busija et al., 2019)。其中，Abad-Díez 等(2014)运用探索性因子分析法分析了共病的模式与年龄和性别之间的关系。Vu 等(2011)采用集群式层次聚类方法对共病变量进行了聚类。不同层次聚类的研究还使用了不同的距离度量方法，如平均连接距离、Ward 最小方差、兰氏距离公式，以及描述相似性的度量方法，如 Jaccard 系数和 Yule's

Q。潘晔等(2023)借助关联规则、聚类分析、主成分分析和潜在类别分析研究了14 种慢性病数据以及部分人口特征学数据。研究发现不同方法识别的模式有差异，存在不一致性。因此，选择何种模式分析方法，应根据研究目的和不同算法的特性来决定。除此之外，还有一些研究采用潜在类别分析和多重对应分析来探究共病人群的划分(Bisquera et al., 2021)。Ng 等(2012)提出了一种统一的三步分类方法，用于识别共病情况。Crowson 等(2023)运用了四种无监督学习算法，包括层次聚类、因子分析、K 均值聚类和网络分析，对与类风湿性关节炎相关的共病进行了分析，并与年龄和性别进行了关联。考虑到聚类方法的不稳定性，因此在解释类别时需要考虑具体的聚类算法。

近年来，网络分析作为一种具备在复杂关系中挖掘特定模式的工具也越来越多地被用在共病群体的簇团网络构建当中(Jones et al., 2023)。Guo 等(2019)利用相关性分析构建了一个疾病共病网络，并通过复杂网络分析和数据挖掘的手段识别共病网络中的模式。Kalgotra 等(2020)通过构建共病网络，研究了 7 个不同种族人群在共病上的差异。具体地，其通过 Salton 余弦指数度量不同病人之间的相关性，且当这种相关性大于给定的阈值时即认为一对病人之间有边连接。Alvarez-Galvez 和 Vgas-Lozano(2022)运用混合高斯图模型，并结合社群发现的方法识别复杂的共病模式。

为数不多的重复实验结果显示，文献中复现的结果在很大程度上受到聚类方法和数据集选择的影响(Skou et al., 2022)。目前的研究在选择分析方法时，很少从理论层面阐述所选方法为何适宜于共病分析。此外，仅依赖观察到的分组可能是不稳固的，因为多种原因可能导致相似的分组现象，如相同的病因、医疗干预导致的并发症，乃至不真实的关联。因此，构建一个既具有理论基础，又能与疾病的潜在关系相符的群体共病网络分析方法，成为一个重要的研究问题(Busija et al., 2019；Whitty and Watt, 2020)。解决这个问题不仅将为索引疾病以及共病轨迹的演变和医疗服务需求的变化趋势分析奠定基础，而且将有助于实施针对共病群体的综合管理，包括制定个性化的教育、预防等干预策略，并有助于优化不同管理策略的组合。

慢性病共病的研究也提升了人们对于共病关系的认识。Abad-Díez 等(2014)指出，未来的共病模式发现及其影响分析，应根据患者的年龄和性别进行分层。Vu 等(2011)确定了五个不同的共病聚类，以心肺疾病作为索引疾病，代谢、神经、感觉、中风和癌症分别作为索引疾病的共病。王梅杰等(2021)指出高血压与关节炎、风湿病是比较常见的共病组合。此外，高龄、教育程度低、超重、有吸烟饮酒史、丧偶、睡眠质量不好的人群是慢性病共病的高发人群。张冉等(2019)发现了 14 种不同的慢性疾病之间形成了共病关系，共计 804 种不同的共病组合。其中，有 76 种二元共病组合和 169 种三元共病组合。这 14 种慢性疾病中，哮喘、中风、心脏病、糖尿病或高血糖、血脂异常、与记忆相关的疾病、肾脏疾病、肝脏疾病和慢性肺部疾病显示出高共病风险。此外，研究还表明，二元共病组合中"肺部疾病+哮喘"以及三元共病组合中"中风+情感及精神方面疾病+与记忆相关疾病"显示出最高的相关性。

10.2.2　共病的纵向演化轨迹预测

当前，人们对于慢性病索引疾病以及共病的演化认识还不够全面。基本的共识是，随着时间的推移，病情会呈现累积的趋势，即从一个较低的初始水平开始随时间逐渐加重。同时，根据不同索引疾病以及共病情况，共病患者对卫生服务的需求也会有所不同。因此，深入探究共病卫生服务需求的发展轨迹，需要依托于索引疾病以及共病的纵向演化轨迹建模。尽管目前大多数关于共病演化的研究都倾向于横截面数据分析，但纵向演化分析方法是一个新兴的研究领域(Cezard et al., 2021)。共病演化轨迹研究，本质上是对索引疾病以及共病病情的转移概率的建模。常用的模型有马尔可夫模型、非循环多状态模型、状态转换模型(Alaeddini et al., 2017; Siriwardhana et al., 2018; Lindhagen et al., 2015)。例如，Beck 等(2016)构建了基于轨迹的分层模型以研究败血症人群的疾病演化轨迹。他们研究发现，酗酒、糖尿病及心血管疾病与败血症出现有相关性；另外，癌症也会增加败血症的死亡率。Alaeddini 等(2017)提出了一种潜在回归马尔可夫聚类算法来识别包括高血压在内的四种慢病的转移概率矩阵。多级动态的贝叶斯网络模型由于其具有处理动态多种疾病结果的能力，也常被用来构建共病演化轨迹(Lappenschaar et al., 2013; Faruqui et al., 2018)。

有一些研究还试图针对演化规律本身进行模式识别。主要的研究方法包括，潜在类别分析、潜在类别增长分析、混合增长建模，以及基于群体的轨迹建模方法。Fabbri 等(2016)利用有限混合模型方法，结合零膨胀泊松权重发现 6 个不同的轨迹组。Hiyoshi 等(2017)运用基于群组的轨迹建模并结合多项逻辑回归，分析群组轨迹与社会经济发展因素之间的关系。Jackson 等(2015)基于潜在类别增长模型，发现 5 个共病轨迹。通过与生活方式和社会经济因素进行回归分析，发现在中年女性中，超重/肥胖和较低的社会经济地位是以慢性病积累为特征的轨迹的主要风险因素。Cezard 等(2021)指出，未来随着人工智能、机器学习技术的发展，数据驱动的演化轨迹研究方法，能够提供非常全面的基于群体的预防治疗策略，为慢性病共病的政策干预与策略组合提供指导。

10.2.3 卫生服务需求的演化轨迹

卫生系统的资源配置以及服务模式的设计优化，需要根据医疗服务需求的演化做出动态调整。然而，从共病的演化模式建模到差异化卫生服务需求演化的建模，仍然存在研究不足。当下的共识是，医疗资源的消耗和支出随着共病的数量增加而近乎指数地增加(Lehnert et al., 2011)。需要更进一步的研究以发掘不同共病患者的医疗卫生服务需求。例如，陈鸣声和司磊(2021)研究发现，共病患者每增加 1 种慢性病，门诊次数、住院床日和灾难性卫生支出的风险分别增加 1.44 倍、1.73 倍和 1.34 倍。不同的自然因素以及社会经济因素，也会影响共病患者的医疗卫生需求。总的来看，共病患者对于药物(Hopman et al., 2016)、初级卫生保健服务、门诊服务(Huntley et al., 2012)、急诊服务，以及住院服务的需求会增加(Condelius et al., 2008)。Rapoport 等(2004)报告称，每增加一种慢性病，医生服务的使用量就会增加超过一半。Schneider 等(2009)发现，患有多发病的老年人与没有慢性病的同龄人相比，多预约两到五倍的医生门诊。Moxey 等(2003)调查了老年人的药物成本，他们得出的结论是：3 种或 3 种以上共病患者使用处方药的平均费用是没有共病的患者的 6.6 倍，是患有 1 种或 2 种共病的患者的 2.1 倍。由此可见，如果将医疗服务资源配置在预防或者减缓共病的累积效应中去，就能够极大地减少未来医疗服务资源的消耗，从而实现卫生服务系统的降本增效。

总而言之，当前对于共病的研究，主要集中在截面数据分析，而对于索引疾病以及多种共病的纵向演化分析较少；对于不同索引疾病以及共病的医疗服务需求的刻画不够细致，体现在对于差异化的医疗服务需求的分类划分比较粗糙。未来需要关注实现从索引疾病以及共病演化预测，到差异化的医疗卫生资源需求的动态轨迹预测问题，从而为卫生系统服务资源的动态配置、服务模式的设计优化提供数据支撑。

10.3 共病的卫生服务模式与效果评估

考虑到慢性病索引疾病与共病之间联系的复杂性，我们有必要针对性地进行服务模式设计上的创新。为此，这里首先对分级诊疗体系下慢性病卫生服务模式设计的现状进行阐述，其次分析服务效果的综合评估方法。

10.3.1 分级诊疗体系下慢性病卫生服务模式设计

目前，国内外尚无慢病服务的统一供给模式，且针对共病的健康服务供给关注明显不够。Fortin 等(2004)指出，尽管众多患者并发多种慢性疾病，但是卫生系统的服务仍主要针对单一疾病。Barnett 等(2012)强调，随着年龄增长，多病态的情况急增，但相关医疗服务未能有效整合。Boyd 和 Fortin（2010）则指出，大部分临床指南仅关注单一疾病，未充分考虑共病患者的复杂性。对于同时有两种慢性病的患者，目前国际上有两种卫生健康服务供给方式：慢性病照护管理（chronic care management，CCM）模式（Ng et al.，2018）和慢性病自我管理计划（chronic disease self-management program，CDSMP）模式（Busija et al.，2019）。

CCM 模式为患有两种或两种以上预计持续至少 12 个月或直至死亡的慢性病病人，提供非面对面的护理服务。在 CCM 模式中，每位患者拥有自己的医疗团队，团队成员主要包括有资质的专业医护人员和社区的临床人员；专业医护人员与社区人员（一般为药剂师）之间达成合作协议并分工协作。专业医护人员会定期根据电子病历，为病人制订或修改专属的综合护理计划，主要包括问题清单、预期结果、可衡量的治疗目标、干预措施、药物管理等；社区人员主要负责执行护理计划中的内容，如为病人提供药物治疗、定期监测和随访以了解病人的病情变化等，并形成电子病历。CCM 的优点在于：①医护人员与病人之间长期深度合作，能够形成目标统一的系统性的长期护理计划；②社区人员与病人深度合作，能够提高医疗服务的效率，如加快处方药的审查、缩短续药的等待时间等。

CDSMP 是由斯坦福大学研究开发的一种基于研讨会形式的慢性病患者自我管理模式。其目的是通过患者之间定期的沟通交流，学习自我健康管理知识，帮助患者更好地与医生沟通，并形成良好的健康管理习惯。CDSMP 模式的主要管理形式为研讨会；参与者每周参加一次 2.5 小时的互动研讨会，为期 6 周；研讨会一般设在老年中心、教堂、社区医院等社区公共场所；研讨内容为慢性病患者管理中常见的问题及解决技巧。同时，参与者每周设定一个健康管理目标，并为此制订具体的行动计划，并在下一次研讨会上报告实施情况；其余参与者会给出反馈和建议。CDSMP 主要适用于患有多种慢性疾病的人；该模式对健康问题已开始干扰其重要的生活活动或难以遵循医嘱的病人特别有益。

我国具有代表性的慢病管理模式主要包括医联体模式（国务院办公厅，2017）、家庭医生签约服务模式（徐卫刚等，2019；陈帆，2018）、"互联网+"模式（刘鸿齐和王敬伟，2022）、基于全科医生的社区健康管理模式（王子超等，2020）等。医联体模式由业务能力较强的医院牵头，联合基层医疗机构形成资源共享、分工协作。家庭医生签约服务模式以签约的形式，形成专业医生、基层医护人员以及患者之间的深度合作。"互联网+"模式以慢性病患者为中心，借助信息化技术为慢性病患者提供医疗服务、健康咨询、居家护理等综合的健康管理。基于全科医生的社区健康管理模式以患者为中心，签约全科医生以实现综合性的慢性病管理。以上这些模式均是基于我国医疗体制改革后形成的分级诊疗模式的背景展开的。然而，这些模式目前更多的是将卫生服务供给的重点放在了索引疾病上，往往忽略索引疾病与其他共病的相互关联。

10.3.2　服务效果综合指标体系的构建

索引疾病与慢性病共病的相互关联特征及其动态演化，加大了卫生服务资源配置以及卫生服务模式设计的难度。比如在多病共防环节，各个疾病的疫苗接种、饮食禁忌等可能存在冲突；在多病共检环节，并发症的发病风险会受原发性疾病的影响，因此多病共检时医生并不会建议病人同时检查慢性病及其并发症，而是先对慢性病进行检查，之后根据慢性病检查结果且判断并发症的发病风险后，再考虑是否对其并发症进行检查(Chen et al.，2018；Hajjar and Alagoz，2023)。在多病共管环节，多重用药不能根据每种慢性病指南的用药策略进行药物的简单叠加，因为这可能会造成严重的医疗事故(Skou et al.，2022)。

另外，慢性病共病服务供给方式的效果评估也不具有可叠加性，即无法从单一慢性病服务效果的简单加总，确定慢性病共病整体的服务效果。在卫生服务系统的效果评估中，医疗健康服务常采用有效率、有效果以及公平性作为评估目标(Ayer et al.，2014)。在医疗健康服务的效率评估及改善方面，为了提高器官分配效率，Kong 等(2010)建立了一个包含所有区域划分可能的混合整数规划模型，通过对比任意区域划分情况下供体的平均运输效率，设计了一种地理分解启发式算法，以快速搜索最优区域划分，实现了在当前器官分配政策以及 OPO(Organ Procurement Organization，人体器官获取组织)地理分布下的供体运输效率优化。在当前的美国肾脏供体分配策略的基础上，Tunç 等(2022)通过为接受质量较差的边缘器官移植的病人提供器官衰竭后再移植的优先权，可大大降低边缘器官的浪费率，提高了肾脏移植的效率。

在医疗健康服务的效果评估及改善方面，有学者考虑了慢性病及其并发症之间的相关关系，并以病人群体的成本效益最大化为目标展开了对并发症筛查策略的优化研究。例如，考虑到肝纤维化可能诱发并发症肝细胞癌这一现象，Andersson 等(2008)构建了一个马尔可夫模型，以模拟患 CHC 的肝硬化病人群体在周期性筛查策略下两种疾病的发展、肝细胞癌筛查以及治疗效果。通过对比分析各筛查策略下病人群体的成本效益，Andersson 等(2008)建议肝硬化病人每半年进行一次肝细胞癌筛查。为进一步优化筛查策略，Chen 等(2018)同样以病人群体的成本效益最大化(这既是效果/效益优化，也是效率优化)为目标，并且考虑了根据病人的肝纤维化分期，分层制定肝细胞癌筛查策略。在筛查资源有限的情况下，Lee 等(2019)为每位病人构建了一个 POMDP 模型，以模拟病人的肝纤维化和肝细胞癌发展，研究在肝纤维化病人群体中动态选择部分病人作为筛查对象，以最大化早期癌症检出率。另外，Hajjar 和 Alagoz(2023)以病人的累计期望调整寿命最大化为目标，对糖尿病女性的乳腺癌筛查进行了个性化制定和优化，预期可为医疗保健系统节省约 260 万次乳房 X 光检查。

在医疗健康服务的公平评估及改善方面，公平是器官分配与移植着重考虑的医疗服务与评价标准。但公平与效率既有区别，也往往存在各种联系。例如，美国器官获取和移植网络（Organ Procurement and Transplantation Network，OPTN）根据申请者病情严重程度，为每位申请者赋分；其中肝细胞癌申请者额外被赋予更高的分值，获得移植的优先权。自 2002 年美国肝移植策略发布以来，研究者们关注并对比肝细胞癌与非肝细胞癌申请者的平均移植率以及在等待队列中的死亡率（Massie et al.，2011；Ishaque et al.，2019；Bernards et al.，2022），OPTN 也根据这些研究，对肝细胞癌申请者的额外赋分方式进行调整。Bertsimas 等（2013）以肾脏移植的效率最大化为目标，加入移植公平性相关的约束条件，设计了一个优于当前肾脏移植分配政策的新政策。他们发现，适当放松公平性约束时，肾脏移植的效率会显著提升。

在慢性病共病服务供给方式的效果评估与改善中，当前的理论与研究结果仍然局限在二元共病组合，即单一索引疾病与单一共病之间的筛查策略研究上。现实中的索引疾病与共病之间会呈现更加复杂的结构与关联关系。

10.4　共病的防控模式与政策干预

慢性病共病对患者的生命安全、生存质量构成更严重的威胁。为了逐步提高居民的健康期望寿命，必须有效控制慢性病的负担，最大化有限的资源的配置效率。为了实现这个目标，必须由系统服务模式设计及政策干预作为支撑。因此，本节将从系统性构建慢性病共病防控政策框架、服务模式设计和政策干预模式两方面进行分析和总结。

10.4.1　系统性构建慢性病共病防控政策框架

《中国防治慢性病中长期规划（2017—2025 年）》以坚持统筹协调、坚持共建共享、坚持预防为主、坚持分类指导为原则，明确了到 2025 年的目标，即有效控制慢性病的危险因素，实现全人群全生命周期的健康管理；相较于 2015 年，力争将 30～70 岁年龄段人群由心脑血管疾病、癌症、慢性呼吸系统疾病和糖尿病导致的过早死亡率降低 20%。

目前，国际上针对多病或者共病制定了一些指导性文件。其中，世界卫生组织 2016 年发布了关于多病的初级保健指导 "Multimorbidity: Technical Series on Safer Primary Care"，该指导文件提出了五个可用于实施的步骤，其中，第一步就是在政策层面进行改变，以促进对患有多种疾病的患者进行管理。另外，英国提出了多病的临床指南 "Multimorbidity: Clinical Assessment and Management"，以现有的研究证据为基础，针对在英国国家医疗服务机构内特定临床条件或情况下的个人护理提出建议，具体包括预防、自我保健初级和二级保健再到更专业的服务。但是这些指南针对的是患有多种疾病的群体。与多病相比，共病更加侧重于一个特定的主要索引疾病，其他病症被认为是与之相关的共病(Feinstein，1970)。共病患者的各种疾病之间存在相互作用的情况，但多病患者的疾病之间不一定会相互作用。因此，现有的针对多病患者的政策指南，对于共病患者具有的参考性作用有限。

有少量相关防控政策关注到慢性病共病患者，这些政策都以公共卫生服务框架为主导。例如，美国提出了战略框架"Multiple Chronic Conditions: A Strategic Framework"，该框架指出了卫生保健部门的关键目标，并提供了最大限度地护理协调和改善患有多种慢性病的患者健康和生活质量的措施。美国的老年医学会也提出了对患有多病的老年患者的健康护理指南"Guiding Principles for the Care of Older Adults with Multimorbidity"。

我国的慢性病防控管理政策体系尚不够健全，目前仅覆盖了高血压和糖尿病两种疾病，并且主要侧重于健康教育。我国现有的防治指南通常针对单一慢性病，如《中国高血压防治指南(2018 年修订版)》和《中国 2 型糖尿病防治指南(2020年版)》等。最近几年，国内开始逐渐关注慢性病共病患者，2019 年健康中国行动推进委员会提到，三种以上的慢性病叫共病。我国目前存在共病种类繁多等问题，表明我国对共病的定义仍不够清晰。在国家层面，《"十四五"健康老龄化规划》提出了加强老年慢性病和共病诊疗技术的研究，而《老年医学科建设与管理指南(试行)》中引入了"共病处理模式"的概念。在地方层面，上海发布的《慢性病综合防治(2022 年版)》提供了慢性病共病患者的相关随访管理方式。尽管在慢性病共病的国家标准和治疗指南方面，我国政策逐渐给予了更多的重视，但目前仍有许多不足之处，尤其缺乏关于慢性病共病管理的具体指南，亟须完善相关的防控政策工具。

10.4.2　服务模式设计和政策干预模式

众多研究表明，服务模式设计以及政策干预在预防慢性病危险因素方面是有效的，系统和持续地实施这些措施可以减轻庞大且不断增加的慢性病负担，但是具体实施过程中要注意综合考虑各方面因素。例如，在实施一系列个人层面的慢性病预防项目之前，政策制定者要全面了解政策影响，同时也为其他干预措施做好准备(Brownson et al.，2006)。此外，Gaziano 等(2007)指出在中低收入国家推广干预措施之前，应该既要考虑干预的成本与收益，也要考虑其财政可行性。其中，控烟、减盐和治疗高危心血管疾病个体的多药策略是三种对中低收入国家具有强大成本效益的有效干预措施。在中等收入国家，更应关注如何广泛应用干预手段，而不仅仅是手段本身。为广泛实施这些措施，需要在政策层面进行调整，如推出烟草税法、优化普及药物的准入政策。在政府层面，可以通过媒体宣传优化基层医疗机构的服务，并在社会层面增加用于慢性病的资金投入(Gaziano and

Pagidipati，2013)。郁建立(2016)在研究北卡罗来纳州的社区干预时，为中国的慢性病管理提供了宝贵的经验。他指出，中国政府不应仅仅局限于以社区为基础的策略，而应广泛采纳综合健康政策，确保健康理念渗透至各个政策中，为慢性病预防打造有利的社会环境。张瑞(2017)的研究提到，为最大化健康效益，需对各部门政策进行分析和协调，确保慢性病的预防和控制与环境、劳动、食品卫生、教育等领域的法规相互一致。结合国家的慢性病防控策略，我们可以构建一个支持慢性病预防的积极政策环境。政府在慢性病政策上的核心应从简单的保护转向投资，从治疗症状转向疾病预防。为达成慢性病预防和控制的目标，需提前介入，从而显著降低慢性病的发病率和死亡率。

对慢性病共病的精准防控来说，系统性构建医疗保健政策对慢性病共病的预防和管理至关重要。以我国糖尿病与结核病共病管理为例，采用的是与国外相似的管理方式——双筛、双治和双管，但是在具体的服务模式设计上，还存在许多不足，如临床治疗依旧以专科治疗为主，各医疗机构以及各学科之间难以实现有效沟通，难以满足患者需求(陈秋奇和邓国防，2021)。Duda-Sikuła 和 Kurpas (2023)研究表明，有效的医疗管理政策应由卫生专业人员、患者等多方共同参与制定，并在政策干预实施的每个层面(微观、中观还是宏观)改进治疗方案。同时，多病患者有独特的跨领域需求，因此需要对医疗和康复服务的政策和规划采用以人为本的综合性评估方法(Berner et al.，2022)。与健康人相比，患有单一和多种疾病的老年人发生功能性困难的风险更高，功能困难随着年龄的增长而增加，在老年妇女和农村居民中更为普遍。这表明需要采取适当的政策干预措施，需要特别关注弱势老年人(Patel et al.，2022)。Morrissey 等(2016)通过考虑人口统计学因素以及社会和地区层面的因素，探索普通人群中合并症的风险，提出制定相关的共病医疗政策需要从关注年龄特征转向更好地考虑个人和当地的社会经济环境。

目前，慢性病共病支付和医保也有很大的改善空间。Muth 等(2014)提到，在初级保健领域，老年患者往往伴随多重疾病和多药治疗。但服用多种药物不仅会加重治疗的潜在风险，还使这部分患者的医疗费用占据了医疗总支出的大比重。面对共病，我们需要从全新的角度审视医疗成本。它不是单纯地以特定疾病为单位计算的，而是涵盖了患者整体的护理和费用。因此，简单地将单一疾病的费用相加可能并不能真实地反映共病的成本。具体而言，根据疾病之间的交互关系，共病的实际成本可能高于或低于单独疾病的费用总和(Valderas et al.，2009)。杨俭等(2019)对我国慢性病患者的经济负担进行了深入分析，结果显示医保对慢性病的补贴比例不及 1/3，导致患者自付费用占比过高，从而使他们面临更大的经济风险。而范潇茹等(2022)的研究揭示，对于医疗开销和自付费用较高的群体，每增添一种慢性病都会引起更大的医疗支出。这些高额自付费用的患者更容易遭受医疗照顾的不足，从而使他们的生活品质和健康状态进一步恶化，形成恶性循环，并加重医疗体系的负担。令人关注的是，尽管慢性病共病在我国普遍存在，但目前的医保政策中并未有专门针对共病的条款。此外，我国的医疗保险策略主要集中在慢性病的治疗费用上，而对慢性病的管理并未纳入报销范畴。为实现对慢性病患者全程的连续管理，我们还需解决资金来源这一关键问题。

总之，目前国内外关于慢性病共病管理的研究仍处于初级阶段，存在数据采集与疾病监测的非动态、不全面；对于共病群体的网络结构，索引疾病与共病的变化规律，卫生服务需求的动态规律都不够了解等问题。这些问题导致当下医疗系统承受了巨大的共病负担。当前，如何通过利用数智技术，进行卫生经济与健康政策的研究，以优化医疗卫生服务资源的分配以及卫生服务模式的设计，为政策制定提供具备定量、动态和创新性的管理科学理论支持，是慢性病共病管理研究的重要课题。这些慢性病共病数智管理相关问题的研究，将有助于我国建立更为完善的慢性病共病管理体系，提高医疗卫生资源的有效利用率，为患者提供更好的医疗服务，同时也有助于推动我国卫生政策的不断进步。

10.5　共病的数智管理研究问题

慢性病共病的数智管理研究，即运用学科交叉的方法，包括大数据、人工智能、运筹学及公共卫生医疗等多个领域的专业知识和模型，以研究慢性病共病人群的动态监测、共病网络结构、需求演化、多病共管共治的服务模式设计和政策干预等问题。

10.5.1　慢性病共病医疗卫生服务动态监测研究

以数据驱动决策思想为指导，沿着"数据采集—融合—特征提取—动态监测"的主线，融合大数据、人工智能、运筹学、公共卫生医疗等多学科技术和知识，采用理论方法研究与实际应用研究相结合的方式，研究数据技术支持下的慢性病共病人群健康数据采集、融合与特征提取技术和方法，解决慢性病共病医疗卫生健康服务动态监测难题。

总体研究思路如图 10-1 所示，即首先运用移动健康管理设备、电子调查问卷、体征传感器等数字支持技术，提出慢性病共病人群多源多模态健康数据采集方法，解决当前存在的慢性病共病监测指标少、数量质量低等问题；其次，针对采集的远程监测记录、电子问卷等多源多模态数据，提出数据跨模态学习与深度融合方法，实现数据和信息的精练，提高数据一致性；再次，在数据融合结果的基础上，提出慢性病共病关联网络特征提取方法，解决不同慢性病共病间的因果、并发、并存和间发等复杂关联特征提取难题；最后，基于上述研究成果，提出慢性病共病人群病情及卫生服务需求动态监测方法，并在不同地域开展对比分析与应用研究。

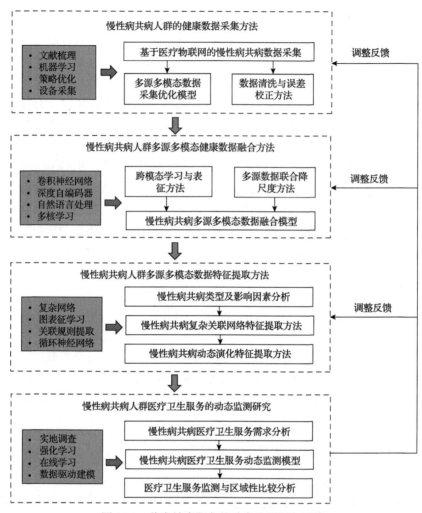

图 10-1 共病健康服务的动态监测研究思路

在图 10-1 中，创建慢性病共病人群健康数据采集方法的关键，在于医疗物联网支持下多源多模态数据的采集策略设计与优化。首先，围绕慢性病共病的各类体征指标数据的采集与检测需求，运用物联网及各类医疗传感器技术优化数据采集过程，有针对性地对各类指标数据进行采集技术选择与改进，包括推广移动健康监测设备提高人群监测规模与样本采集密度，利用云数据平台与电子问卷提高医务人员检测效率，基于体征传感器实现高危人群的个性化病情监测等；其次，针对不同类型数据的采集成本和数据质量，基于数据驱动建模方法，构建慢性病共病多源多模态数据采集优化模型，求解不同类型数据的最优采集间隔与样本数量，探索最优采集策略；最后，运用机器学习、人工智能方法，针对不同来源的健康数据进行数据填补、数据清洗和误差校正，提高数据的准确性、连续性和完整性。

创建慢性病共病人群多源多模态健康数据融合方法的关键，在于不同来源、不同类型数据间的跨模态学习与深度融合。首先，针对慢性病共病人群的电子病历、调查文本、医疗图像等非结构化数据，基于深度学习、自然语言处理相关理论方法，运用卷积神经网络、循环神经网络等模型，通过格式转换、结构重组、语义匹配、尺度转换等方式对多模态数据进行模态转换与信息提取，将原始数据处理成可操作的格式；其次，针对不同时空尺度下采集的各类移动健康设备监测记录及体征传感器数据，运用时空滤波、多重插补、联合降尺度等方法构建时空融合模型，实现不同时空尺度下多源传感器数据的相互补充与信息增强；最后，基于上述多源多模态数据处理结果，运用无监督编码器、深度神经网络、多核学习等方法对多模态数据进行跨模态学习和表征，转换为同模态特征数据进行统一分析，以此为基础构建融合模型进行数据与信息融合。

创建基于多源多模态数据融合的慢性病共病特征提取方法的关键，在于多种慢性病共病间的复杂关联特征提取。首先，基于慢性病共病多源多模态数据融合结果，运用关联分析及相关统计检验方法，识别慢性病共病的高频组合，定位不同组合中的索引疾病与共病，结合慢性病医疗背景知识确定索引疾病与共病间的因果、并发、并存和间发等复杂关联关系；其次，基于关联分析结果，将不同慢病间的复杂关联关系描述为复杂网络，通过网络节点描述不同慢性病共病，有向边与无向边描述不同共病间因果及并存关系，运用图表征学习、神经网络及关联特征挖掘方法，提取网络的节点和边特征、网络度分布及中心性等关键特征；最后，结合慢性病共病间的关联特征及患病人群的历史数据，分析索引疾病在不同共病组合下的病情发展阶段和演化过程，运用循环神经网络、隐马尔可夫模型及相关时序分析方法，从历史数据中提取慢性病发展阶段转移概率、体征指标趋势变化等动态特征。

创建慢性病共病人群医疗卫生服务的动态监测方法的关键，在于慢性病共病人群的动态监测建模与求解。首先，基于慢性病共病动态特征提取结果，分析不同索引疾病在不同共病组合下的病情发展阶段和演化过程，研究影响病情发展的不确定因素与量化表示方法，将慢性病共病人群卫生服务监测描述为一个具有未知转移概率的MDP，构建慢性病共病人群的动态监测模型；其次，基于数据驱动决策理论，运用在线学习、强化学习技术和方法，通过慢性病共病动态特征的提取结果对模型参数与转移概率进行在线估计，及时掌握人群中慢性病共病高频组合及病情发展阶段，同时结合相关医疗背景知识，确定在不同病情发展阶段的医疗卫生服务需求，实现慢性病共病医疗卫生服务的动态监测；最后，基于慢性病共病人群多源多模态数据采集、融合、特征提取与动态监测研究结果，在不同地域开展应用研究，围绕不同地域人群的差异化特征，对慢性病共病卫生服务进行动态对比分析与实验验证，对上述理论模型与方法进行检验和修正。

10.5.2　慢性病共病群体的簇团网络和卫生服务需求的演化轨迹

利用深度学习技术，包括复杂关联关系识别、大规模复杂网络分析和时序数据建模，可以实现差异化的卫生服务需求的动态建模。这一模型将为后续服务模式设计、资源配置方案、政策干预和策略的组合优化提供支持。共病卫生服务需求的动态建模过程如图 10-2 所示，即将构建和挖掘不同索引疾病的共病患者簇团

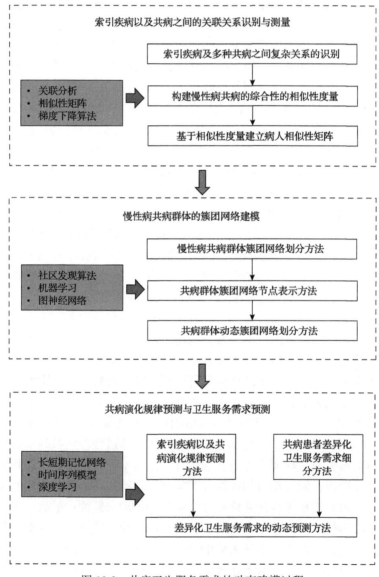

图 10-2　共病卫生服务需求的动态建模过程

网络的结构信息，以识别共病演化规律，并结合不同共病情况，完成对卫生服务需求的演化轨迹建模。

如图 10-2 所示，共病卫生服务需求的动态建模过程是，首先识别出索引疾病、多种共病之间的复杂关联关系，为共病群体的簇团网络划分奠定基础；其次，基于共病的关联关系构建病人的相似性度量，并计算出病人的相似性矩阵；最后，对共病的动态演化规律进行建模预测，与此同时针对不同的病情细化其对于卫生服务的需求，最终得到共病患者对于差异化的卫生服务需求的动态演化规律。具体包括以下几个关键步骤。

步骤 1：识别索引疾病以及多种共病之间的关联关系并构建病人的相似性矩阵。

慢性病共病患者往往同时承受着多种慢性病的困扰。这些慢性病之间并非孤立存在，而是构成了一种复杂的关联关系网。例如，它们会受到一些共同风险因素的影响，如不健康的饮食习惯、缺乏运动、吸烟和饮酒等，这些都可能导致多种慢性病的发生，从而形成共病的情况。共病之间的相互影响包括：某些慢性病可能会影响其他疾病的发生和发展。例如，糖尿病患者往往容易合并高血压或心血管疾病，这是由糖尿病对血管和心脏的影响所致；一些慢性病可能共享相似的病理生理机制，如慢性炎症、免疫系统异常等，这些机制可能导致多个慢性病的同时发生；某些慢性病的治疗和药物可能对其他疾病产生影响。例如，长期使用某些药物可能增加其他慢性病的风险，或者某些药物在治疗一种疾病时可能会影响其他疾病的发展。慢性病多种疾病之间的关联关系并非简单的单向关系，而是一个复杂的相互作用和影响的网络。

当前的研究在选择分析方法时，往往缺乏从理论角度对于该方法适用于共病分析的解释。传统的分析方法，如基于共病数量的计数、因子分析和层次聚类等，主要依赖观察到的共病之间的相关性，却忽视了可能存在的潜在关联关系，仅仅依赖观察到的相关性进行分组可能并不可靠，因为许多因素都可能导致相关性的出现，如相同的病因、由医生治疗引起的疾病发生，甚至可能是虚假的关联。缺乏理论基础并忽视共病的潜在关联结构，导致了研究结果的复现性受到聚类方法和数据集选择的大幅影响。

因此，在探索慢性病索引疾病以及多种共病的关联关系时，我们需要进行深度的研究和分析，结合大量的临床数据和研究证据，以构建更准确的关联关系模型。具体来说，我们希望利用基于深度学习的关联分析的方法来构建共病之间相互影响的关系网络。这将从相关性研究深入到潜在关联关系的研究，为建立共病群体的簇团网络提供基础。贝叶斯网络作为经典的关联分析的方法在共病领域也有所应用。贝叶斯网络通过构建有向图表达变量之间的关系。然而，随着变量数量的增长，潜在的搜索空间会呈现爆炸式的增长。尽管贝叶斯网络可以通过启发式的方法降低搜索空间，但是从数据中学习这样的网络仍然受到数据维度的极大制约。深度学习方法具有强大的拟合能力，能够表征高阶、非线性的关系。因此，我们建议利用多维共病数据以及深度学习方法来探索和构建共病之间的关联关系。近期的研究已经将组合优化的关联分析问题近似为一个连续优化任务，从而适合深度学习方法通过梯度下降算法进行求解。

在构建慢性病共病群体的簇团网络时，关键在于准确度量病人之间的相似性。传统的度量方法，如欧氏距离、曼哈顿距离和余弦相似度等，未能考虑到共病之间潜在的关联关系。这种情况下，生成的相似性矩阵可能无法准确反映病人之间的真实相似性，从而可能导致错误的病症发展趋势预测或医疗决策。因此，结合共病的关联关系，同时考虑提取的病人相关特征信息（如年龄、性别、居住地、生活习惯、家族病史等），以构建相似性度量，进而建立病人的相似性矩阵。在这个相似性矩阵中，每一行和每一列都代表一个病人，而矩阵中的每个元素代表两个病人之间的相似性。这种方法考虑了更广泛的特征和关联关系，将有助于更准确地刻画病人之间的相似性，从而可以提高共病簇团网络的质量和可信度，有助于更精确的共病发展趋势分析和医疗决策制定。

步骤 2：基于相似性矩阵对慢性病共病群体进行簇团网络划分。

建立共病群体的相似性矩阵之后，基于网络分析的社区发现方法可以被用来对共病群体进行簇团网络划分。社区发现是指在复杂网络中识别出具有紧密连接的节点子集，这些节点在内部之间有着较高的连接强度，而在与其他子集之间的连接上则较弱。社区发现算法在社交网络分析中有着广泛的应用。社区发现算法可以将社交网络中的用户划分为不同的社区，从而揭示出社交网络中存在的小团体、兴趣群体或社交圈子。

大多数传统的社区发现算法基于统计推理与传统机器学习算法，如随机区块模型、谱聚类方法、基于分裂的社区检测技术、Louvain 算法。这些经典算法在大规模的复杂、稀疏网络中表现不足。图神经网络是图挖掘和深度学习的技术融合，由于其在基于图的数据中建模和捕获复杂关系的能力近年来获得了极大的发展。与其他机器学习方法相比，图神经网络是一种能够处理图结构数据的深度学习模型，可以有效地捕捉节点之间的关系和局部结构。此外，图神经网络可以用于分析社区随时间的演化过程。通过将时间作为图数据的一个维度，图神经网络可以学习节点和边的动态表示，从而揭示社区在不同时间点的演化规律。在共病群体的研究中，图神经网络可以通过病人之间的相似性识别共病病人的簇团网络。考虑到共病病人的巨大群体数量，图神经网络处理大规模数据的优势可以提升模型的效率。

步骤 3：从共病演化规律动态预测到卫生服务需求的动态预测。

当前大部分关于共病的研究都集中在横截面分析，纵向演化分析较少。此外，动态的研究主要聚焦在共病的演化规律的建模，更进一步的对于卫生服务需求的动态预测仍然是个空白。针对卫生服务需求的预测可以为卫生系统动态配置、服务模式的设计优化提供数据支撑。因此，该研究着眼于从共病演化规律的动态预测延伸到对卫生服务需求的动态预测上。注意到，不同索引疾病以及共病情况对于卫生服务的需求是有差异的，如年龄、性别、区域、社会经济、健康状况等方面的差异。因此，该研究先是细化不同的病情画像对卫生服务的需求，包括初级卫生保健服务、门诊服务、急诊服务、不同的药物需求、住院需求、心理支持和咨询服务等。

综合大部分研究来看，共病演化呈现出一种累积的趋势，即从一个较低的初始水平开始随时间逐渐加重。医疗资源的消耗和支出也随着共病的数量增加而呈指数级增加。常用的描述共病演化的模型有马尔可夫模型、非循环多状态模型、状态转换模型等。结合人工智能、机器学习技术的发展与应用，这些描述模型能够提供非常全面的基于群体的策略。基于深度学习的时间序列模型有了很大的发展。其中，长短期记忆网络相比于其他模型有很多优点。例如，在处理长期依赖方面，长短期记忆网络可以通过记忆单元的方式来捕捉和保存长期依赖关系。这使得长短期记忆网络在处理长期记忆问题时比其他模型表现更好；在非线性关系方面，长短期记忆网络可以处理非线性依赖关系，使得其在处理复杂的时间序列数据时比传统方法表现更好；在自动提取特征方面，长短期记忆网络可以自动提取时间序列数据中的有用特征，避免了手动提取特征的麻烦。在利用长短期记忆网络建模卫生服务需求的演化轨迹的研究中，模型输入为不同簇团患者的历史卫生服务需求，模型输出可以为未来不同时间点的各个细分卫生服务的需求情况。

10.5.3　慢性病共病医疗卫生服务供给方式与效果评估

慢性病共病医疗卫生服务供给方式与效果评估，可以沿着"模型建立—模型分析—指标提取与指标体系构建—政策研究"的主线，结合大数据、人工智能、运筹学、公共卫生医疗等多学科技术和知识，多角度、全方位地研究慢性病共病医疗卫生资源配置方案，以及服务模式设计，以患者为中心，兼顾政府与医疗机构，充分考虑慢性病共病的网络关系特征，构建符合慢性病共病特征的医疗卫生服务供给方式与效果评估模型，解决传统慢性病共病医疗卫生服务供给方式效果评估片面性、笼统性、低效性的问题。

慢性病共病医疗卫生服务供给方式与效果评估研究思路如图 10-3 所示。

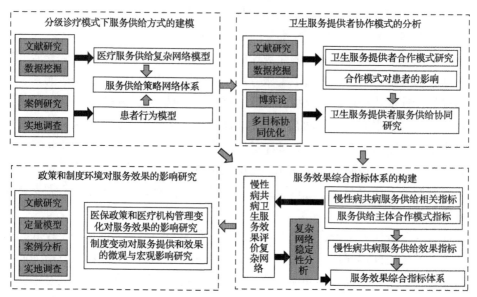

图 10-3　共病医疗卫生服务供给方式与效果评估

在图 10-3 中，共病医疗卫生服务供给方式与效果评估的过程是：首先，利用患者就诊行为仿真和医疗大数据，建立分级诊疗模式下的慢性病共病管理复杂网络模型，为后续的评价指标提供理论基础；其次，通过博弈论和多目标协同优化研究卫生服务提供者的协作模式，分析慢病共病诊疗系统中的潜在矛盾与问题；再次，利用复杂网络稳定性分析方法构建针对慢病共病诊疗服务效果的综合指标体系，确保指标体系的全面性和科学性；最后，通过政策分析，探究政策和制度环境对服务效果的潜在影响。具体包括以下几个关键步骤。

步骤 1：构建医疗服务供给复杂网络模型。

首先，可以利用复杂网络和图论方法来模拟患者、医生和医疗资源之间的互动。采用文献研究法，收集与分级诊疗和慢性病共病相关的研究，确定模型中的关键节点和连接性。同时通过医疗大数据挖掘，基于慢性病共病的实际情况，校验并完善网络模型，进而构建以大数据为依据、以索引疾病为核心的医患互动网络，以深入分析基层卫生机构的核心作用。

步骤 2：建立患者行为模型。

基于上述复杂网络模型与患者端数据，进一步分析患者的就诊路径、医疗选择和药物依从性。结合案例研究和实地调查，探讨索引疾病的就诊网络和与共病相关的网络决策。基于患者行为模型与医疗服务供给复杂网络模型，构建优先治疗索引疾病和协同共病治疗的服务供给网络体系。

步骤 3：分析卫生服务提供者的协作模式。

可以从文献中挖掘服务提供者间的合作模式、信息共享实践和目标冲突与协同关系。同时，结合实地调查，了解不同合作模式对患者的健康结局、服务过程和医疗费用的影响。最后，基于上述收集到的信息，利用博弈论和多目标协同优化方法，构建数学模型，对医联体、家庭医生签约服务和"互联网+"等卫生服务提供者的服务供给协同进行深度研究，评估不同合作模式对患者整体效益的影响。

步骤 4：提取慢性病共病服务供给效果评价指标。

基于医疗服务供给复杂网络模型，对患者行为模型、医疗选择和药物依从性等方面进行深入研究，提取与慢性病共病服务供给相关的关键指标。这些指标将侧重于描述医患间的互动、医疗系统内部的互动，以及医疗资源的连接性和诊疗决策路径。结合卫生服务提供者的协作模式，可进一步提炼出描述医疗卫生服务供给多元主体间合作、信息共享实践以及博弈和多目标协同优化中体现的合作模式等核心指标。这一阶段的目的是通过对模型和模式的细致分析，选择出能够反映服务供给效果的关键指标。

步骤 5：构建服务效果综合指标体系。

在确定了慢性病共病服务供给的关键指标后，构建服务效果评价复杂网络模型，为这些指标分配合适的权重。利用复杂网络稳定性分析方法，分析不同指标对共病管理服务效果的影响，从而确定每个指标的相对重要性。基于分析结果，考虑共病的关联性和演化特征，进行权重的选择。将提取的关键指标与相应的权重结合，构建出一个全面、系统的服务效果综合指标体系，该体系能够为慢性病共病管理服务的评估提供科学、合理的评价标准。

步骤 6：研究政策和制度环境的影响。

结合政策分析方法和定量模型，探讨医保政策和医疗机构管理变化对服务效果的影响。采用文献研究法，深入研读国内外关于慢性病共病管理的政策和制度环境。结合案例分析和实地调查，可以评估制度变动对服务提供和效果的微观与宏观影响。

10.5.4 共病管理的服务模式及防控政策组合优化

共病管理的服务模式及防控政策组合优化研究，可以沿着"关系重构—服务模式设计—政策选择—政策评估—策略组合优化"的逻辑路径展开，旨在以患者需求为核心，同时考虑政府和医疗机构的目标，构建出更为个性化、更具针对性的模式与政策组合策略，解决传统慢性病共病干预策略中过于重视治疗、忽略预防，并导致的高医疗负担问题。

共病管理的服务模式及防控政策组合优化研究的总体研究思路如图 10-4 所示。

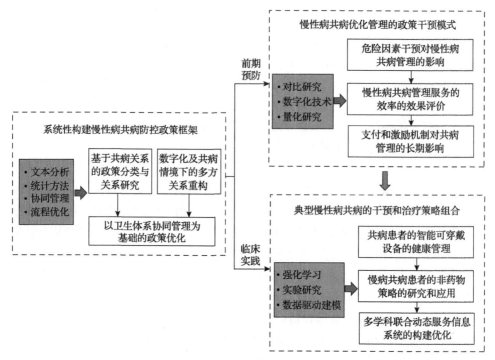

图 10-4　服务模式及防控政策组合优化思路示意图

在图 10-4 中，共病管理的服务模式及防控政策组合优化过程是：首先，系统性构建共病下的防控政策框架，重构各个主体之间的权责关系；其次，将慢性病共病的干预重点向前移，着重于预防和投资，深入筛选可行的干预模式和策略；最后，以典型的慢性病共病为代表，构建个性化的慢性病共病治疗策略组合。具体包括以下几个关键步骤。

步骤 1：系统性构建慢性病共病防控政策框架。

慢性病防控政策涉及多个方面，内容上涉及治疗指南、支付医保、药物策略和健康教育等，类别上分为命令型、激励型、能力建设型、系统变革型、信息与劝解型等（沈慧煌等，2021）。每个方面政策承担的主体也各不相同，包括卫健委、各级卫生机构、医生及患者等。各类政策和主体之间的权责关系不明确，如果再考虑共病之间的联系，这个关系更加地不明确。针对该问题，我们建议采用文本分析和统计的方法将现有的慢性病政策工具进行归类，通过归类厘清政策之间的关系，尤其是政策的类型、针对的病种、执行的主体以及与其他疾病之间的关系等。在这个基础上发现政策的不足和优化的空间，以在宏观政策层面上实现全面协调的系统性要求。

在微观的策略执行层面，我们的核心目标是构建一个高度协同的卫生体系。慢性病并发症的管理不仅在疾病的早期阶段需要与其他疾病进行共同筛查，而且在后期也需实行共同控制和治疗。这涉及筛查、就诊、费用支付、医保政策、药物方案、用药指导及健康生活习惯等多个环节，都需要对医院、医生与患者三者之间的关系进行重新定位和构建。为应对这一挑战，我们建议实施协同管理与流程优化两大策略。首先，考虑到用药和健康生活方式的依从性对于慢性病并发症患者的治疗效果有着决定性的影响，我们将重点研究如何通过数字化手段协助患者实现有效的自我管理。其次，针对共病特点和各专科医生之间可能存在的差异，我们将对涉及多家医院和多个科室的医生合作、就诊以及转诊流程进行优化，并解决由此带来的费用支付问题。

步骤 2：将慢性病共病的干预重点向前移，构建有效的政策干预模式。

世界卫生组织发布的 *Global NCD Action Plan* 报告中指出，60%的慢性病发病原因取决于个人生活方式，其中有四大典型的危险因素——吸烟、有害使用酒精、膳食结构不合理、缺乏运动。从吸烟和有害使用酒精的政策干预角度出发，对照世界卫生组织提出的推荐干预手段，对比国外采取高烟草税、设置饮酒年龄限制、规范酒精销售场所以及法律规定等更严格的控制措施，研究不同程度的政策干预措施对慢性病共病发病率的影响，为我国慢性病共病的控烟和控酒的政策干预提供可参考的方向。在膳食结构不合理和缺乏运动方面，政府颁布了《中国居民膳食指南》《全民健身条例》等相关条例，对慢性病的预防提供了指导性的意见。但是，目前还缺乏行动层面的日常化的长效机制。建议利用线上平台，研究网络医生科普、健身博主线上直播等方式对健康的影响，尤其是慢性病共病患者的健康状况，考虑到目前的慢性病共病主要发生在中老年人群中，还需要考虑到现有的数字化线上平台在中老年群体中的普及率。

为促进慢性病共病卫生服务降本增效，对于慢性病共病服务提供者，可以引入绩效评价机制，根据设定的指标对服务提供者的绩效进行评价，并根据绩效结果对服务提供者进行绩效奖励。对于慢性病共病患者，可以将慢性病共病管理服务纳入医保，并通过信息系统向患者提供动态的健康咨询和健康教育。对于互联网医疗企业和非政府组织，可以给予税收优惠或财政补贴，鼓励其积极参与慢性病共病干预。建议研究不同类型的奖励对医疗提供者行为和患者健康结果的潜在影响，确定慢性病管理费用政策对提供者参与慢性病共病管理的激励效果，研究医保政策是否能够促进更全面的患者关怀和降低总体医疗成本。政策激励措施也可以提高患者和卫生服务提供者的积极性，改善慢性病共病的管理和预防。Hussam 等（2022）在研究健康行为时发现，监督和激励措施能够提高洗手率，并且在洗手结束后效果会持续很长时间。建议研究患者奖励计划对患者治疗依从性和健康行为的影响，分析不同类型奖励对不同患者群体的激励效果，评估保险公司激励措施对患者参与慢性病共病管理计划的效果。同时，还需要研究这些支付政策和激励措施的长期效果，以评估它们对慢性病共病管理的可持续性影响。

这些研究为改善慢性病共病管理提供深入的理解，帮助制定更有效的政策和激励机制。

步骤 3：以典型的慢性病共病为代表，构建慢性病共病的治疗策略组合。

在慢性病并发症的治疗过程中，我们必须对各种疾病进行评估，确定其紧迫性，权衡治疗的利与弊，并据此进行选择。优先处理那些最关心的问题，特别是那些对健康和生活质量影响较大的疾病，并尽量减少药物的种类和剂量。许多国内外的指南都强调，在老年并发症的管理中，非药物治疗，如物理治疗，应被优先考虑，这也是有效减少多药治疗的关键。

以我国常见的共病模式高血压和血脂异常为例，临床上，以高血糖、高血压、血脂异常等多种代谢异常集结而成的代谢综合征（metabolic syndrome, MS）长期以来被公认为心血管疾病的主要且可改变的危险因素。在围绝经期（更年期），与绝经相关的雌激素缺乏导致的代谢和血管功能紊乱，使得该阶段女性成为 MS 的高危人群，同时，以肥胖、高血脂作为索引疾病，这个阶段也是女性其他共病如抑郁和骨质疏松等的萌芽期，同时也是预防老年性疾病的关键期，在这个阶段给予科学的干预和治疗可以获得预防慢病共病较好的效果。建议以围绝经期代谢综合征患者为典型代表之一，借助云平台、物联网等制定符合围绝经期女性需求的 MS 防治干预策略；利用智能可穿戴移动医疗设备，通过实时监测睡眠和锻炼数据，评估生活方式等早期危险因素，针对性地制定早期干预措施，助力患者进行自我管理。

10.6　本 章 小 结

为了有效应对慢性病共病带来的严峻挑战，本章首先从慢性病问题背景、慢性病共病群体的簇团网络和卫生服务需求演化、慢性病共病的卫生服务模式与效果评估、共病的防控模式与政策干预四个方面系统地梳理了国内外共病管理领域的相关研究，其次提出运用前沿数字技术，结合大数据、人工智能、运筹学以及公共卫生医疗等多个学科领域的专业知识，研究慢性病共病的动态监测和多病共管共治的服务模式及相关干预政策的思路和方法。

有关值得关注的研究问题包括，患者数据采集、融合和特征提取基础上构建慢性病共病的动态监测模型；识别和分析患者的慢性病共病簇团网络结构，以及它们对卫生服务需求的动态演化规律；针对不同的索引疾病和共病的关系，应用复杂网络管理的理论方法评估并优化多种慢性病的综合防控、检测和管理等卫生服务的供应方式和效果；基于所获得的评估结果，系统性地构建并优化慢性病管理的多病共管共治的系统服务模式及政策干预措施，以便制定出一套全面有效的数智共病管理策略组合。

参 考 文 献

陈帆. 2018. 厦门市高血压"三师共管"模式卫生经济学评价. 厦门: 厦门大学.

陈鸣声, 司磊. 2021. 慢性病共病对患者门诊次数、住院床日与灾难性卫生支出的影响研究. 中国卫生政策研究, 14(11): 17-24.

陈平, 帅仁俊, 郭汉, 等. 2019. 面向慢性非传染病综合防控云平台的开发与应用. 中国医疗设备, 34(3): 87-90.

陈秋奇, 邓国防. 2021. 浅议我国结核病共病及管理. 中国防痨杂志, 43(6): 546-549.

程文炜, 闫晓芳, 史静玤, 等. 2017. 基于 GIS 的中国中老年人糖尿病空间分布及其影响因素分析. 中华疾病控制杂志, 21(11): 1082-1087.

范潇茹, 陈莎, 施予宁, 等. 2022. 我国中老年人慢性病共病现状及其对卫生服务利用和医疗费用的影响研究. 中国全科医学, 25(19): 2371-2378.

国务院办公厅. 2017-04-23. 国务院办公厅关于推进医疗联合体建设和发展的指导意见. https://www.gov.cn/gongbao/content/2017/content_5191699.htm.

郇建立. 2016. 慢性病的社区干预: 芬兰北卡项目的经验与启示. 中国卫生政策研究, 9(7): 8-14.

黄旭, 贺松, 席欢欢, 等. 2020. 基于 Xgboost 和 Keras 框架的多疾病风险预测. 智能计算机与应用, 10(9): 109-112.

刘贵浩, 薛允莲. 2022. 广东省老年人慢性病共病现状及影响因素研究. 中国医院统计, 29(2): 103-107.

刘鸿齐, 王敬伟. 2022. 基于"互联网+"的家庭医生服务模式及构建研究. 临床医药实践, 31(2): 157-160.

刘帅帅, 张露文, 陆翘楚, 等. 2021. 中国中老年人多重慢性病现状调查与健康损失因素探究: 基于 CHARLS 2018 数据. 实用医学杂志, 37(4): 518-524.

潘晔, 刘志辉, 胡倩倩, 等. 2023. 中国老年人慢性病多病共存模式的研究. 中国全科医学, 26(29): 3608-3615.

沈慧煌, 赵静, 傅云翔, 等. 2021. 政策工具视角下我国慢性病防控政策研究. 中国全科医学, 24(13): 1637-1643.

谭利明, 陈露, 龙鸣燕, 等. 2019. 中老年人群高血压患病的空间分布及影响因素分析. 预防医学, 31(3): 236-241, 245.

王进进, 邹巍, 朱麟奇. 2020. 地理信息系统在医学统计领域应用的发展方向: 以老年患者为例. 科技与创新, (21): 153-154.

王梅杰, 周翔, 李亚杰, 等. 2021. 2010—2019 年中国中老年人慢性病共病患病率的 Meta 分析. 中国全科医学, 24(16): 2085-2091.

王述寒, 田庆丰, 张涵, 等. 2021. 老年人综合能力现状及其与慢性病的相关性研究. 中国全科医学, 24(36)：4569-4573, 4586.

王子超, 唐存亮, 黄冠华. 2020. 中重度慢性射血分数减低心力衰竭患者下沉社区的诊疗研究. 中国全科医学, 23(21)：2664-2668.

徐卫刚, 彭德荣, 陈晨, 等. 2019. 家庭医生团队闭环路径管理对冠心病患者的干预效果研究. 中国全科医学, 22(28)：3455-3460.

杨俭, 李远庆, 陈晓禹, 等. 2019. 我国中老年慢性病患者疾病直接经济负担研究. 中国卫生经济, 38(5)：71-73.

余辉, 梁镇涛, 鄢宇晨. 2020. 多来源多模态数据融合与集成研究进展. 情报理论与实践, 43(11)：169-178.

张家泳, 丛守婧, 麦勇强, 等. 2018. 广东省中山市中老年人慢性病共病现状调查及流行病学分析. 现代医药卫生, 34(9)：1320-1323.

张冉, 路云, 张闪闪, 等. 2019. 中国老年人慢性病共病患病模式及疾病相关性分析. 中国公共卫生, 35(8)：1003-1005.

张瑞. 2017. 基于慢性病轨迹的我国慢性病干预研究. 南京：南京大学.

Abad-Díez J M, Calderón-Larrañaga A, Poncel-Falcó A, et al. 2014. Age and gender differences in the prevalence and patterns of multimorbidity in the older population. BMC Geriatrics, 14: 75.

Alaeddini A, Jaramillo C A, Faruqui S H A, et al. 2017. Mining major transitions of chronic conditions in patients with multiple chronic conditions. Methods of Information in Medicine, 56(5): 391-400.

Alvarez-Galvez J, Vegas-Lozano E. 2022. Discovery and classification of complex multimorbidity patterns: unravelling chronicity networks and their social profiles. Scientific Reports, 12(1): 20004.

Andersson K L, Salomon J A, Goldie S J, et al. 2008. Cost effectiveness of alternative surveillance strategies for hepatocellular carcinoma in patients with cirrhosis. Clinical Gastroenterology and Hepatology, 6(12): 1418-1424.

Ayer T, Alagoz O, Stout N K, et al. 2016. Heterogeneity in women's adherence and its role in optimal breast cancer screening policies. Management Science, 62(5): 1339-1362.

Ayer T, Keskinocak P, Swann J. 2014-10-27. Research in public health for efficient, effective, and equitable outcomes. https://pubsonline.informs.org/doi/abs/10.1287/educ.2014.0129.

Barnett K, Mercer S W, Norbury M, et al. 2012. Epidemiology of multimorbidity and implications for health care, research, and medical education: a cross-sectional study. The Lancet, 380(9836): 37-43.

Beard J R, Officer A, de Carvalho I A, et al. 2016. The World report on ageing and health: a policy framework for healthy ageing. The Lancet, 387(10033): 2145-2154.

Beck M K, Jensen A B, Nielsen A B, et al. 2016. Diagnosis trajectories of prior multi-morbidity predict sepsis mortality. Scientific Reports, 6: 36624.

Bernards S, Hirose R, Yao F Y, et al. 2022. The impact of median model for end-stage liver disease at transplant minus 3 national policy on waitlist outcomes in patients with and without hepatocellular carcinoma. Liver Transplantation, 28(3): 376-385.

Berner K, Tawa N, Louw Q. 2022. Multimorbidity patterns and function among adults in low-and middle-income countries: a scoping review protocol. Systematic Reviews, 11(1): 139.

Bertsimas D, Farias V F, Trichakis N. 2013. Fairness, efficiency, and flexibility in organ allocation for kidney transplantation. Operations Research, 61(1): 73-87.

Bisquera A, Gulliford M, Dodhia H, et al. 2021. Identifying longitudinal clusters of multimorbidity in an urban setting: a population-based cross-sectional study. The Lancet Regional Health Europe, 3: 100047.

Boyd C M, Fortin M. 2010. Future of multimorbidity research: how should understanding of multimorbidity inform health system design?. Public Health Reviews, 32: 451-474.

Brownson R C, Haire-Joshu D, Luke D A. 2006. Shaping the context of health: a review of environmental and policy approaches in the prevention of chronic diseases. Annual Review of Public Health, 27: 341-370.

Busija L, Lim K, Szoeke C, et al. 2019. Do replicable profiles of multimorbidity exist? Systematic review and synthesis. European Journal of Epidemiology, 34(11): 1025-1053.

Centre for Medicare and Medicaid Services. 2021-04-21. Chronic care management toolkit. https://hqin.org/wp-content/uploads/2021/05/CCM-Toolkit-508-1.pdf.

Cevik M, Ayer T, Alagoz O, et al. 2018. Analysis of mammography screening policies under resource constraints. Production and Operations Management, 27(5): 949-972.

Cezard G, McHale C T, Sullivan F, et al. 2021. Studying trajectories of multimorbidity: a systematic scoping review of longitudinal approaches and evidence. BMJ Open, 11(11): e048485.

Chen Q S, Ayer T, Chhatwal J. 2018. Optimal M-switch surveillance policies for liver cancer in a hepatitis C–infected population. Operations Research, 66(3): 673-696.

Condelius A, Edberg A K, Jakobsson U, et al. 2008. Hospital admissions among people 65+ related to multimorbidity, municipal and outpatient care. Archives of Gerontology and Geriatrics, 46(1): 41-55.

Crowson C S, Gunderson T M, Davis J M, et al. 2023. Using unsupervised machine learning methods to cluster comorbidities in a population-based cohort of patients with rheumatoid arthritis. Arthritis Care & Research, 75(2): 210-219.

Déruaz-Luyet A, N'Goran A A, Senn N, et al. 2017. Multimorbidity and patterns of chronic conditions in a primary care population in Switzerland: a cross-sectional study. BMJ Open, 7(6): e013664.

Duda-Sikuła M, Kurpas D. 2023. Barriers and facilitators in the implementation of prevention strategies for chronic disease patients: best practice GuideLines and policies' systematic review. Journal of Personalized Medicine, 13(2): 288.

Erenay F S, Alagoz O, Said A. 2014. Optimizing colonoscopy screening for colorectal cancer prevention and surveillance. Manufacturing & Service Operations Management, 16(3): 381-400.

Fabbri E, An Y, Zoli M, et al. 2016. Association between accelerated multimorbidity and age-related cognitive decline in older Baltimore longitudinal study of aging participants without dementia. Journal of the American Geriatrics Society, 64(5): 965-972.

Faruqui S H A, Alaeddini A, Jaramillo C A, et al. 2018. Mining patterns of comorbidity evolution in patients with multiple chronic conditions using unsupervised multi-level temporal Bayesian network. PLoS One, 13(7): e0199768.

Feinstein A R. 1970. The pre-therapeutic classification of co-morbidity in chronic disease. Journal of Chronic Diseases, 23(7): 455-468.

Fortin M, Lapointe L, Hudon C, et al. 2004. Multimorbidity and quality of life in primary care: a systematic review. Health and Quality of Life Outcomes, 2: 51.

Gaziano T A, Galea G, Reddy K S. 2007. Scaling up interventions for chronic disease prevention: the evidence. The Lancet, 370(9603): 1939-1946.

Gaziano T A, Pagidipati N. 2013. Scaling up chronic disease prevention interventions in lower-and middle-income countries. Annual Review of Public Health, 34: 317-335.

Güneş E D, Örmeci E L, Kunduzcu D. 2015. Preventing and diagnosing colorectal cancer with a limited colonoscopy resource. Production and Operations Management, 24(1): 1-20.

Guo M F, Yu Y N, Wen T C, et al. 2019. Analysis of disease comorbidity patterns in a large-scale China population. BMC Medical Genomics, 12(12): 177.

Hajjar A, Alagoz O. 2023. Personalized disease screening decisions considering a chronic condition. Management Science, 69(1): 260-282.

Hiyoshi A, Fall K, Bergh C, et al. 2017. Comorbidity trajectories in working age cancer survivors: a national study of Swedish men. Cancer Epidemiology, 48: 48-55.

Hopman P, Heins M J, Korevaar J C, et al. 2016. Health care utilization of patients with multiple chronic diseases in the Netherlands: differences and underlying factors. European Journal of Internal Medicine, 35: 44-50.

Huntley A L, Johnson R, Purdy S, et al. 2012. Measures of multimorbidity and morbidity burden for use in primary care and community settings: a systematic review and guide. The Annals of Family Medicine, 10(2): 134-141.

Hussam R, Rbbani A, Reggiani G, et al. 2022. Rational habit formation: experimental evidence from handwashing in India. American Economic Journal: Applied Economics, 14(1): 1-41.

Ishaque T, Massie A B, Bowring M G, et al. 2019. Liver transplantation and waitlist mortality for HCC and non-HCC candidates following the 2015 HCC exception policy change. American Journal of Transplantation, 19(2): 564-572.

Jackson C A, Dobson A, Tooth L, et al. 2015. Body mass index and socioeconomic position are associated with 9-year trajectories of multimorbidity: a population-based study. Preventive Medicine, 81: 92-98.

Jones I, Cocker F, Jose M, et al. 2023. Methods of analysing patterns of multimorbidity using network analysis: a scoping review. Journal of Public Health, 31(8): 1217-1223.

Jonsson A. 2019. Deep reinforcement learning in medicine. Kidney Diseases, 5(1): 18-22.

Kalgotra P, Sharda R, Croff J M. 2020. Examining multimorbidity differences across racial groups: a network analysis of electronic medical records. Scientific Reports, 10(1): 13538.

Kong N, Schaefer A J, Hunsaker B, et al. 2010. Maximizing the efficiency of the U.S. liver allocation system through region design. Management Science, 56(12): 2111-2122.

Kopylov V T, Petrovsky D V, Stepanov A A, et al. 2021. Convolutional neural network in proteomics and metabolomics for determination of comorbidity between cancer and schizophrenia. Journal of Biomedical Informatics, 122: 103890.

Lappenschaar M, Hommersom A, Lucas P J F, et al. 2013. Multilevel temporal Bayesian networks can model longitudinal change in multimorbidity. Journal of Clinical Epidemiology, 66(12): 1405-1416.

Larsen F B, Pedersen M H, Friis K, et al. 2017. A latent class analysis of multimorbidity and the relationship to socio-demographic factors and health-related quality of life. A national population-based study of 162, 283 Danish adults. PLoS One, 12(1): e0169426.

Lee E, Lavieri M S, Volk M. 2019. Optimal screening for hepatocellular carcinoma: a restless bandit model. Manufacturing & Service Operations Management, 21(1): 198-212.

Lehnert T, Heider D, Leicht H, et al. 2011. Review: health care utilization and costs of elderly persons with multiple chronic conditions. Medical Care Research and Review, 68(4): 387-420.

Lindhagen L, van Hemelrijck M, Robinson D, et al. 2015. How to model temporal changes in comorbidity for cancer patients using prospective cohort data. BMC Medical Informatics and Decision Making, 15: 96.

Lopez-Nava I H, Munoz-Melendez A. 2016. Wearable inertial sensors for human motion analysis: a review. IEEE Sensors Journal, 16(22): 7821-7834.

Lu H, Uddin S. 2022. Embedding-based link predictions to explore latent comorbidity of chronic diseases. Health Information Science and Systems, 11: 2.

Majnarić L T, Babič F, O'Sullivan S, et al. 2021. AI and big data in healthcare: towards a more comprehensive research framework for multimorbidity. Journal of Clinical Medicine, 10(4): 766.

Massie A B, Caffo B, Gentry S E, et al. 2011. MELD exceptions and rates of waiting list outcomes. American Journal of Transplantation, 11 (11): 2362-2371.

Morrissey K, Espuny F, Williamson P. 2016. A multinomial model for comorbidity in England of long-standing cardiovascular disease, diabetes and obesity. Health & Social Care in the Community, 24 (6): 717-727.

Moxey E D, O'Connor J P, Novielli K D, et al. 2003. Prescription drug use in the elderly: a descriptive analysis. Health Care Financing Review, 24 (4): 127-141.

Mukhopadhyay S C. 2015. Wearable sensors for human activity monitoring: a review. IEEE Sensors Journal, 15 (3): 1321-1330.

Muth C, Beyer M, Fortin M, et al. 2014. Multimorbidity's research challenges and priorities from a clinical perspective: the case of "Mr Curran". The European Journal of General Practice, 20 (2): 139-147.

National Center for Chronic Disease Prevention and Health Promotion. 2021-04-21.Chronic disease self-management program.

Ng S K, Holden L, Sun J. 2012. Identifying comorbidity patterns of health conditions via cluster analysis of pairwise concordance statistics. Statistics in Medicine, 31 (27): 3393-3405.

Ng S K, Tawiah R, Sawyer M, et al. 2018. Patterns of multimorbid health conditions: a systematic review of analytical methods and comparison analysis. International Journal of Epidemiology, 47 (5): 1687-1704.

Otero-Leon D F, Lavieri M S, Denton B T, et al. 2023. Monitoring policy in the context of preventive treatment of cardiovascular disease. Health Care Management Science, 26 (1): 93-116.

Patel P, Muhammad T, Sahoo H. 2022. Morbidity status and changes in difficulty in activities of daily living among older adults in India: a panel data analysis. PLoS One, 17 (6): e0269388.

Rapoport J, Jacobs P, Bell N R, et al. 2004. Refining the measurement of the economic burden of chronic diseases in Canada. Chronic Diseases in Canada, 25 (1): 13-21.

Schneider K M, O'Donnell B E, Dean D. 2009. Prevalence of multiple chronic conditions in the United States' Medicare population. Health and Quality of Life Outcomes, 7: 82.

Siriwardhana C, Lim E, Davis J, et al. 2018. Progression of diabetes, ischemic heart disease, and chronic kidney disease in a three chronic conditions multistate model. BMC Public Health, 18: 752.

Skou S T, Mair F S, Fortin M, et al. 2022. Multimorbidity. Nature Reviews Disease Primers, 8: 48.

Stahlschmidt S R, Ulfenborg B, Synnergren J. 2022. Multimodal deep learning for biomedical data fusion: a review. Briefings in Bioinformatics, 23 (2): bbab569.

Tunç S, Sandıkçı B, Tanrıöver B. 2022. A simple incentive mechanism to alleviate the burden of organ wastage in transplantation. Management Science, 68 (8): 5980-6002.

Uddin S, Wang S Z, Lu H H, et al. 2022. Comorbidity and multimorbidity prediction of major chronic diseases using machine learning and network analytics. Expert Systems with Applications, 205: 117761.

Valderas J M, Starfield B, Sibbald B, et al. 2009. Defining comorbidity: implications for understanding health and health services. Annals of Family Medicine, 7(4): 357-363.

Vu T, Finch C F, Day L. 2011. Patterns of comorbidity in community-dwelling older people hospitalized for fall-related injury: a cluster analysis. BMC Geriatrics, 11: 45.

Wang T Y, Tian Y X, Qiu R G. 2020. Long short-term memory recurrent neural networks for multiple diseases risk prediction by leveraging longitudinal medical records. IEEE Journal of Biomedical and Health Informatics, 24(8): 2337-2346.

Wen S S, Heidari H, Vilouras A, et al. 2016. A wearable fabric-based RFID skin temperature monitoring patch//IEEE Sensors 2016, 30 Oct-02 Nov, 2016, Orlando. New York: IEEE: 1-3.

Whitty C J M, Watt F M. 2020. Map clusters of diseases to tackle multimorbidity. Nature, 579(7800): 494-496.

Zhang Z, Denton B T, Morgan T M. 2022. Optimization of active surveillance strategies for heterogeneous patients with prostate cancer. Production and Operations Management, 31(11): 4021-4037.

11 全书总结

11.1 总　　结

随着人口老龄化进程的加快以及生活条件改善后居民饮食结构的变化，我国的慢性病患者人数持续增长，慢性病已成为威胁我国国民健康的首要因素。本书对一种新的慢病管理模式——数智化慢病管理做了系统性介绍。

第 2 章介绍了一种融合双渠道数据的慢性病患者数据动态采集方法。该方法的特点是利用了在线数据与离线数据的互补性差异，根据在线监测数据的状态变化来判断当前是否需要进行离线数据采集，并将在线数据与离线数据这两组数据进行合并，形成融合数据。在心率数据集上的实验证明了该方法下的离线数据采集决策可以适应在线数据的状态变化，根据在线数据的误差是否稳定而降低或增加离线数据的采集频率。

第 3 章以早期前列腺癌为例介绍了不区分患者类别的动态癌症监护策略优化问题。当患者被诊断为低危前列腺癌时，目前的治疗手段正在转向使用主动监护而不是立即手术。监护可以延缓甚至避免手术的副作用，但是它需要多周期的频繁检查癌症是否恶化，因为该状态在临床症状上通常是不可观测的。因此，该问题涉及在不确定潜在健康状态下的序贯决策，该章将其建模为一个 POMDP 模型，并在针对前列腺癌症的主动监护实践中探讨了该模型的特殊结构，并分析了不同监护策略下癌症恶化的检出率和治疗效果。

第 4 章继续以早期前列腺癌为例研究了区分患者类别的静态癌症监护策略优化问题，设计了高效且易于实施的静态监护策略。不同于 POMDP 模型，该章提出了一种基于两阶段随机非线性整数规划模型。该方法更有效地协调多个患者类型之间的决策，生成一组静态策略，并将其分配给不同类型的患者。该章基于医学期刊上发表的验证数据进行了案例研究，结果表明该章的模型解可以显著改进在实践中使用的已发表的指导策略。该章推荐使用两种策略的易于实现的解决方案，并提供了敏感性分析来验证策略的可靠性。

第 5 章提出了一种基于整体特征和局部特征筛选的慢性病无创性分期诊断方法。该方法分为两阶段，分别对无创性检查指标中的整体特征和局部特征进行筛选并建立对应的分类模型，弥补了一般的多分类模型特征筛选过程中局部特征因与其他分期相关性较弱而被忽略的不足，充分利用整体特征和各分期下的局部特征实现了慢性病无创性分期准确诊断。在肝纤维化数据集上，两阶段诊断模型相较于当前的分类器在诊断准确率和诊断分期绝对误差方面均有显著提升。

第6章介绍了一种基于纵向数据的慢性病并发症个性化预测方法。该方法综合考虑了患者病情变化的群体相似性和个体差异性，建立了一种GMPC模型来估计慢性病患者未来的并发症状态与历史医疗数据之间的关系。在两个糖尿病公开数据集上的数值实验验证了该方法的有效性。

第7章在不准确慢性病监测数据的基础上，提出了一种个性化的并发症筛查策略。模型上，考虑了慢性病筛查不准确对慢性病病情评估的影响以及慢性病状态对并发症风险的影响，基于不准确慢性病监测对并发症风险进行了准确评估；方法上，提出了一种快速、有效的价值函数估算算法。以肝纤维化患者的肝细胞癌筛查为例，相较于目前的周期性和分层筛查策略，个性化筛查策略指导下患者实现了更高的期望长期回报。

第8章提出了一种针对慢性病患者的"慢性病筛查+慢性病干预+并发症筛查"的共病管理范式，并针对该管理范式中慢性病与并发症筛查异步的问题，建立了一个每期包含两阶段决策的强化学习模型，实现了对患者的慢性病病情与并发症风险的综合性控制。对肝纤维化患者的肝纤维化和肝细胞癌联合管理仿真实验结果显示，在异步筛查策略指导下，无论是整体肝纤维化患者还是各初始共病分期下的子群体均能获得更高的长期回报。

第9章介绍了一种数据驱动的慢性病并发症动态干预策略，适用于未来可能患上并发症的高风险慢性病患者。该方法根据慢性病并发症的分期特征建立了并发症分期之间的状态转移模型，通过考虑各用药决策下对于未来并发症分期转移的影响来动态调整药物选择与药物剂量。在糖尿病肾病数据集上的仿真实验证明，该方法能够根据慢性病患者的分期状态进行差异化用药，取得了预防与延缓慢性病并发症的效果。

第10章总结了我国慢性病共病的数智管理问题，即通过分析数智化创新背景下建立多病共管共治的系统服务模式需要解决的关键问题，以探讨实现数字技术支持下慢性病共病医疗卫生服务的动态监测、卫生服务模式的设计优化以及有限医疗资源的最大化利用研究的思路、方法和努力方向。

11.2　未来研究展望

慢病管理是一项具有综合性、复杂性的工程。未来，还可以在以下几个方面进行拓展研究。

(1)在早期癌症领域，可以考虑更多的临床检测指标，如针对前列腺癌症，可以考虑使用PSA、DRE和MRI检测前列腺癌症的进展。另外，可以考虑癌症筛出后的决策问题，包括治疗的方式选择问题和治疗频次等，如前列腺癌症检出后可以进行激素治疗、根治性前列腺切除术、放化疗等，不同治疗方式的效果可能反向影响着筛查策略的设计，因此可以考虑癌症筛查和治疗的联合决策问题。

(2)考虑机器学习与进化计算相结合的两阶段诊断模型。采用线性分类器模型，无法映射各检查指标与慢性病分期之间的非线性关系，同时整体特征数量和各诊断分期下的局部特征数量均是人为设定的，存在主观因素。在两阶段诊断的基本思路基础上，可以考虑分别在两阶段利用进化计算方法对整体特征和局部特征进行筛选，并基于非线性的机器学习算法对慢性病分期进行诊断。

(3)考虑对不同支付能力或支付意愿的慢性病患者制定并发症筛查策略。当前研究假设患者对QALY的支付意愿是相同的，而作为目标函数的期望长期回报与QALY息息相关。但是，患者自身经济能力、健康意识等因素的差异会导致其支付意愿不同。因此，未来的相关研究可以考虑患者支付意愿这一因素，将个性化并发症筛查策略应用于不同支付意愿的患者群体。

(4)考虑非标准化干预下的联合序贯管理策略。第8章的模型中假设医生严格执行用药指南建议的标准化慢性病干预方案，但是实际就诊过程中，医生不一定完全遵从用药指南的指导。因此，可以考虑慢性病干预方案可自行选择而非由慢性病诊断结果决定的情况下，将慢性病干预方案作为决策变量的联合管理策略研究。

(5)研究多维在线监测系统下的慢性病患者数据动态采集方法。随着可穿戴设备与物联网集成技术的发展，在线数据具有向多维发展的趋势。例如，集成性可穿戴设备产生的在线数据可能同时具有心率、血氧、运动量等多个生活与健康指标，且多个指标之间可能具有相关性。未来研究可以通过分析各指标之间的相关性，进一步拓展到面向多维远程在线数据与离线数据融合的数据采集方法。

(6)研究如何对纵向数据缺失的慢性病患者进行并发症预测。慢性病患者经常由于一些原因没有在规定时间做检测而造成部分医疗记录或数据指标缺失的情况。并且，随着社会老龄化的发展与慢性病筛查范围的逐渐扩大，将出现越来越多的无历史健康记录的新诊断慢性病患者。因此，未来研究需要解决如何在数据缺失的情况下以及无历史数据的慢性病患者中识别出高并发症风险的慢性病患者。

(7)研究基于"数字疗法"的慢性病干预策略。"数字疗法"是指由软件程序驱动的基于循证医学证据的干预方案，目前已被用于精神心理干预以及神经系统疾病如帕金森病、皮肤病、脑部疾病的治疗中。"数字疗法"的方式主要有两种，一种是作为现有治疗方案的补充，如通过软件提供药物依从性管理和个性化治疗建议，以帮助患者管理病情；另一种是作为现有治疗方案的替代方式，如通过助眠app传递感官刺激来治疗失眠或抑郁症。未来研究可以考虑结合近年兴起的"数字疗法"，研究基于"数字疗法"的慢病管理方案。

.